ANATOMIE DES
YOGA

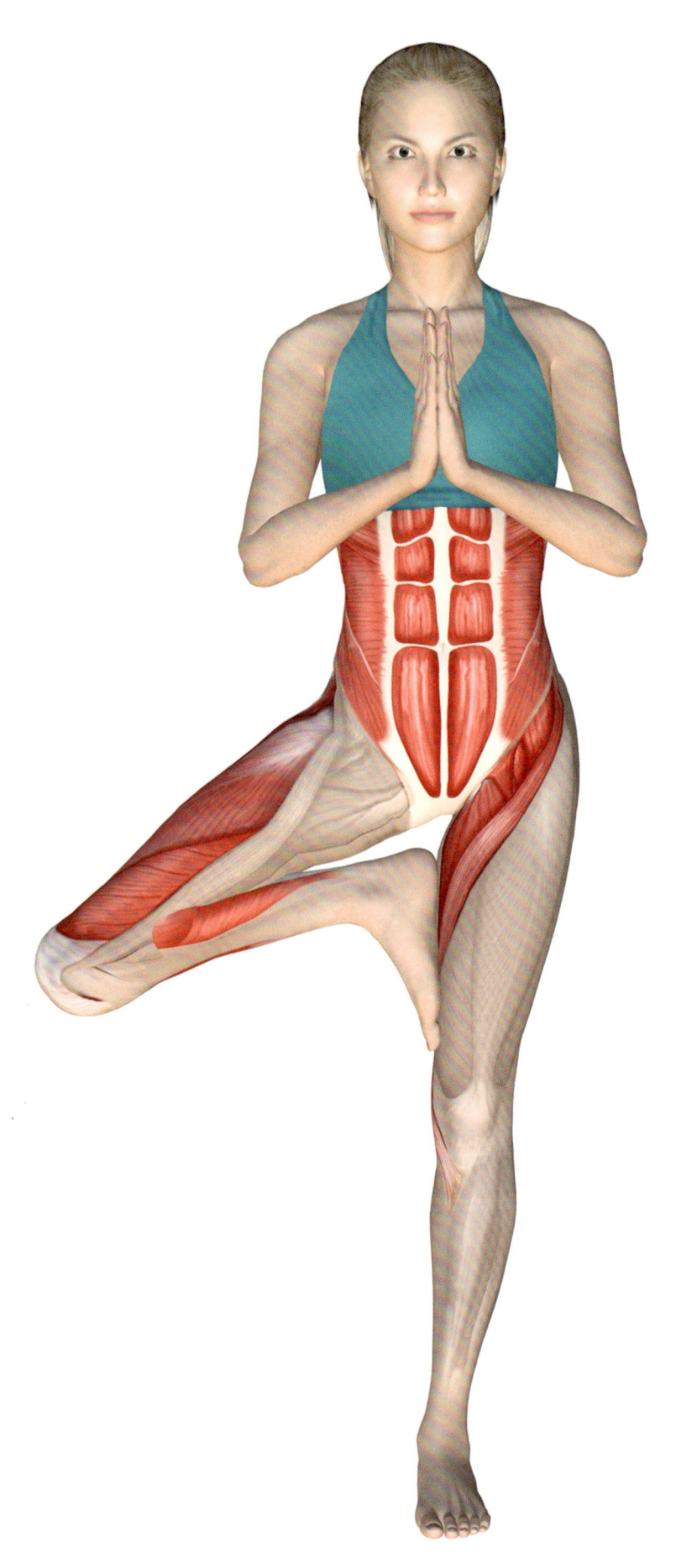

ANATOMIE DES
YOGA

Der vollständig illustrierte Ratgeber
für anatomisch richtiges Üben

Dr. Abigail Ellsworth

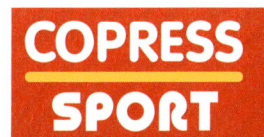

Wichtiger Hinweis

Trainingsprogramme und Empfehlungen stellen die Meinung und Erfahrung des Autors dar. Sie können eine individuelle Trainingsberatung nicht ersetzen. Eine medizinische Beratung vor dem Beginn intensiver sportlicher Betätigung wird dringend empfohlen. Weder Autor noch Verlag können für eventuelle Schäden, die aus den gegebenen Empfehlungen hervorgehen könnten, in Haftung genommen werden.

Erstmals erschienen 2010
unter dem Titel *Anatomy of Yoga*
bei Moseley Road Inc.
www.moseleyroad.com

Copyright © 2010 Moseley Road Inc.

2., durchgesehene Neuauflage 2019

© 2012, 2019 der deutschen Ausgabe:
Copress Verlag in der Stiebner Verlag GmbH, Grünwald

www.copress.de

Übersetzung aus dem Englischen: Martina Walter
Satz und Redaktion: Andrea Schick für bookwise GmbH, München

Bibliografische Information der Deutschen Nationalbibliothek:
Die Deutsche Nationalbibliothek verzeichnet diese Publikation in der Deutschen Nationalbibliografie; detaillierte bibliografische Daten sind im Internet über http://dnb.d-nb.de abrufbar.

ISBN 978-3-7679-1148-2

Printed in Germany

INHALT

INHALT

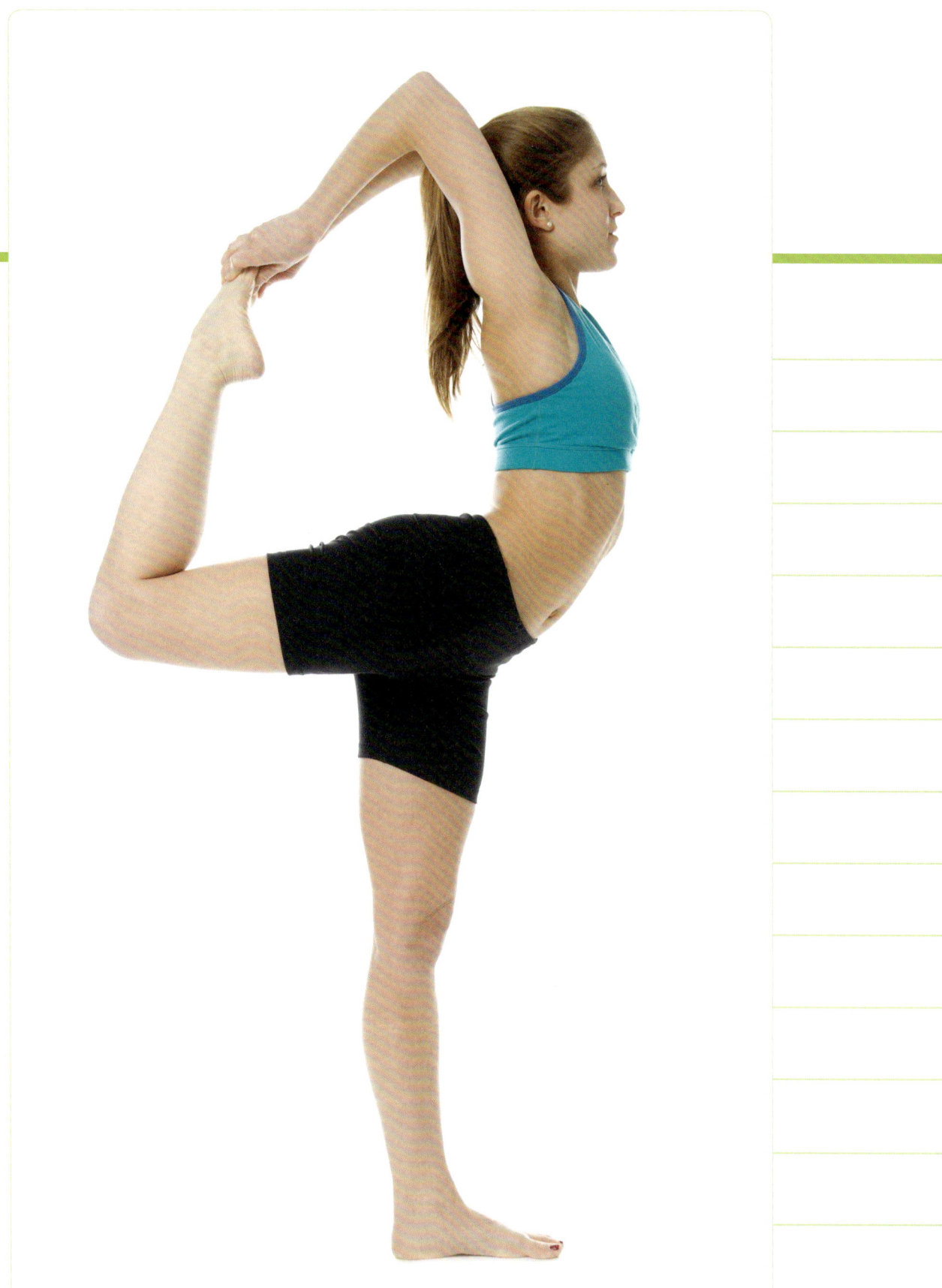

EINLEITUNG

Yoga wurde vor Tausenden von Jahren in Indien entwickelt und zielt darauf ab, Körper, Geist und Seele in Harmonie zu bringen. Heute ist diese uralte Lehre einer der beliebtesten Wege, um sich körperlich fit zu halten und Gelassenheit angesichts der Hektik des Alltags zu entwickeln.

Der Schwerpunkt von *Anatomie des Yoga* liegt auf den Körperübungen: Es werden etwa siebzig der bekanntesten Asanas vorgestellt. Bebilderte Anleitungen führen Schritt für Schritt zur korrekten Ausführung, anatomische Illustrationen zeigen, welche Muskeln gekräftigt oder gedehnt werden. Hilfreiche Tipps machen auf die jeweiligen Besonderheiten aufmerksam und helfen, sich bewusst auf bestimmte Körperregionen zu konzentrieren. Die Asanas sind in fünf Gruppen unterteilt – Stehhaltungen, Vorwärtsbeugen, Rückwärtsbeugen, Sitz- und Drehhaltungen sowie Armbalancen und Umkehrhaltungen. Ein Kapitel zeigt, wie die Asanas zu fließenden Übungsreihen zusammengestellt werden können.

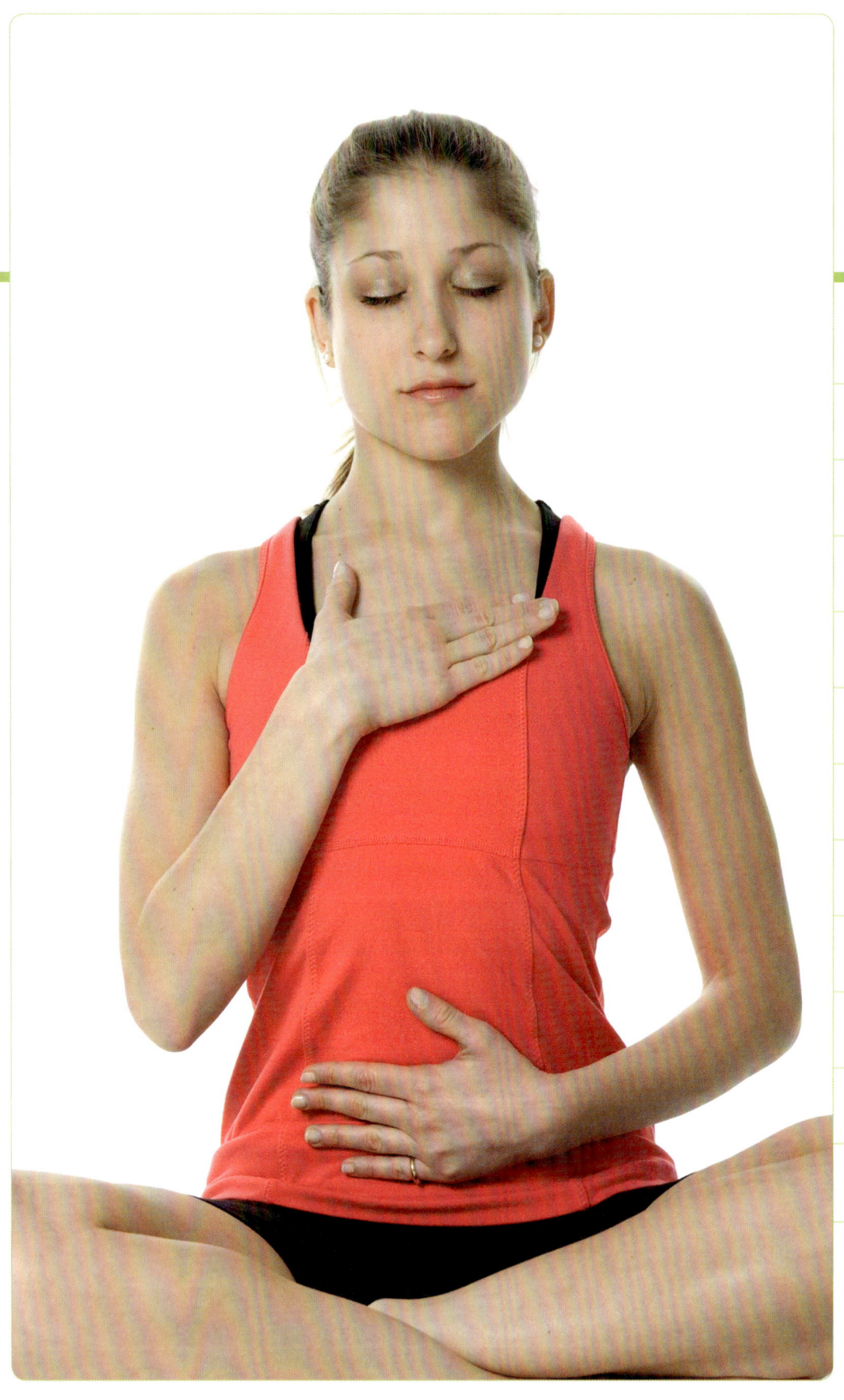

DIE GRUNDLAGEN DER YOGA-ATMUNG

Im Mittelpunkt des Yoga stehen die Körperhaltungen oder Asanas, die

darauf ausgerichtet sind, Kraft, Beweglichkeit und Körperkontrolle zu

erlangen. Unser Knochen-, Sehnen- und Muskelapparat ist dabei jedoch

in ein umfassendes Atemsystem eingebettet, das gleichzeitig arbeitet.

Ähnlich wie beim Verdauungsprozess und den Zellfunktionen werden

über die Atmung Nährstoffe in den Körper geleitet und Abfallprodukte

ausgeschieden. Der Atem stellt die Verbindung zwischen Körper und Geist

dar. Pranayamas, die Atemübungen des Yoga, sind daher ein wichtiger

Bestandteil, die man gesondert üben und in die Asanas integrieren sollte.

Die Verfeinerung der Atmung und die Entwicklung des Geistes gehen

Hand in Hand mit der Dehnung und Kräftigung des Körpers.

ATEMKONTROLLE
(PRANAYAMA)

Pranayamas ermöglichen die Kontrolle über den Atem und die Lebenskraft des Menschen, das *Prana*. Komplementär dazu ist *Apana*, die Ausscheidung: Genauso wie Lebenskraft über das Atemsystem aufgenommen wird, werden Schadstoffe auf diesem Weg wieder abgegeben. Es gibt zahlreiche regenerierende und entspannende Pranayamas, durch die der Fluss der Lebensenergie gesteuert werden kann. Die folgenden Übungen haben allesamt das Ziel, die Lungen mit frischem Sauerstoff zu versorgen und die Verbindung von Geist und Körper zu stärken.

**AUSSPRACHE
& BEDEUTUNG**
- Pranayama (Pra-na-JA-ma)
- *prana* = dem Atem innewohnende Energie, Lebensatem; *pra* = vorher; *an* = atmen, leben; *ayama* = Ausdehnung, Kontrolle

SCHWIERIGKEITS-GRAD
- alle Schwierigkeitsgrade

ÜBUNGSVORTEILE
- fördert Gesundheit und geistige Klarheit
- baut Stress ab
- verbessert die emotionale und physische Kontrolle
- erhöht die Wahrnehmung der Körperrhythmen

❶ SAMAVRTTI = ALLES VON GLEICHER DAUER

Beobachten Sie die Unregelmäßigkeiten Ihres Atems und wechseln Sie in eine langsamere, gleichmäßigere Atmung: Für Samavrtti atmet man durch beide Nasenlöcher ein und ebenso wieder aus. Zählen Sie dabei jeweils bis vier. Diese Atemtechnik beruhigt den Geist.

❷ UJJAYI = ATMUNG DES EROBERERS

Ujjayi wird auch »Meeresatmung« genannt, wegen des Geräusches, das die Atemluft beim Durchtritt durch die fast geschlossene Stimmritze macht. Ujjayi folgt dem gleichen Rhythmus wie Samavrtti, man verengt jedoch den Kehlkopf im hinteren Rachenbereich. Halten Sie dabei den Mund geschlossen und lauschen Sie dem Reibelaut, der so entsteht. Ujjayi-Pranayama stärkt die inneren Organe, erhöht die Körpertemperatur, verbessert die Konzentration. Geist und Körper werden beruhigt.

❸ KUMBHAKA = DEN ATEM ANHALTEN

Bei Kumbhaka wird die natürliche Pause nach dem Ein- oder Ausatmen bewusst verlängert. Beginnen Sie mit Samavrtti oder Ujjayi. Nach vier Atemzyklen halten Sie die eingeatmete Luft an. Zählen Sie dabei auf eine Zahl zwischen vier und acht. Zu Beginn ist die Atempause meist kürzer als die Atemzüge. Ziel ist es, sowohl die Ein- und Ausatmung als auch die Pausen zu verlängern: Mit der Zeit sollte das Ausatmen länger dauern als das Einatmen, die zwischen den Atempausen liegenden Atemzyklen werden reduziert. Dieses Schema baut man aus, bis das Ausatmen doppelt so lange andauert wie das Einatmen. Die Atempause darf die dreifache Dauer des Einatmens haben. Kumbhaka stärkt das Zwerchfell, versorgt den Körper mit Energie und reinigt das Atemsystem.

VORBEREITUNG DER PRANAYAMA-ATEMÜBUNGEN

Bevor Sie mit Pranayamas im Sitzen beginnen, legen Sie sich in der Totenhaltung (Savasana, Seite 29) auf den Rücken. Atmen Sie gleichmäßig und richten Sie Ihre Aufmerksamkeit darauf, wie sich beim Einatmen die gesamte Lunge von unten nach oben mit Sauerstoff füllt. Dazu weitet sich zuerst das Zwerchfell, dann der Rippenbogen, zuletzt hebt sich der Brustkorb. Viele Menschen atmen nur in den oberen Teil der Lunge, die unteren Bereiche bleiben dadurch unterversorgt.

Nehmen Sie dann eine angenehme Sitzposition ein und legen Sie eine Hand auf die Brust, die andere auf den Unterbauch. Schließen Sie die Augen, richten Sie die Wirbelsäule auf und ziehen Sie das Kinn leicht zur Brust. Hören Sie auf das Atemgeräusch, während sich Brustkorb und Bauchmuskeln weiten und zusammenziehen. Konzentrieren Sie sich auf den Weg, den der Atem durch den Körper nimmt, seinen Rhythmus und die Qualität des Geräusches.

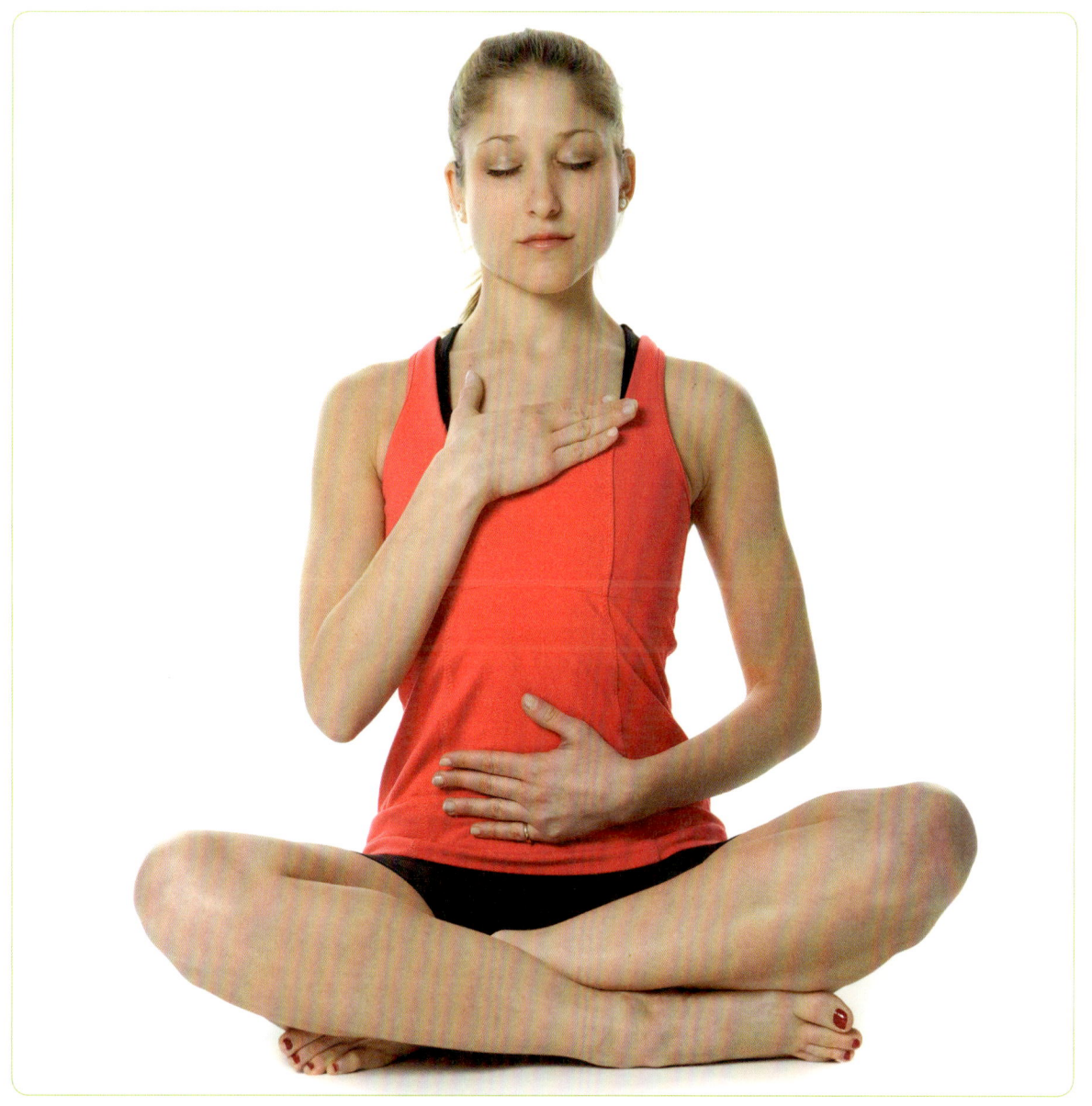

ATEMKONTROLLE FORTSETZUNG
(PRANAYAMA)

④ ANULOMA VILOMA = WECHSELATMUNG

Anuloma Viloma reinigt die Energiekanäle, die *Nadis*, und stimuliert so den Fluss des *Prana*. Formen Sie mit der rechten Hand die Vishnu-Mudra-Handhaltung. Legen Sie den Daumen außen auf den rechten Nasenflügel und atmen Sie mit geschlossenem Mund durch das linke Nasenloch ein. Schließen sie am Ende des Ein-

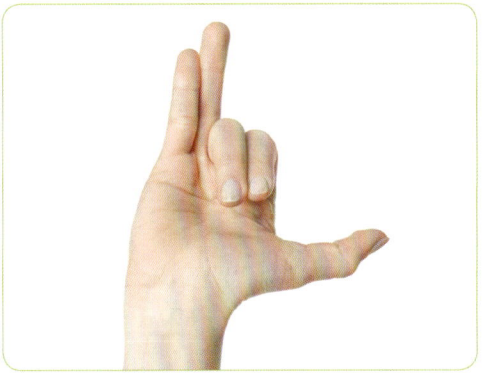

❶ Beugen Sie Zeige- und Mittelfinger der rechten Hand zum Handballen. Ringfinger und kleiner Finger liegen aneinander und zeigen ausgestreckt nach oben.

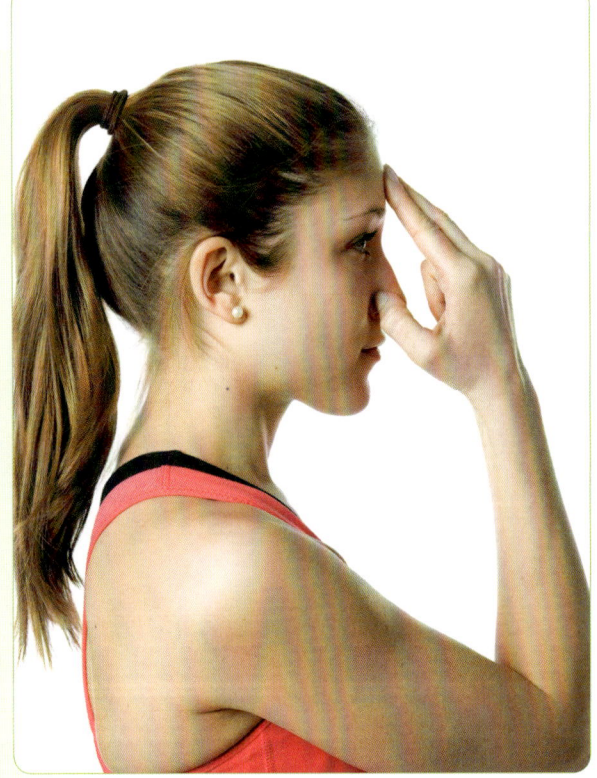

Um das *Ajna-Chakra*, das Chakra des Geistes, zu stimulieren, legen Sie Zeige- und Mittelfinger auf die Stirn. Zwischen den Augenbrauen treffen sich verschiedene Energiekanäle: die *Nadis*, die durch die Nasenlöcher verlaufen, und das zentrale *Nadi*. Dies ist eine sehr kraftvolle Handhaltung bei der Ausübung der Pranayamas.

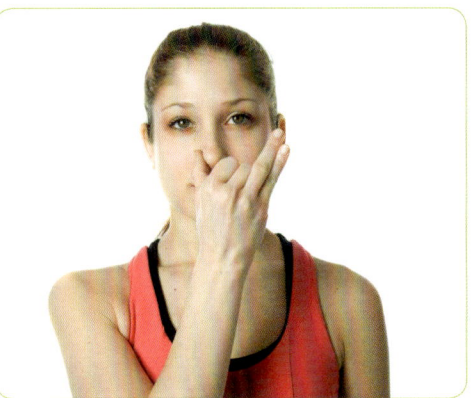

❷ Schließen Sie in der Vishnu Mudra-Handhaltung das rechte Nasenloch mit dem Daumen und atmen Sie durch das linke ein.

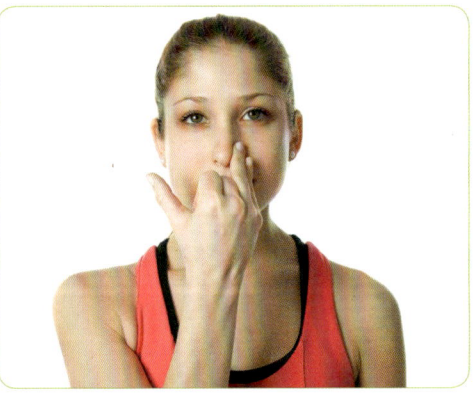

❸ Halten Sie den Atem an und halten Sie die Nasenlöcher mit Ringfinger und Daumen zu. Heben Sie den Daumen und atmen Sie durch das rechte Nasenloch aus.

atmens den linken Nasenflügel mit der Kuppe des Ringfingers und halten Sie die Luft einen Moment an. Heben Sie den Daumen und atmen Sie durch das rechte Nasenloch aus. Atmen Sie wieder rechts ein und fahren Sie auf diese Weise fort. Beginnen Sie mit fünf Atemzyklen und steigern Sie die Zahl mit zunehmender Übung. Anuloma Viloma senkt die Herzschlagfrequenz und baut Stress ab.

❺ KAPALABHATI = SCHNELLATMUNG, FEUERATMUNG

Kapalabhati beinhaltet ein rhythmisches Pumpen der Bauchmuskulatur bei der Ausatmung. Für einen kompletten Kapalabhati-Atemzyklus lassen Sie die Bauchmuskeln locker und füllen Sie den Unterbauch mit Luft. Stoßen Sie die Luft durch ein kraftvolles Einziehen der Bauchdecke aus. Das Einatmen geschieht automatisch beim Lösen der Kontraktion. Beginnen Sie mit 2-mal zehn Zyklen und erhöhen Sie die Zahl langsam auf 4-mal zwanzig Zyklen. Kapalabhati stärkt das Zwerchfell, baut neue Energien auf und reinigt das Atemsystem.

❻ SITHALI = KÜHLENDE ATMUNG

Rollen Sie die Seiten der Zunge nach innen und strecken sie diese etwas

heraus. Atmen Sie durch die so entstandene Rinne ein. Halten Sie die Luft an, schließen Sie den Mund und atmen Sie durch die Nase aus. 5- bis 10-mal wiederholen. Sithali hat eine angenehm kühlende Wirkung.

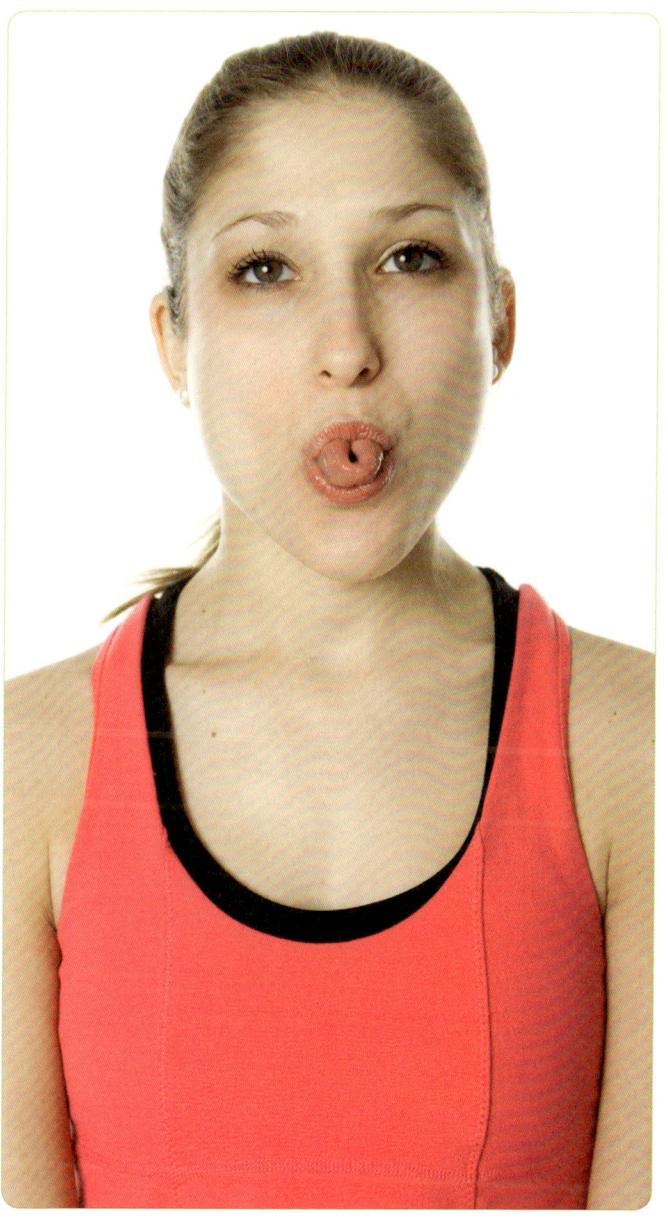

Sithali kühlt den Körper ab. Formen Sie die Zunge zu einer Rinne und atmen Sie durch den Mund ein.

OBERKÖRPER
(VORDERSEITE)

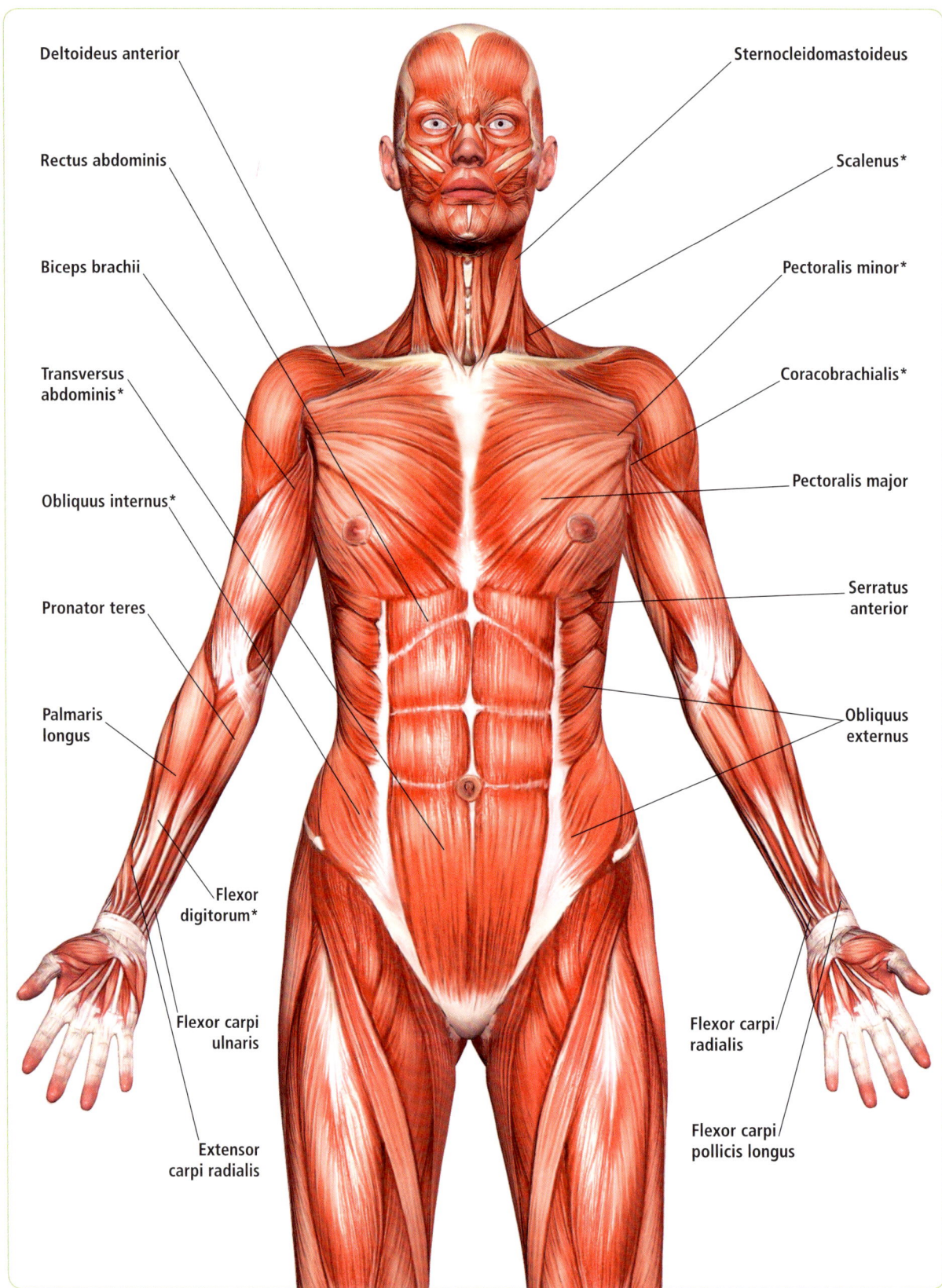

Deltoideus anterior

Rectus abdominis

Biceps brachii

Transversus abdominis*

Obliquus internus*

Pronator teres

Palmaris longus

Flexor digitorum*

Flexor carpi ulnaris

Extensor carpi radialis

Sternocleidomastoideus

Scalenus*

Pectoralis minor*

Coracobrachialis*

Pectoralis major

Serratus anterior

Obliquus externus

Flexor carpi radialis

Flexor carpi pollicis longus

OBERKÖRPER
(RÜCKSEITE)

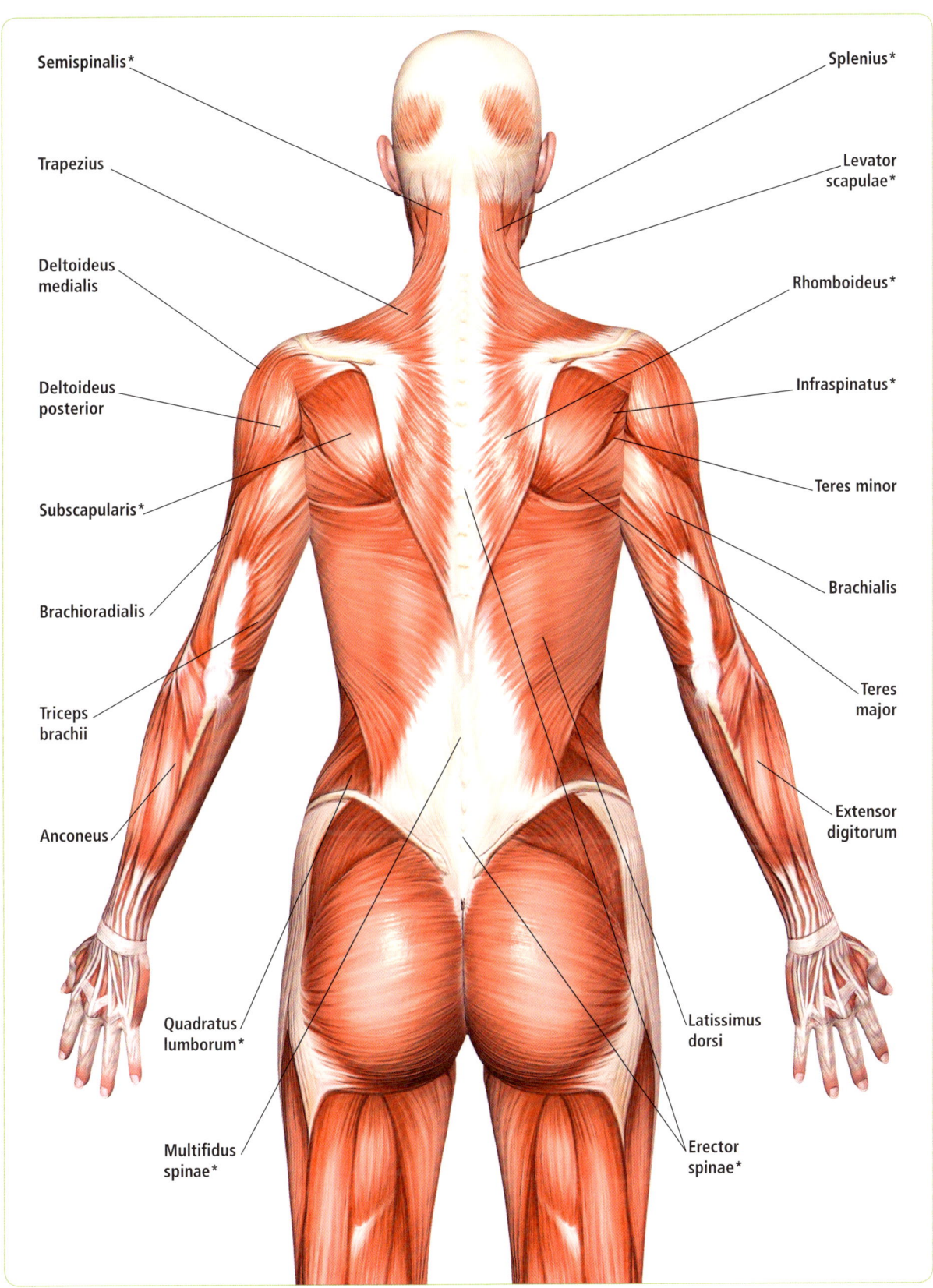

Semispinalis*

Trapezius

Deltoideus medialis

Deltoideus posterior

Subscapularis*

Brachioradialis

Triceps brachii

Anconeus

Quadratus lumborum*

Multifidus spinae*

Splenius*

Levator scapulae*

Rhomboideus*

Infraspinatus*

Teres minor

Brachialis

Teres major

Extensor digitorum

Latissimus dorsi

Erector spinae*

DIE MUSKELN DES KÖRPERS

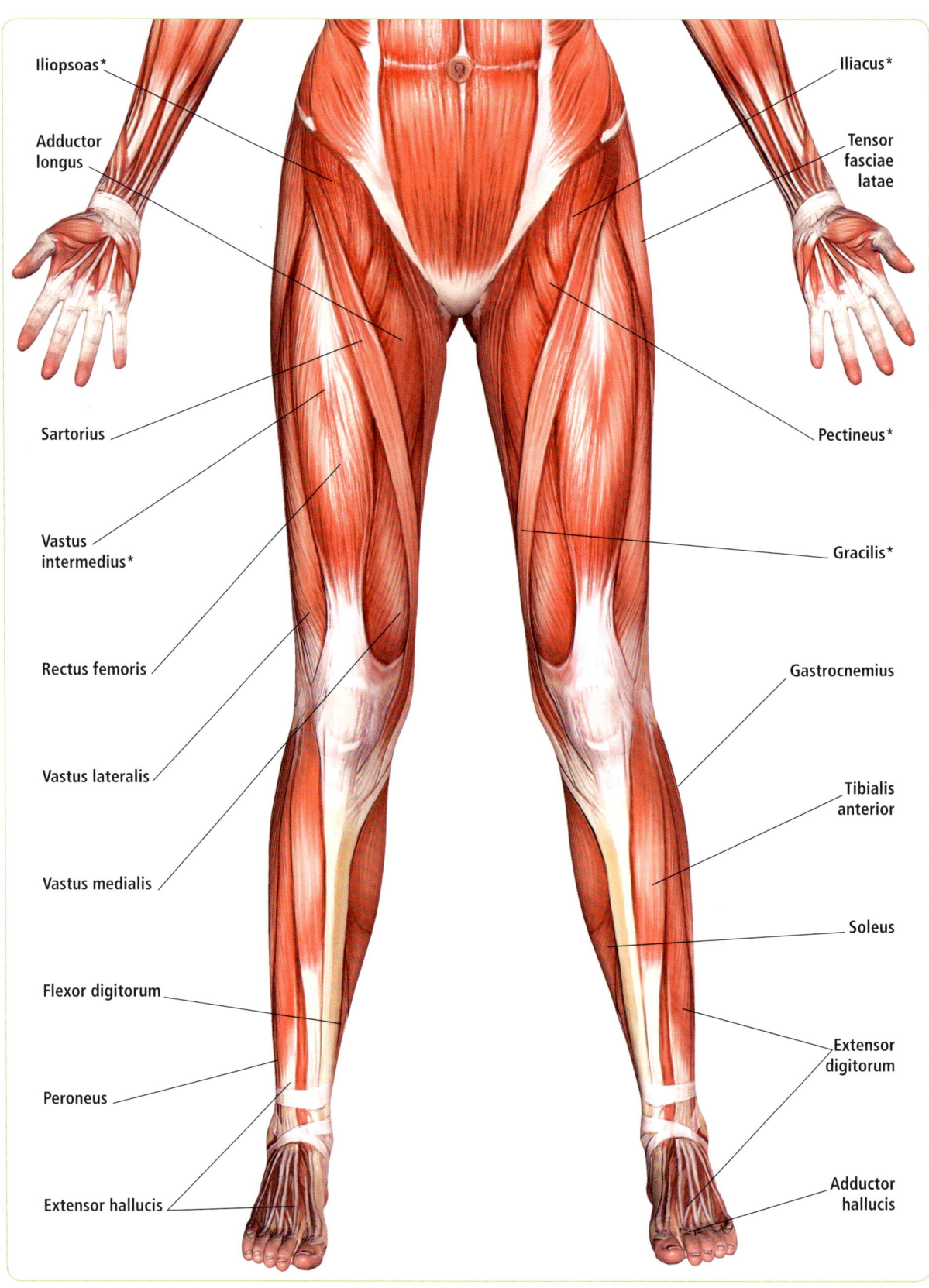

Iliopsoas*

Adductor longus

Sartorius

Vastus intermedius*

Rectus femoris

Vastus lateralis

Vastus medialis

Flexor digitorum

Peroneus

Extensor hallucis

Iliacus*

Tensor fasciae latae

Pectineus*

Gracilis*

Gastrocnemius

Tibialis anterior

Soleus

Extensor digitorum

Adductor hallucis

UNTERER BEWEGUNGSAPPARAT
(RÜCKSEITE)

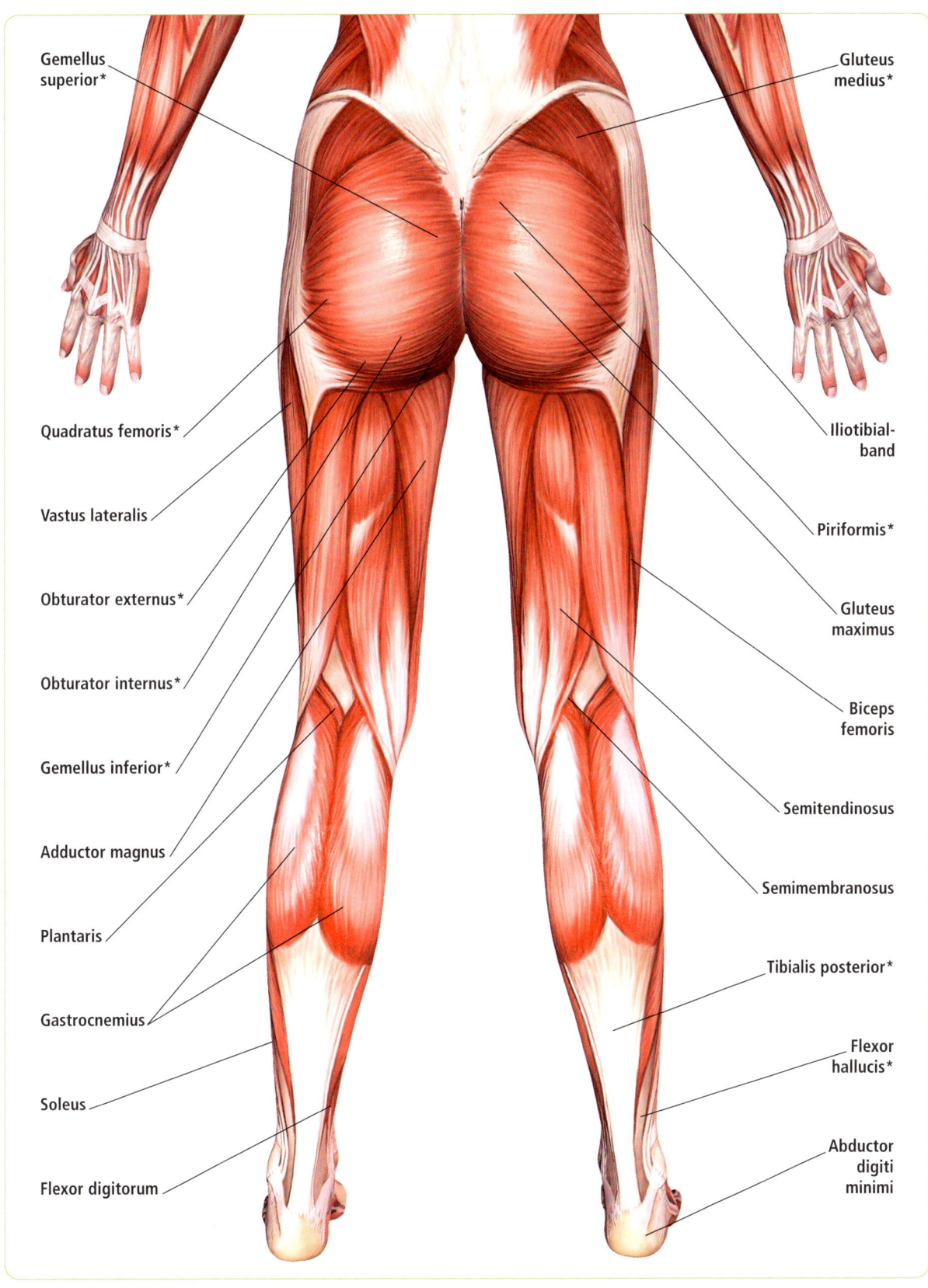

Gemellus superior*

Gluteus medius*

Quadratus femoris*

Vastus lateralis

Obturator externus*

Obturator internus*

Gemellus inferior*

Adductor magnus

Plantaris

Gastrocnemius

Soleus

Flexor digitorum

Iliotibial-band

Piriformis*

Gluteus maximus

Biceps femoris

Semitendinosus

Semimembranosus

Tibialis posterior*

Flexor hallucis*

Abductor digiti minimi

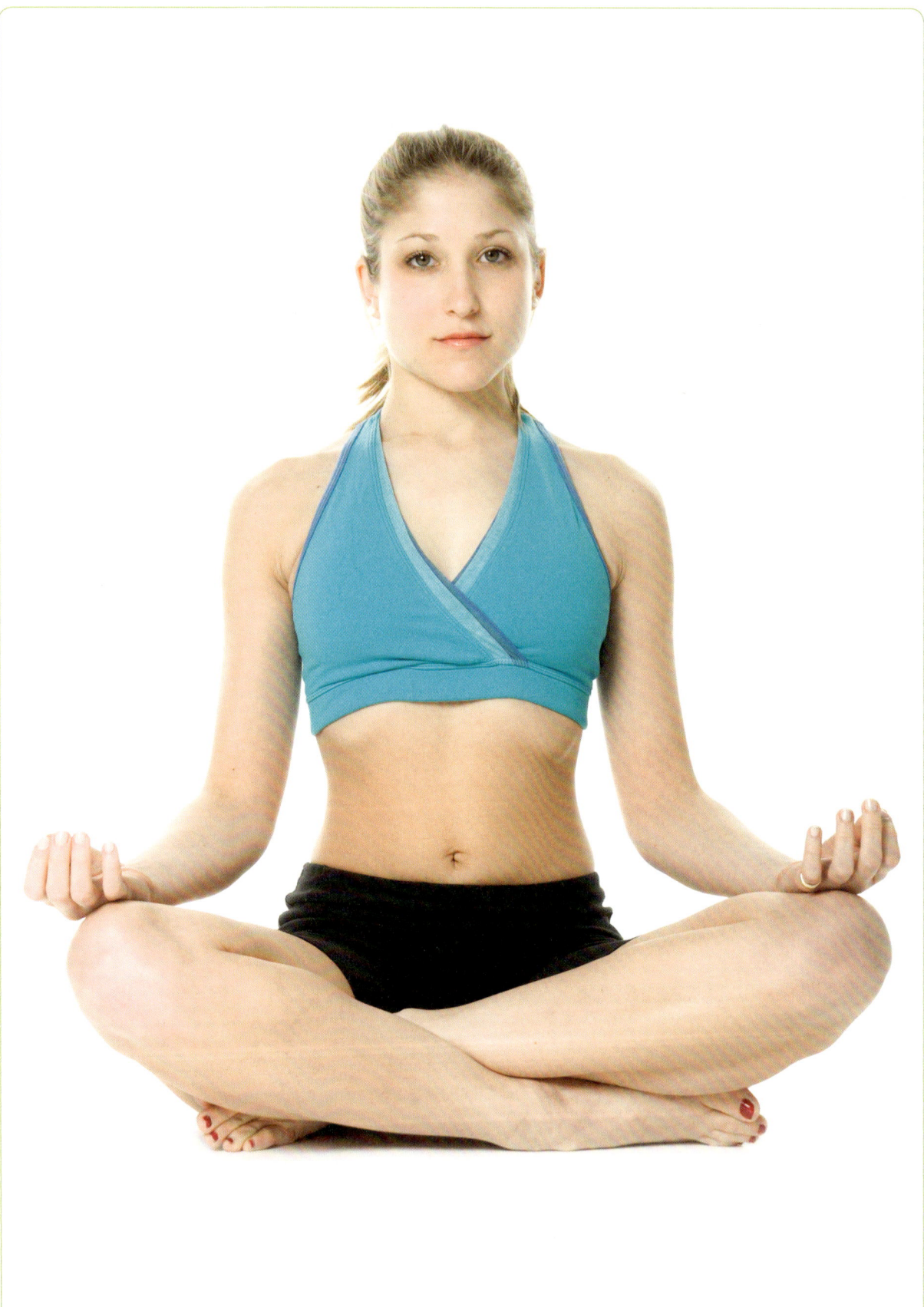

AUFWÄRMEN & ENTSPANNEN

Aufwärm- und Entspannungshaltungen sind wichtige Bestandteile jeder Yoga-Übungsreihe. Die Anfangshaltungen dienen dazu, die Muskeln aufzuwecken, den Kreislauf in Schwung zu bringen und Verspannungen im Körper zu lösen. Die Schlusshaltungen entspannen die Muskulatur, senken die Herzschlagfrequenz und bringen Erholung – insbesondere nach dem Üben ist sanftes Dehnen essenziell für die Verletzungsprävention. Die Asanas in diesem Kapitel sind ideal, um Geist, Körper und Atem in Einklang zu bringen und die Aufmerksamkeit nach innen zu lenken. Haltungen wie Schneidersitz und Stockhaltung dienen als Ausgangspositionen für viele Übungen im Sitzen. Andere, wie etwa die Apana-Haltung, sind als Ausgleich zu den Rückwärtsbeugen sinnvoll.

SCHNEIDERSITZ
(SUKHASANA)

❶ Setzen Sie sich mit gestreckten Beinen auf den Boden.

❷ Winkeln Sie die Knie zur Seite an und überkreuzen Sie die Unterschenkel. Der linke Fuß liegt unter dem rechten Knie, der rechte Fuß unter dem linken Knie. Zwischen den Leisten und den Füßen bleibt etwas Abstand. Lassen Sie die Knie Richtung Boden sinken.

❸ Setzen Sie sich auf Ihre Sitzbeinhöcker und richten Sie die Wirbelsäule auf. Nehmen Sie vom Becken bis zu den Schultern eine neutrale Haltung ein. Heben Sie das Brustbein an und entspannen Sie die Schultern.

❹ Legen Sie die Handrücken auf die Knie und formen Sie mit Daumen und Zeigefingern ein »O«. Atmen Sie langsam und gleichmäßig.

❺ Verweilen Sie beliebig lange, auch mit umgekehrter Beinstellung.

ÜBUNGSTIPPS
• sich auf den Rand einer gefalteten Decke setzen, um das Becken in Neutralstellung zu halten
• die Außenkanten der Füße entspannt auf dem Boden ablegen

FALSCH
• die Füße nach innen zu den Leisten ziehen
• den unteren Rücken über die Neutralstellung hinaus überstrecken

AUSSPRACHE & BEDEUTUNG
• Sukhasana (suk-HAS-anna)
• *sukh* = Freude, Annehmlichkeit

SCHWIERIGKEITS-GRAD
• Anfänger

TRAININGS-VORTEIL
• öffnet die Hüften
• kräftigt die Wirbelsäule
• baut Stress ab

NICHT ANGERATEN BEI
• Knieverletzungen
• Hüftverletzungen

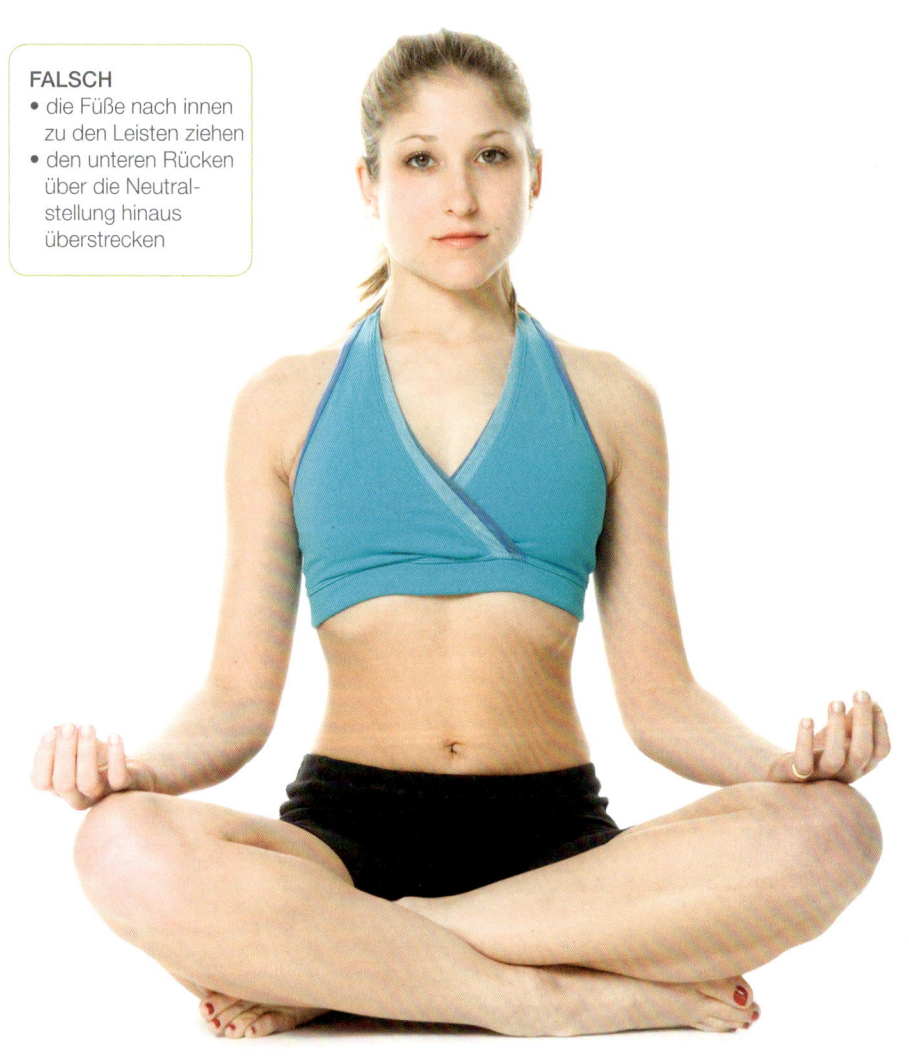

STOCKHALTUNG
(DANDASANA)

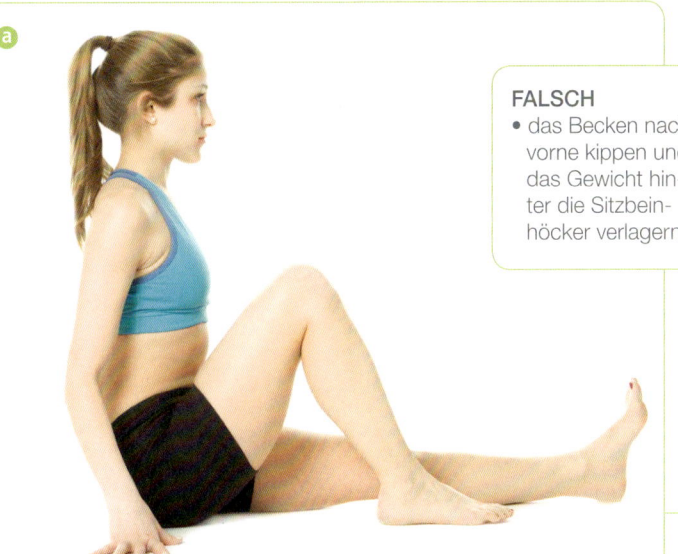

a

ÜBUNGSTIPPS
- bei stark verhärteter oder verkürzter Muskulatur der hinteren Oberschenkel eine gefaltete Decke unter die Sitzbeinhöcker legen
- die Oberschenkel leicht nach innen drehen, sodass die Knie zur Decke gerichtet sind

FALSCH
- das Becken nach vorne kippen und das Gewicht hinter die Sitzbeinhöcker verlagern

1 Setzen Sie sich mit gestreckten Beinen auf den Boden und ziehen Sie die Sitzbeinhöcker nach hinten, weg von den Fersen.

2 Spannen Sie die Oberschenkel an und drücken Sie diese aktiv zu Boden. Legen Sie die Handflächen neben den Hüften ab und richten Sie die Wirbelsäule auf. Ziehen Sie die Zehen in Richtung Körper.

3 Heben Sie das Brustbein an und richten Sie den Blick nach vorne. Ziehen Sie das Kinn leicht nach unten, entspannen sie die Schultern und ziehen Sie die Bauchmuskeln nach innen zur Wirbelsäule.

4 1 Minute oder länger halten.

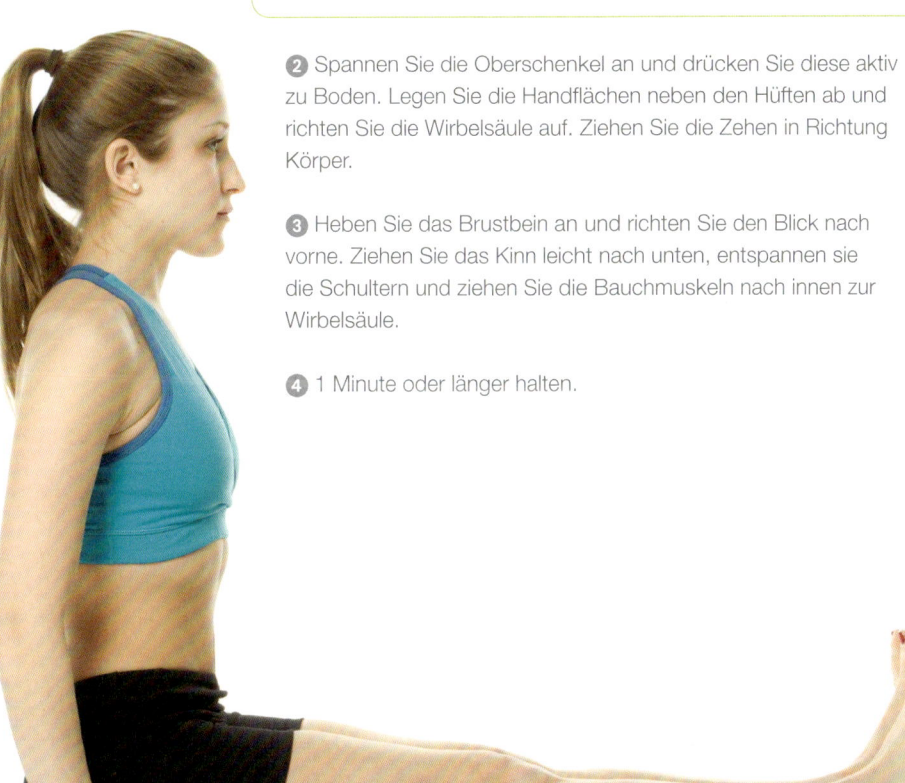

AUSSPRACHE & BEDEUTUNG
- Dandasana (dan-DAAS-anna)
- *danda* = Stock, Stab

SCHWIERIGKEITSGRAD
- Anfänger

TRAININGSVORTEIL
- kräftigt die Wirbelsäule
- verbessert die Körperhaltung

NICHT ANGERATEN BEI
- Verletzungen im unteren Rücken

HERABSCHAUENDER HUND
(ADHO MUKHA SVANASANA)

❶ Beginnen Sie im Vierfüßlerstand: Die Knie befinden sich genau unter den Hüften, die Hände stehen schulterbreit, knapp vor der Schulterlinie. Die Fingerspitzen zeigen nach vorne.

ÜBUNGSTIPPS
- bei verhärteten oder verkürzten hinteren Oberschenkelmuskeln die Haltung mit leicht gebeugten Knien üben, ohne die Fersen abzustellen
- durch Anspannen der Oberschenkel die Wirbelsäule noch weiter dehnen, das Gewicht aus Schultern und Händen nehmen

FALSCH
- in den Schultern nachgeben und dadurch ins Hohlkreuz gehen
- den Rücken rund machen

AUSSPRACHE & BEDEUTUNG
- Adho Mukha Svanasana (a-do MU-ka schwa-NAAS-anna)
- *adho* = nach unten; *mukha* = Gesicht; *shvana* = Hund

SCHWIERIGKEITS-GRAD
- Anfänger

TRAININGS-VORTEIL
- dehnt Schultern, hintere Oberschenkelmuskeln und Waden
- dehnt Arme und Beine
- baut Stress ab, lindert Kopfschmerzen

NICHT ANGERATEN BEI
- Karpaltunnelsyndrom

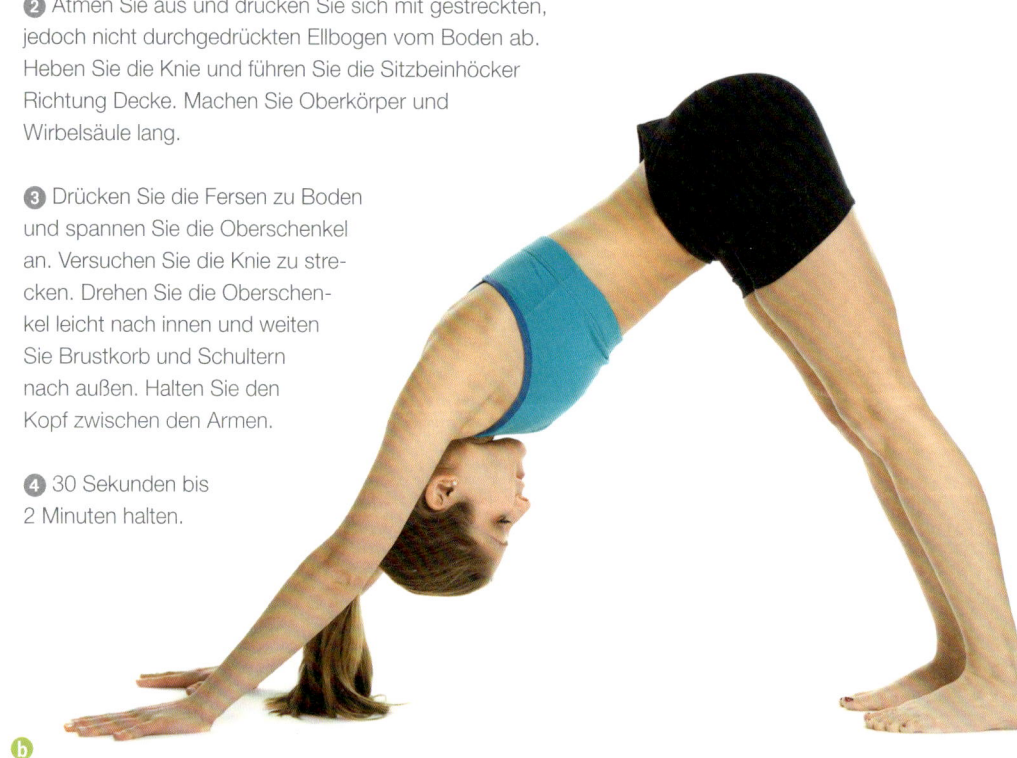

❷ Atmen Sie aus und drücken Sie sich mit gestreckten, jedoch nicht durchgedrückten Ellbogen vom Boden ab. Heben Sie die Knie und führen Sie die Sitzbeinhöcker Richtung Decke. Machen Sie Oberkörper und Wirbelsäule lang.

❸ Drücken Sie die Fersen zu Boden und spannen Sie die Oberschenkel an. Versuchen Sie die Knie zu strecken. Drehen Sie die Oberschenkel leicht nach innen und weiten Sie Brustkorb und Schultern nach außen. Halten Sie den Kopf zwischen den Armen.

❹ 30 Sekunden bis 2 Minuten halten.

KLEINER HUND
(UTTANA SHISHO ASANA)

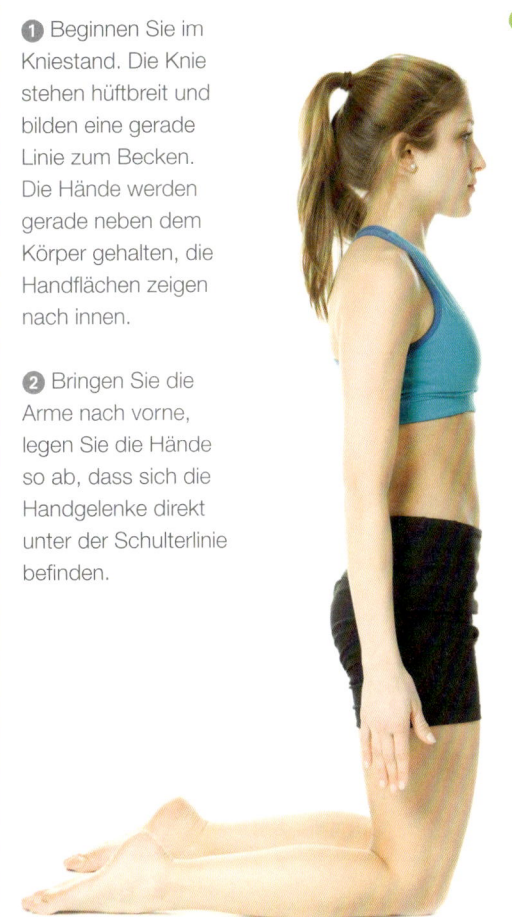

① Beginnen Sie im Kniestand. Die Knie stehen hüftbreit und bilden eine gerade Linie zum Becken. Die Hände werden gerade neben dem Körper gehalten, die Handflächen zeigen nach innen.

② Bringen Sie die Arme nach vorne, legen Sie die Hände so ab, dass sich die Handgelenke direkt unter der Schulterlinie befinden.

ÜBUNGSTIPPS
- das Brustbein leicht anheben – dadurch werden Schultern und Wirbelsäule entlastet und der obere Rücken gedehnt
- die Wirbelsäule gleichzeitig nach vorne und hinten dehnen, um sie auseinanderzuziehen

FALSCH
- die Ellbogen am Boden ablegen
- den Oberkörper im mittleren Bereich nach unten sinken lassen
- die Haltung zu schnell auflösen – ein schneller Richtungswechsel kann Schwindel hervorrufen

AUSSPRACHE & BEDEUTUNG
- Uttana Shisho Asana (UT-ta-na schi-scho AAS-anna)
- *uttana* = intensive Dehnung; *shishu* = kleiner Hund, Baby

SCHWIERIGKEITS-GRAD
- Anfänger

TRAININGS-VORTEIL
- dehnt Schultern und Wirbelsäule

NICHT ANGERATEN BEI
- Knieverletzungen

③ Atmen Sie aus und ziehen Sie das Becken nach hinten, während sie das Brustbein zum Boden hin absenken. Die Ellbogen sind gestreckt und berühren nicht den Boden.

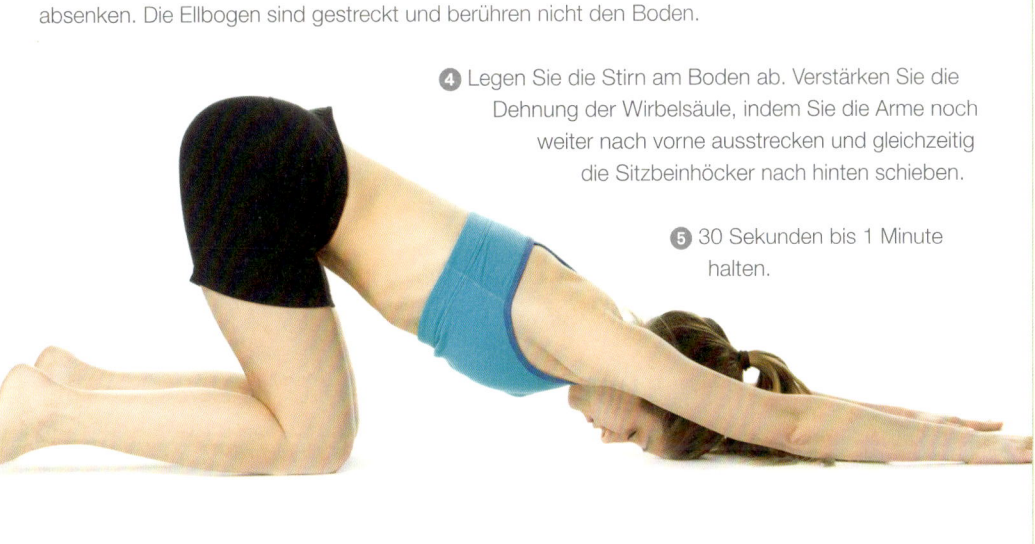

④ Legen Sie die Stirn am Boden ab. Verstärken Sie die Dehnung der Wirbelsäule, indem Sie die Arme noch weiter nach vorne ausstrecken und gleichzeitig die Sitzbeinhöcker nach hinten schieben.

⑤ 30 Sekunden bis 1 Minute halten.

KATZE-ZU-KUH-STELLUNG
(MARJARYASANA/BITILASANA)

❶ Im Vierfüßlerstand die Arme schulterbreit und direkt unter den Schultern platzieren, die Knie stehen hüftbreit unter dem Becken. Die Fingerspitzen zeigen nach vorne, der Blick ist nach unten gerichtet.

❷ Atmen Sie aus und machen Sie einen Buckel. Lassen Sie den Kopf fallen und ziehen Sie die Bauchmuskeln nach innen. Das Schambein wird angehoben, die Position der Schultern bleibt unverändert.

❸ Beim Einatmen den Rücken in Neutralstellung bringen. Hände und Knie bleiben am Boden.

ÜBUNGSTIPP
• die Schultern von den Ohren weg ziehen

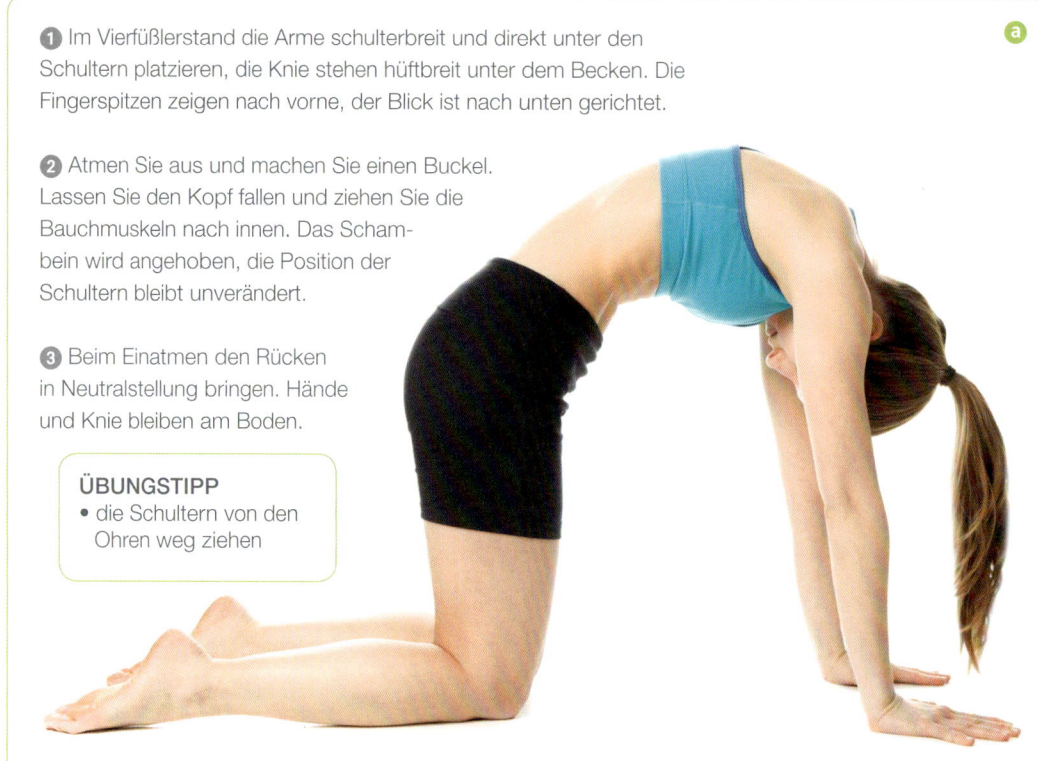
a

AUSSPRACHE & BEDEUTUNG
• Marjaryasana (mardscha-ri-AAS-anna) *marjari* = Katze
• Bitilasana (bi-til-AAS-anna)
• Für den Sanskrit-Namen der Kuh-Stellung gibt es keine eindeutige Übersetzung.

SCHWIERIGKEITS-GRAD
• Anfänger

TRAININGS-VORTEIL
• dehnt Schultern, Brust, Bauchmuskeln, Hals und Wirbelsäule
• baut Stress ab

NICHT ANGERATEN BEI
• Knieverletzungen

❹ Beim nächsten Einatmen lassen Sie den Rücken nach unten ins Hohlkreuz sinken. Heben Sie dabei das Brustbein an und ziehen Sie die Sitzbeinhöcker nach oben. Richten Sie den Blick nach vorne.

❺ Atmen Sie aus und kehren Sie in die Ausgangsposition zurück.

❻ 10- bis 20-mal wiederholen.

FALSCH
• den Rücken nur im unteren Bereich runden
• beim Katzenbuckel das Kinn zur Brust ziehen
• in der Kuhhaltung die Rippen zur Seite weiten

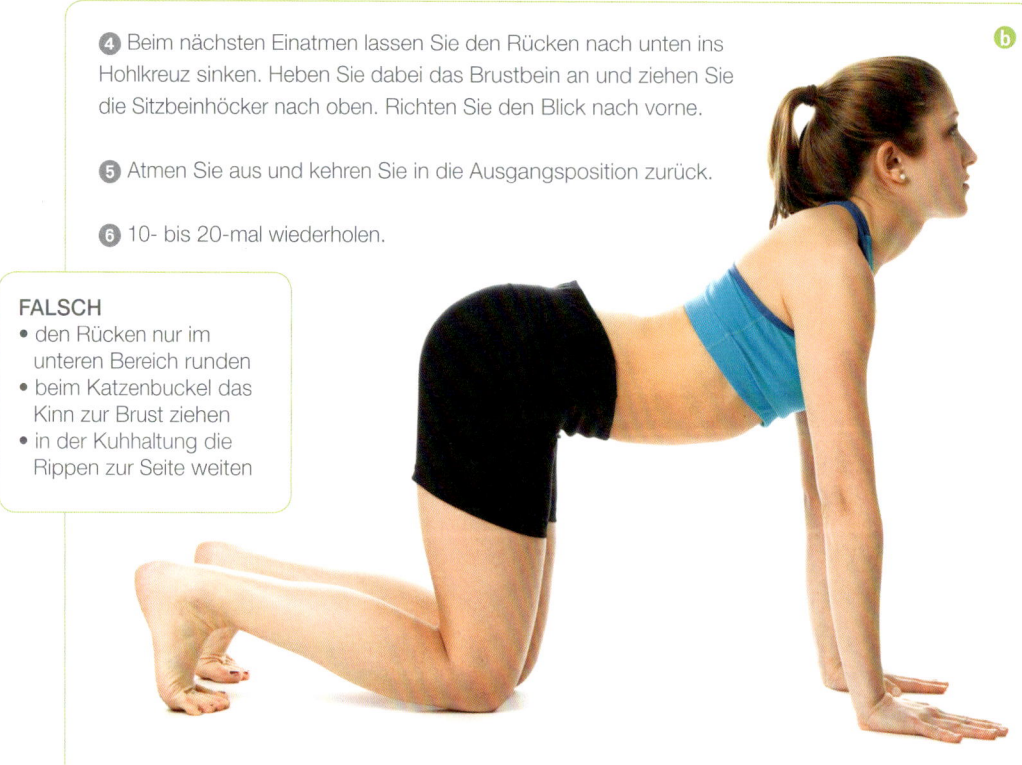
b

STELLUNG DES KINDES
(BALASANA)

1 Beginnen Sie im Knie-stand. Das Becken steht in gerader Linie über den Knien.

2 Die Beine sind geschlos-sen, sodass sich die großen Zehen berühren. Senken Sie die Sitzbeinhöcker auf die Fersen ab und öffnen Sie die Knie auf Hüftbreite.

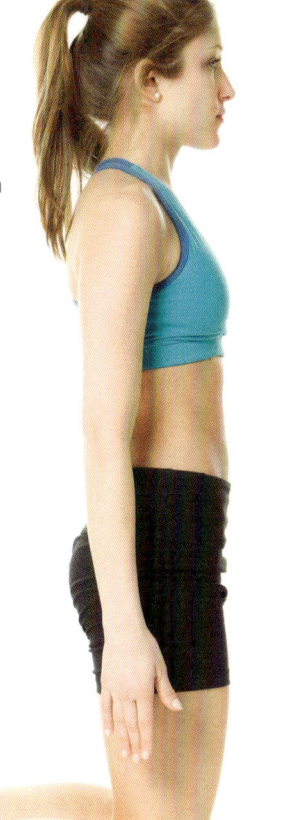

a

ÜBUNGSTIPPS
- beim Einatmen auf die Rückseite des Brustkorbs konzentrieren
- den Rücken wie eine Kuppel wölben

FALSCH
- den Nacken einziehen, sodass er gestaucht wird

3 Atmen Sie aus und lassen Sie den Oberkörper auf die Oberschenkel sinken. Machen Sie Nacken und Wirbelsäule lang und ziehen Sie das Steiß-bein Richtung Boden.

4 Legen Sie die Handrücken neben den Füßen ab. Las-sen Sie die Schultern nach unten sinken, dadurch wird der Bereich zwischen den Schulter-blättern sanft gedehnt. Die Stirn ruht am Boden.

5 30 Sekunden bis 3 Minuten halten.

AUSSPRACHE & BEDEUTUNG
- Balasana (ba-LAAS-anna)
- *bala* = Kind

SCHWIERIGKEITS-GRAD
- Anfänger

TRAININGS-VORTEIL
- dehnt Wirbel-säule, Hüften, Oberschenkel und Sprunggelenke
- baut Stress ab

NICHT ANGERATEN BEI
- Knieverletzungen
- Schwangerschaft

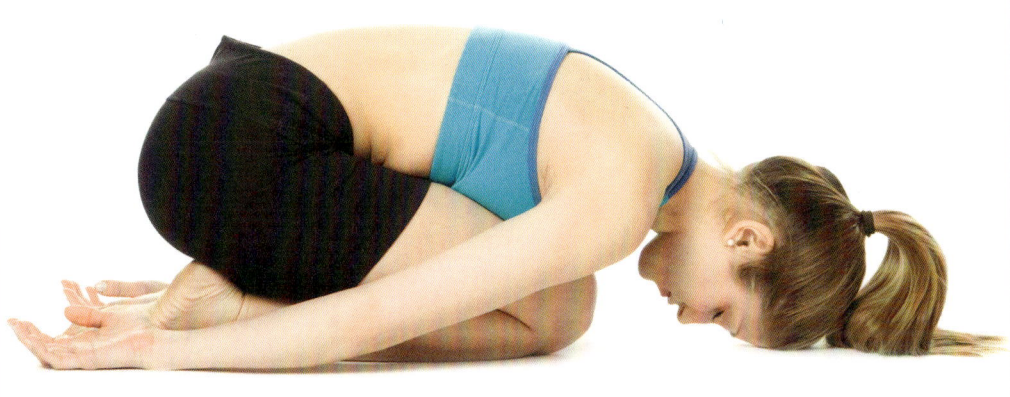

b

APANA-HALTUNG
(APANASANA)

1 Legen Sie sich auf den Rücken.

2 Atmen Sie aus und ziehen Sie die Knie Richtung Brust.

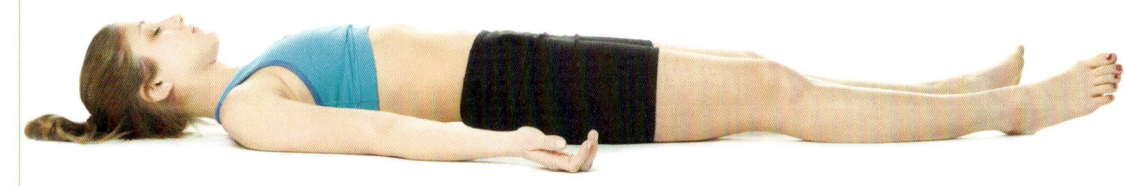

a

ÜBUNGSTIPPS
• die Hände auf den Knien ablegen, falls es beim Umschlingen der Knie nicht gelingt, die Ellbogen zu umfassen
• den Nacken so lang wie möglich strecken

AUSSPRACHE & BEDEUTUNG
• Apanasana (ap-AN-aas-anna)
• *apana* = reinigender, ausscheidender Atem, Energiefluss

SCHWIERIGKEITS-GRAD
• Anfänger

TRAININGS-VORTEIL
• dehnt den unteren Rücken und die Hüften
• regt die Verdauung an

NICHT ANGERATEN BEI
• Knieverletzungen
• Schwangerschaft

3 Umschlingen Sie die Knie mit den Armen und legen Sie die Hände auf den Ellbogen ab. Machen Sie den Nacken lang. Lassen Sie die Knie mit jedem Ausatmen sanft näher Richtung Brustkorb sinken. Rücken und Schultern bleiben in Bodenkontakt.

4 30 Sekunden bis 1 Minute halten.

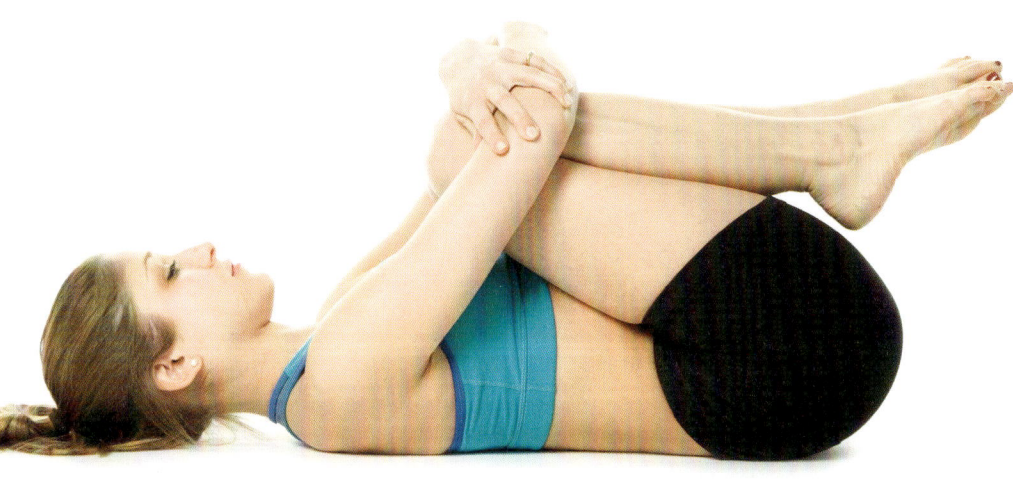

b

FALSCH
• Rücken- oder Beinmuskeln anspannen

TOTENHALTUNG
(SAVASANA)

❶ Setzen Sie sich mit angezogenen Knien auf den Boden. Heben Sie das Becken an und schieben Sie dabei das Steißbein etwas näher zu den Fersen. Strecken Sie sich in der Lendenwirbelsäule, bevor Sie den Oberkörper nach hinten ablegen.

❷ Strecken Sie die Beine nacheinander aus, öffnen Sie sie dabei leicht im gleichen Abstand von der Körpermitte. Die Füße dürfen entspannt nach außen fallen und sind gleichmäßig nach außen gedreht.

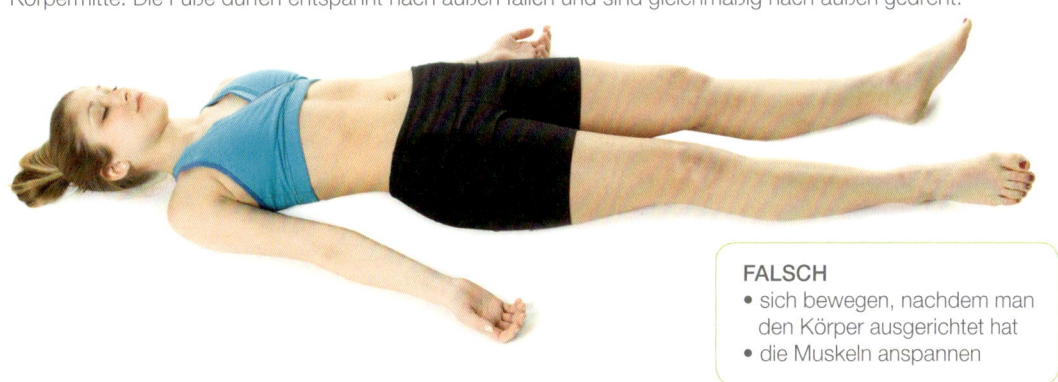

FALSCH
• sich bewegen, nachdem man den Körper ausgerichtet hat
• die Muskeln anspannen

❸ Legen Sie die Arme in leichtem Abstand vom Rumpf seitlich neben dem Körper ab. Weiten Sie Schulterblätter und Schlüsselbeine und drehen Sie die Arme, sodass die Handflächen nach oben zeigen.

❹ Machen Sie den Nacken lang und legen Sie die Schultern entspannt ab. Schließen Sie die Augen und atmen Sie gleichmäßig. Konzentrieren Sie sich auf Körperausrichtung und Atem.

❺ Entspannen Sie Ihren ganzen Körper, von den Zehen bis zum Kopf, geben Sie sich vollständig der Schwerkraft hin. Die Gesichtsmuskulatur ist gelöst, der Geist kommt zur Ruhe.

❻ 5 bis 10 Minuten halten. Lösen Sie sich langsam aus der Haltung, indem Sie die Knie an die Brust bringen und sich auf eine Seite rollen. Der Kopf wird als Letztes gehoben.

AUSSPRACHE & BEDEUTUNG
• Savasana (scha-VAAS-anna)
• *sava* = Toter, Leiche

SCHWIERIGKEITS-GRAD
• Anfänger

TRAININGS-VORTEIL
• bringt den Geist zur Ruhe
• baut Stress ab
• entspannt den Körper

NICHT ANGERATEN BEI
• Rückenverletzungen

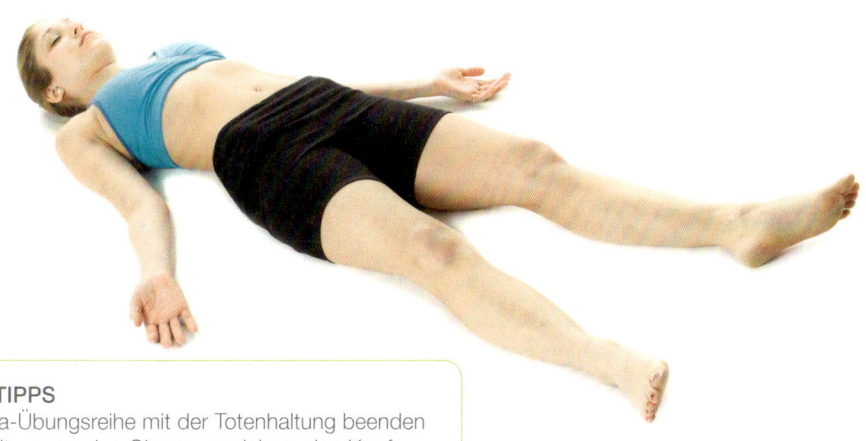

ÜBUNGSTIPPS
• jede Yoga-Übungsreihe mit der Totenhaltung beenden
• die Schultern von den Ohren wegziehen, den Kopf gerade ausrichten und nicht zur Seite rollen
• die Haltung mit angewinkelten Beinen und flach am Boden aufgestellten Füßen üben

[Alternativansicht]

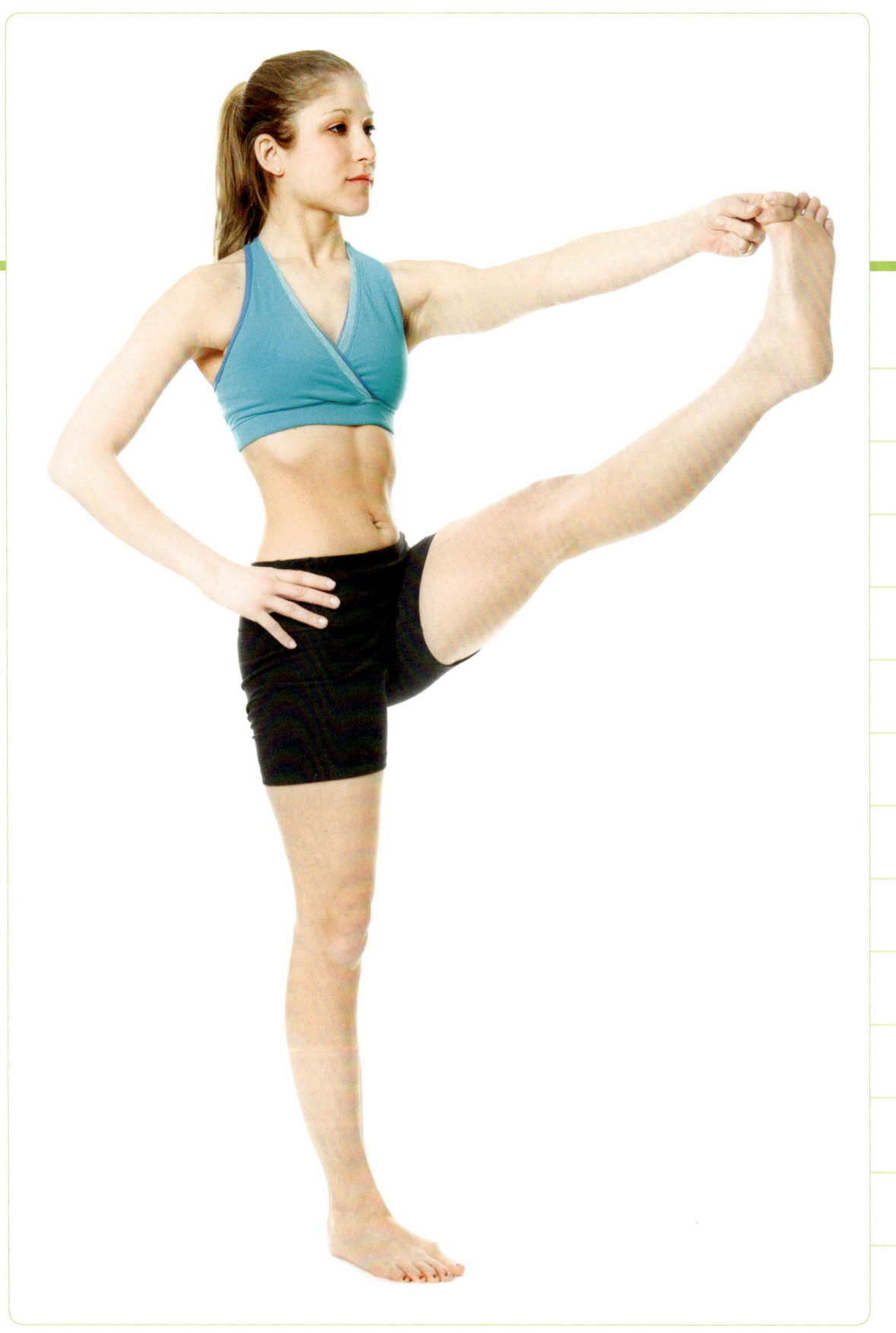

STEHHALTUNGEN

Stehhaltungen werden für gewöhnlich zu Beginn einer Yoga-Übungsreihe ausgeführt. Sie aktivieren den Körper, fördern die Ausdauer und beleben die Beine. Sie verlangen Kraft, Beweglichkeit und einen guten Gleichgewichtssinn, weshalb bei den Asanas im Stehen schnell deutlich wird, welche Bereiche schwach oder instabil sind. Beim Üben sollten Sie auf einen festen Stand und die korrekte Ausrichtung des Körpers achten, um die nötige Balance zu finden.

Die Bewegungsabläufe bei den Stehhaltungen sind komplex, der gesamte Körper wird gedehnt und seine Beweglichkeit erhöht. Die Haltungen kräftigen Arme, Schultern, Rumpf, Becken, Beine und Füße. Grundlage für die Balancehaltungen im Stand – und eine optimale Vorbereitung für andere Asanas, wie etwa die Sitzhaltungen – ist die Stabilisierung des Beckens.

BERGHALTUNG
(TADASANA)

1 Nehmen Sie eine aufrechte Haltung ein: Die Füße sind geschlossen, Fersen und Zehen berühren sich leicht.

2 Drehen Sie die Handflächen nach vorne. Die Arme liegen am Körper an, der Rücken ist gerade.

3 Heben Sie die Zehen an. Spreizen sie diese weit auf und legen Sie sie breit aufgefächert wieder ab.

4 Verlagern Sie das Gewicht so lange von einer Seite zur anderen, bis es gleichmäßig auf die vier Eckpunkte beider Füße verteilt ist.

5 Spannen Sie Knie- und Oberschenkelmuskulatur leicht an. Drehen Sie die Oberschenkel nach innen, sodass die Sitzbeinhöcker sich voneinander entfernen. Ziehen Sie das Schambein nach oben.

6 Ziehen Sie die Bauchmuskeln leicht nach innen, während die Haltung stabil bleibt.

7 Weiten Sie die Schlüsselbeine nach außen. Achten Sie darauf, dass die Schultern parallel zum Becken stehen.

8 Machen Sie den Nacken lang. Der Scheitel strebt zur Decke, die Schulterblätter nach unten.

9 30 Sekunden bis 1 Minute halten.

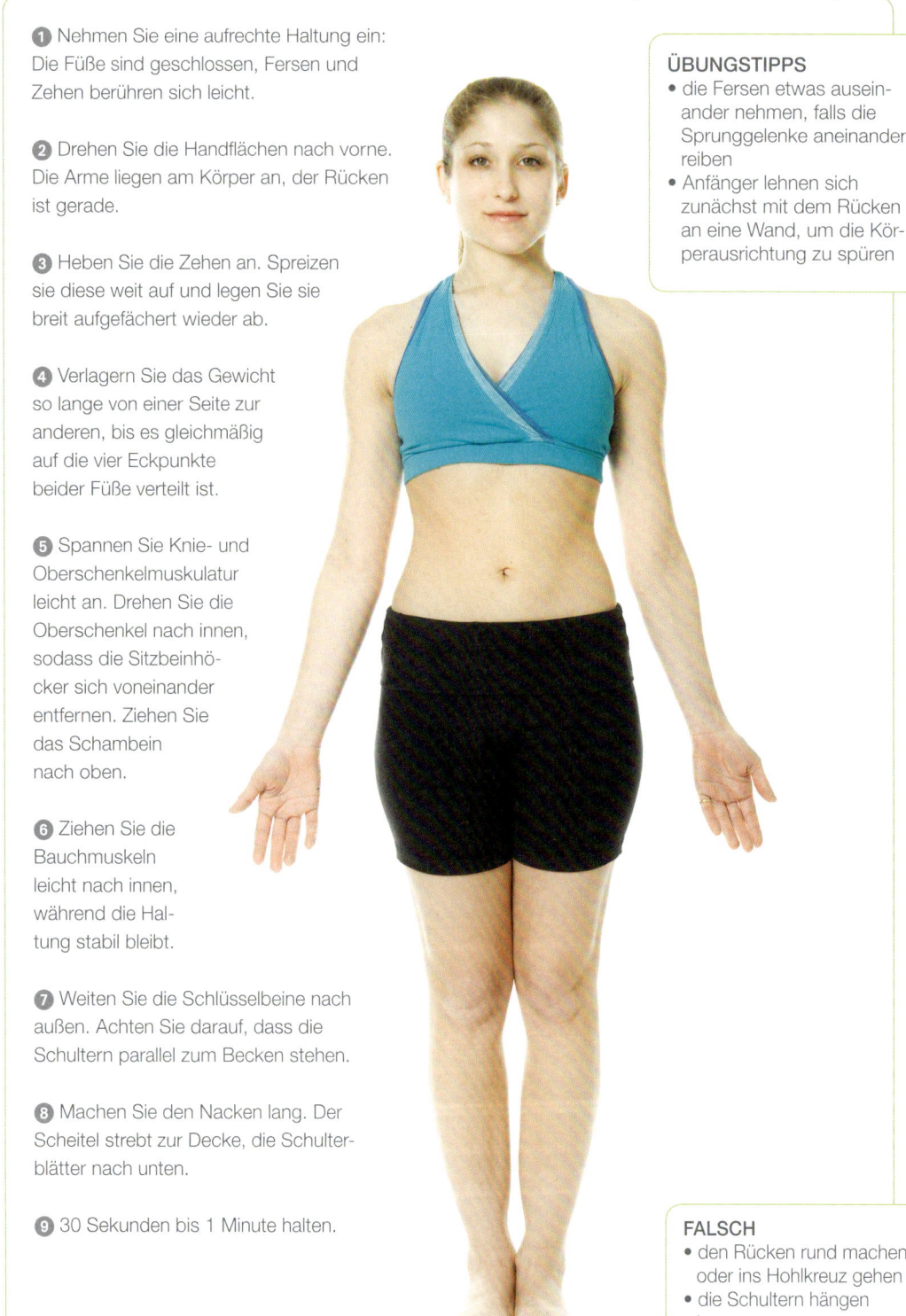

AUSSPRACHE & BEDEUTUNG
- Tadasana (ta-DAAS-anna)
- *tada* = Berg

SCHWIERIGKEITSGRAD
- Anfänger

TRAININGSVORTEIL
- verbessert die Körperhaltung
- kräftigt die Oberschenkel

NICHT ANGERATEN BEI
- Kopfschmerzen
- Schlafstörungen
- niedrigem Blutdruck

ÜBUNGSTIPPS
- die Fersen etwas auseinander nehmen, falls die Sprunggelenke aneinander reiben
- Anfänger lehnen sich zunächst mit dem Rücken an eine Wand, um die Körperausrichtung zu spüren

FALSCH
- den Rücken rund machen oder ins Hohlkreuz gehen
- die Schultern hängen lassen

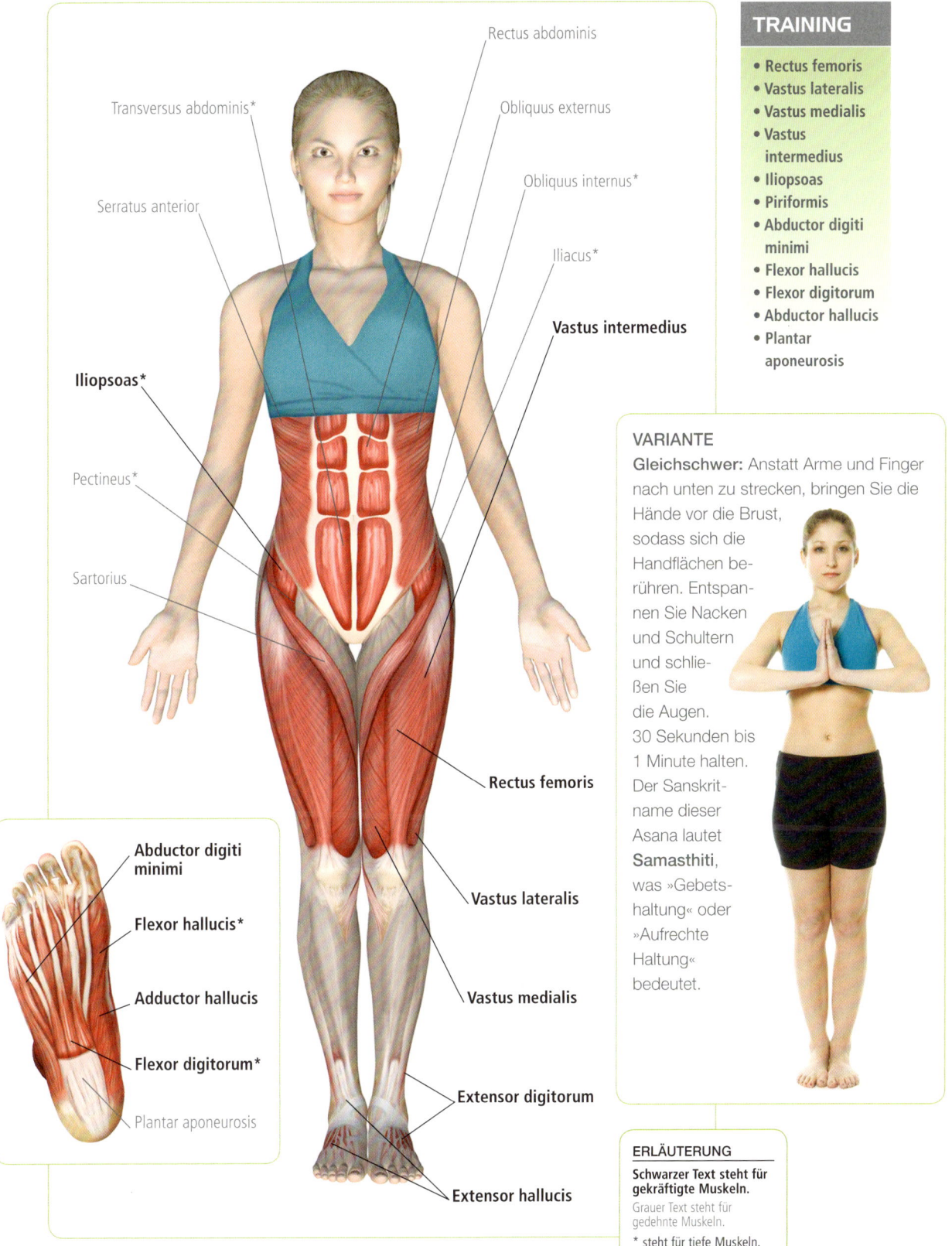

Rectus abdominis

Transversus abdominis*

Obliquus externus

Serratus anterior

Obliquus internus*

Iliacus*

Vastus intermedius

Iliopsoas*

Pectineus*

Sartorius

Rectus femoris

Vastus lateralis

Vastus medialis

Extensor digitorum

Extensor hallucis

Abductor digiti minimi

Flexor hallucis*

Adductor hallucis

Flexor digitorum*

Plantar aponeurosis

TRAINING

- **Rectus femoris**
- **Vastus lateralis**
- **Vastus medialis**
- **Vastus intermedius**
- **Iliopsoas**
- **Piriformis**
- **Abductor digiti minimi**
- **Flexor hallucis**
- **Flexor digitorum**
- **Abductor hallucis**
- **Plantar aponeurosis**

VARIANTE

Gleichschwer: Anstatt Arme und Finger nach unten zu strecken, bringen Sie die Hände vor die Brust, sodass sich die Handflächen berühren. Entspannen Sie Nacken und Schultern und schließen Sie die Augen. 30 Sekunden bis 1 Minute halten. Der Sanskritname dieser Asana lautet **Samasthiti**, was »Gebetshaltung« oder »Aufrechte Haltung« bedeutet.

ERLÄUTERUNG

Schwarzer Text steht für gekräftigte Muskeln.
Grauer Text steht für gedehnte Muskeln.
* steht für tiefe Muskeln.

TIEFE HOCKE
(MALASANA)

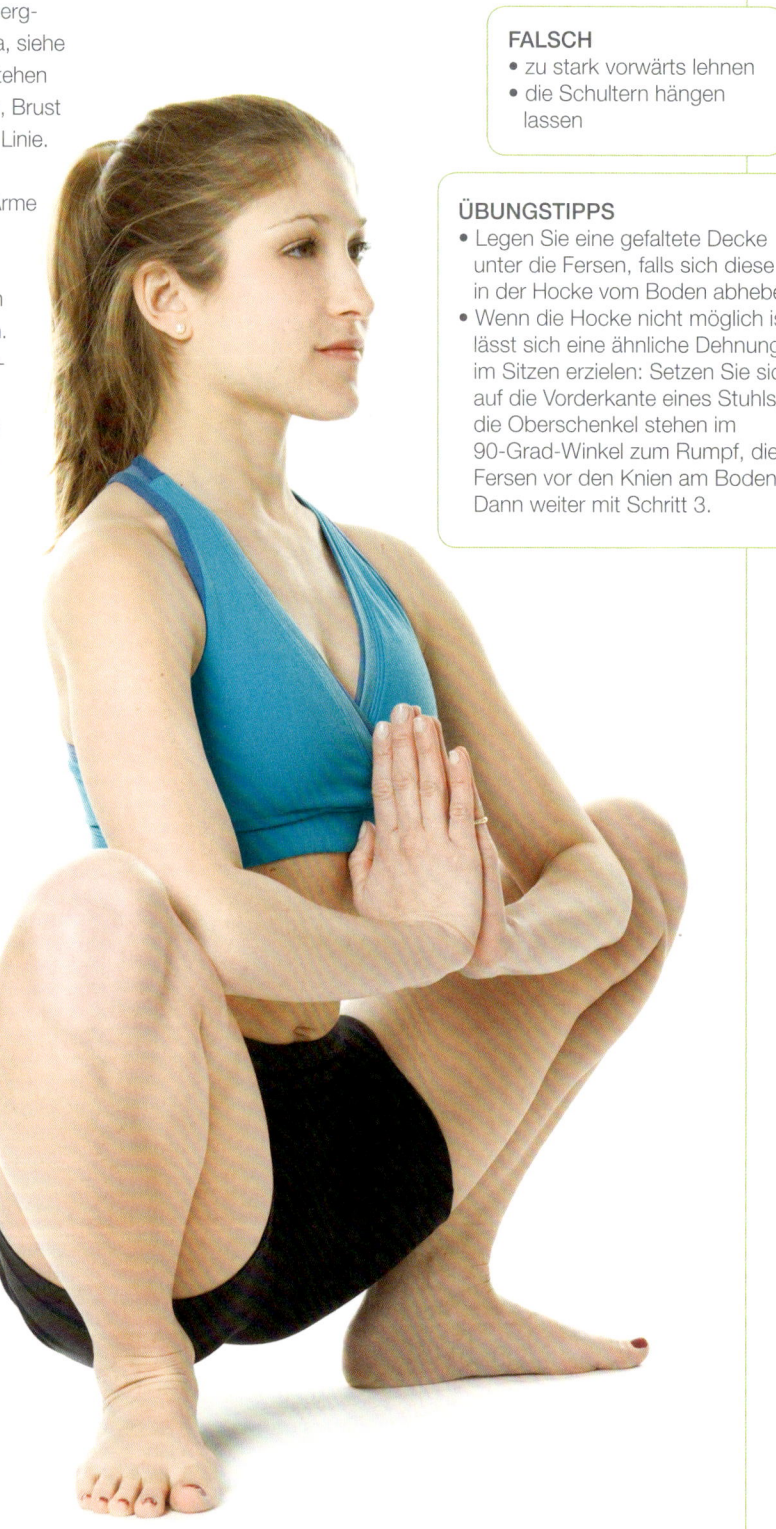

❶ Nehmen Sie die Berghaltung ein (Tadasana, siehe Seite 32). Die Füße stehen schulterbreit, Becken, Brust und Kopf bilden eine Linie.

❷ Strecken Sie die Arme vor dem Körper aus und gehen Sie in die Knie, ohne die Fersen vom Boden zu heben. Bringen sie den Oberkörper gerade nach vorne, lassen Sie das Becken in die Hocke fallen und richten Sie sich gleichzeitg auf.

❸ Öffnen Sie die Beinstellung etwas weiter als schulterbreit. Atmen Sie aus und schmiegen Sie den Oberkörper in den Zwischenraum zwischen den Oberschenkeln.

❹ Stützen Sie die Ellbogen oberhalb der Knie ab und legen Sie die Handflächen aneinander. Drücken Sie die Knie gegen die Ellbogen.

❺ 30 Sekunden bis 1 Minute halten. Ausatmen und langsam aufstehen, dabei die Knie strecken.

AUSSPRACHE & BEDEUTUNG
• Malasana (ma-LAAS-anna)
• *mala* = garland
• auch: Girlandenoder Froschhaltung

SCHWIERIGKEITSGRAD
• Anfänger

TRAININGSVORTEIL
• dehnt Sprunggelenke, Lenden, Unterschenkel und Oberkörperrückseite
• kräftigt die Beckenbodenmuskulatur
• kräftigt die Bauchmuskeln

NICHT ANGERATEN BEI
• Kopfschmerzen
• Schlafstörungen
• niedrigem Blutdruck

FALSCH
• zu stark vorwärts lehnen
• die Schultern hängen lassen

ÜBUNGSTIPPS
• Legen Sie eine gefaltete Decke unter die Fersen, falls sich diese in der Hocke vom Boden abheben.
• Wenn die Hocke nicht möglich ist, lässt sich eine ähnliche Dehnung im Sitzen erzielen: Setzen Sie sich auf die Vorderkante eines Stuhls, die Oberschenkel stehen im 90-Grad-Winkel zum Rumpf, die Fersen vor den Knien am Boden. Dann weiter mit Schritt 3.

TRAINING

- Quadratus lumborum*
- Quadratus femoris
- Transversus abdominis
- Biceps femoris
- Sartorius
- Vastus intermedius
- Vastus medialis
- Vastus lateralis
- Semitendonosus
- Semimembranosus

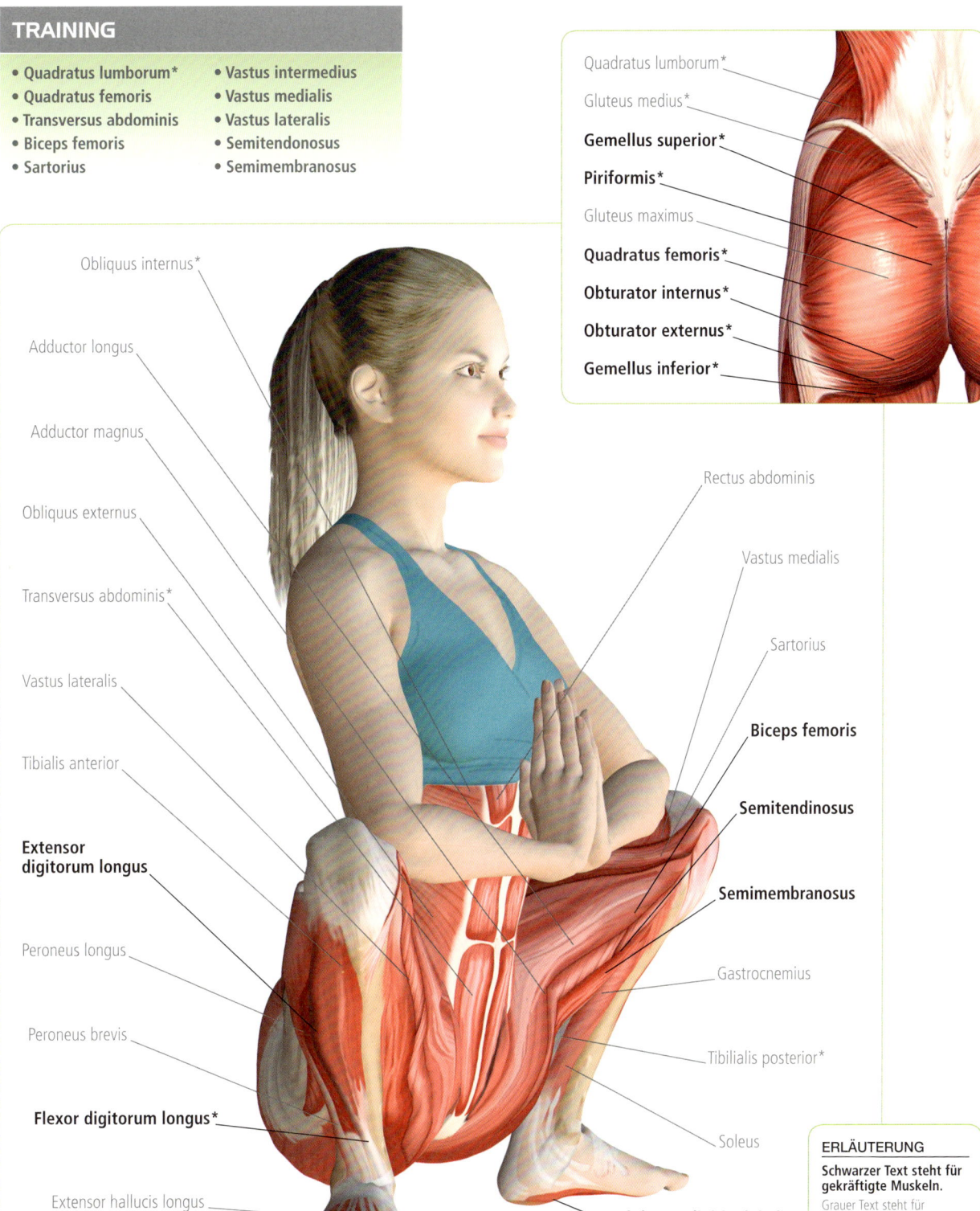

Quadratus lumborum*
Gluteus medius*
Gemellus superior*
Piriformis*
Gluteus maximus
Quadratus femoris*
Obturator internus*
Obturator externus*
Gemellus inferior*

Obliquus internus*
Adductor longus
Adductor magnus
Obliquus externus
Transversus abdominis*
Vastus lateralis
Tibialis anterior
Extensor digitorum longus
Peroneus longus
Peroneus brevis
Flexor digitorum longus*
Extensor hallucis longus

Rectus abdominis
Vastus medialis
Sartorius
Biceps femoris
Semitendinosus
Semimembranosus
Gastrocnemius
Tibilialis posterior*
Soleus
Abductor digiti minimi
Adductor hallucis

ERLÄUTERUNG

Schwarzer Text steht für gekräftigte Muskeln.

Grauer Text steht für gedehnte Muskeln.

* steht für tiefe Muskeln.

GESTRECKTE BERGHALTUNG
(URDHVA HASTASANA)

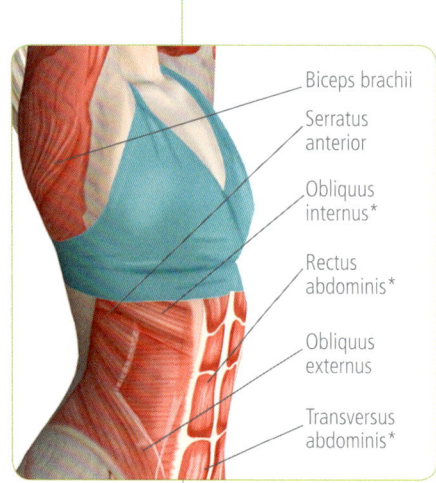

Biceps brachii

Serratus anterior

Obliquus internus*

Rectus abdominis*

Obliquus externus

Transversus abdominis*

ÜBUNGSTIPPS
- Schultern, Hüften und Fersen bilden eine senkrechte Linie
- die Rippen zur Seite weiten
- die Schulterblätter am oberen Rand weit auseinander dehnen
- bei der Armbewegung nach oben die Achseln nach unten öffnen

FALSCH
- den Rippenbogen nach vorne strecken

TRAINING
- **Obliquus externus**
- **Obliquus internus**
- **Transversus abdominis**
- **Latissimus dorsi**
- **Teres major**
- **Infraspinatus**

AUSSPRACHE & BEDEUTUNG
- Urdhva Hastasana (urd-wa has-TAAS-anna)
- *urdhva* = erhoben (oder: nach oben); *hasta* = Hand
- auch: Bergposition mit Händen nach oben

SCHWIERIGKEITS-GRAD
- Anfänger

TRAININGS-VORTEIL
- gegen Müdigkeit
- regt die Verdauung an
- lindert Rücken-schmerzen
- dehnt die Bauch-muskulatur
- dehnt Schultern und Armbeugen
- kann leichte Angst-zustände lindern

NICHT ANGERATEN BEI
- Schulterverletzungen
- Verletzungen im Hals-/Nackenbereich

❶ Nehmen Sie die Berg-haltung ein (Tadasana, siehe Seite 32). Die Füße stehen schulterbreit, Be-cken, Brust und Kopf sind übereinander ausgerichtet.

❷ Atmen Sie ein und schwingen Sie die Arme mit zueinanderweisenden Handflächen vor dem Körper nach oben: auf Schulterhöhe und weiter neben die Ohren, bis sie zur Decke gerichtet sind.

❸ Weiten Sie die Schul-terblätter und nehmen Sie sanft den Kopf zurück, der Blick ist auf die Daumen gerichtet. Achten Sie dar-auf, dass das Kinn leicht zur Brust geneigt ist.

❹ 30 Sekunden bis 1 Minute halten.

❺ Atmen Sie aus und bringen Sie die Arme mit geschlossenen Handflächen nach unten. Ab Gesichts-höhe den Kopf sanft in die Neutralstellung zurückführen.

ERLÄUTERUNG
Schwarzer Text steht für gekräftigte Muskeln.
Grauer Text steht für gedehnte Muskeln.
* steht für tiefe Muskeln.

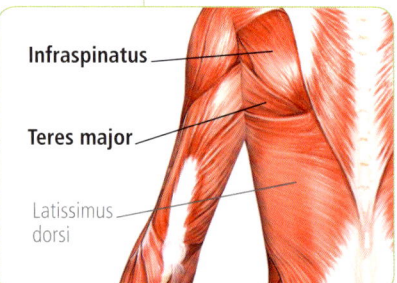

Infraspinatus

Teres major

Latissimus dorsi

STUHLHALTUNG
(UTKATASANA)

❶ Nehmen Sie die Berghaltung ein (Tadasana, siehe Seite 32). Atmen Sie ein und führen Sie beide Arme gestreckt über den Kopf. Machen Sie dabei die Wirbelsäule lang. Die Hände können verschränkt oder in schulterbreitem Abstand zueinander gehalten werden.

❷ Atmen Sie aus und gehen Sie in die Knie. Beugen Sie den Oberkörper gerade nach vorne, bis er im 45-Grad-Winkel zum Boden steht. Entspannen Sie die Wadenmuskeln und verlagern Sie das Körpergewicht auf die Fersen. Die Stellung wird durch Beckenkraft gehalten.

❸ 30 Sekunden bis 1 Minute halten.

❹ Einatmen, die Knie strecken und den Körper aufrichten. Die Arme führen die Bewegung kraftvoll an. Ausatmen, die Arme lösen und in die Berghaltung zurückkehren.

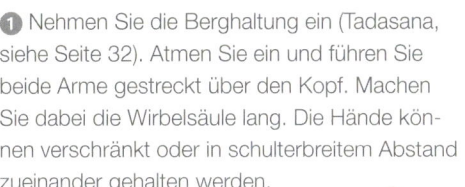

TRAINING

- Erector spinae
- Extensor digitorum
- Triceps brachii
- Deltoideus
- Infraspinatus
- Teres major
- Gluteus medius
- Biceps femoris
- Semitendinosus
- Semimembranosus
- Soleus
- Tibialis anterior
- Rectus femoris
- Vastus lateralis
- Vastus medialis
- Vastus intermedius

ÜBUNGSTIPP
- die Abwärtsbewegung nur über Oberschenkel, Knie und Hüfte ausführen, um den unteren Bewegungsapparat korrekt zu stellen

ERLÄUTERUNG
Schwarzer Text steht für gekräftigte Muskeln.
Grauer Text steht für gedehnte Muskeln.
* steht für tiefe Muskeln.

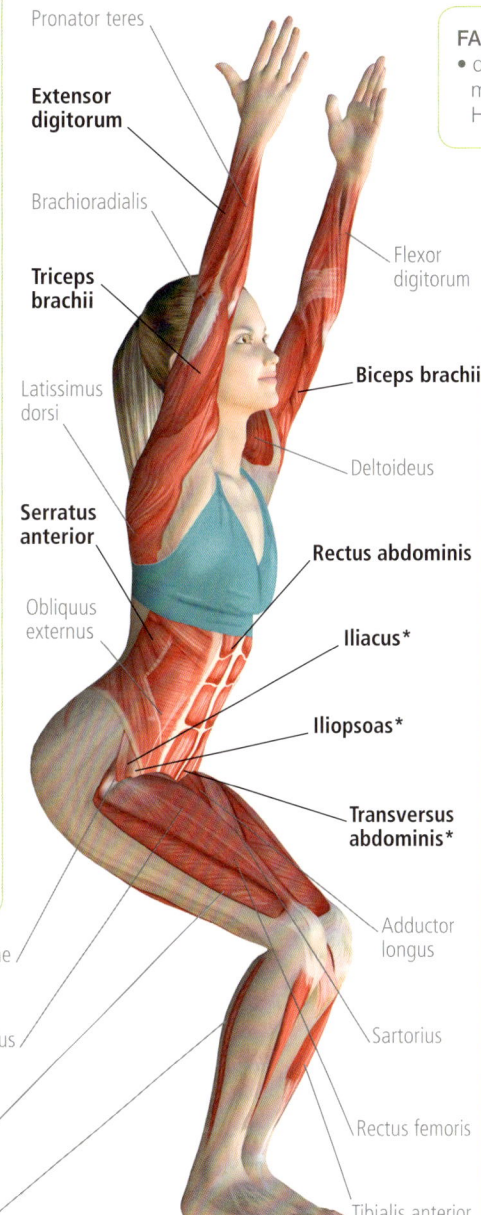

Pronator teres
Extensor digitorum
Brachioradialis
Triceps brachii
Latissimus dorsi
Serratus anterior
Obliquus externus
Tensor fasciae latae
Vastus intermedius
Vastus lateralis
Gastrocnemius

Flexor digitorum
Biceps brachii
Deltoideus
Rectus abdominis
Iliacus*
Iliopsoas*
Transversus abdominis*
Adductor longus
Sartorius
Rectus femoris
Tibialis anterior

FALSCH
- den Rücken rund machen oder ins Hohlkreuz gehen

AUSSPRACHE & BEDEUTUNG
- Utkatasana (UT-ka-TAAS-anna)
- *utkata* = mächtig, energisch
- auch: die Mächtige

SCHWIERIGKEITSGRAD
- Anfänger

TRAININGSVORTEIL
- kräftigt den unteren Rücken und den Quadrizeps
- dehnt Brust, Schultern, Arme und hintere Oberschenkel
- baut Stress und Verspannungen ab
- wirkt Senkfüßen entgegen

NICHT ANGERATEN BEI
- Kopfschmerzen
- Schlafstörungen
- niedrigem Blutdruck

DER BAUM
(VRKSASANA)

❶ Nehmen Sie die Gebetshaltung ein (siehe Seite 33). Verlagern Sie das Gewicht auf den linken Fuß – achten Sie darauf, dass die Innenkante sich nicht vom Boden abhebt. Beugen Sie das rechte Knie und umfassen Sie das rechte Sprunggelenk mit der rechten Hand.

❷ Ziehen Sie den rechten Fuß nach oben und legen Sie die Fußsohle innen an den linken Oberschenkel. Die Ferse schmiegt sich mit festem Druck an die Leiste, die Zehen weisen nach unten. Das Becken steht mittig über dem linken Fuß.

❸ Legen Sie die Hände auf den oberen Beckenrand und vergewissern Sie sich, dass das Becken neutral steht und nicht seitlich gekippt ist.

❹ Das Steißbein zeigt Richtung Boden. Der rechte Fuß drückt gegen die Innenseite des linken Oberschenkels, das linke Bein hält dagegen. Pressen Sie Sie die Handflächen aneinander und fixieren Sie mit dem Blick einen bestimmten Punkt.

❺ 30 Sekunden bis 1 Minute halten. Atmen Sie aus und kehren Sie zurück in die Gebetshaltung. Auf der anderen Seite wiederholen.

AUSSPRACHE & BEDEUTUNG
• Vrksasana (wrik-SCHAAS-anna)
• *vrksa* = Baum

SCHWIERIGKEITS-GRAD
• Anfänger

TRAININGS-VORTEIL
• kräftigt Oberschenkel, Waden, Sprunggelenke und Wirbelsäule
• dehnt Leisten, innere Oberschenkel, Brust und Schultern
• verbessert den Gleichgewichtssinn
• lindert Ischiasschmerzen
• wirkt Senkfüßen entgegen

NICHT ANGERATEN BEI
• Kopfschmerzen
• Schlafstörungen
• hohem oder niedrigem Blutdruck

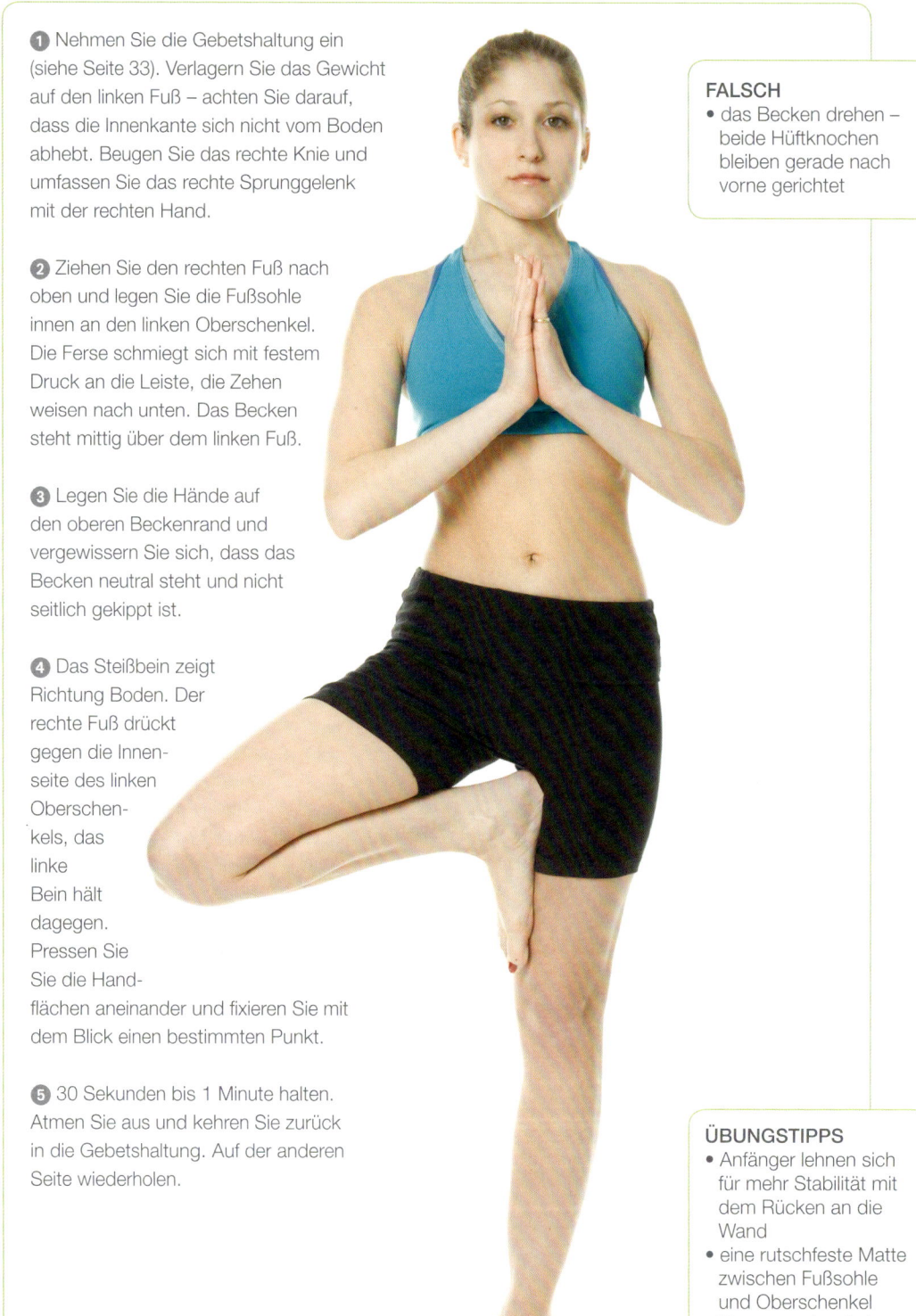

FALSCH
• das Becken drehen – beide Hüftknochen bleiben gerade nach vorne gerichtet

ÜBUNGSTIPPS
• Anfänger lehnen sich für mehr Stabilität mit dem Rücken an die Wand
• eine rutschfeste Matte zwischen Fußsohle und Oberschenkel klemmen, damit der erhobene Fuß nicht rutscht

TRAINING

- Iliacus
- Iliopsoas
- Gluteus maximus
- Gluteus medius
- Piriformis
- Adductor magnus
- Obturator internus
- Obturator externus
- Tensor fasciae latae
- Rectus femoris

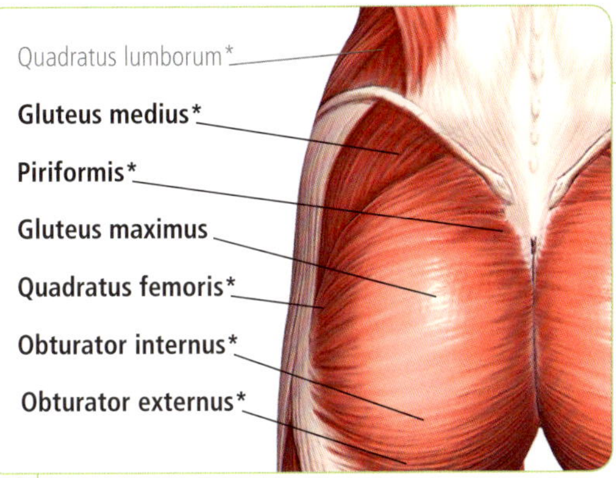

Quadratus lumborum*

Gluteus medius*

Piriformis*

Gluteus maximus

Quadratus femoris*

Obturator internus*

Obturator externus*

ERLÄUTERUNG

Schwarzer Text steht für gekräftigte Muskeln.
Grauer Text steht für gedehnte Muskeln.
* steht für tiefe Muskeln.

VARIANTE

Anspruchs-voller: Führen Sie die Hände in Schritt 4 über den Kopf. Legen Sie die Handflächen aneinander und halten Sie die Stellung mit gestreckten Armen. Kehren Sie dann in die Gebetshaltung zurück. Mit dem anderen Bein wiederholen.

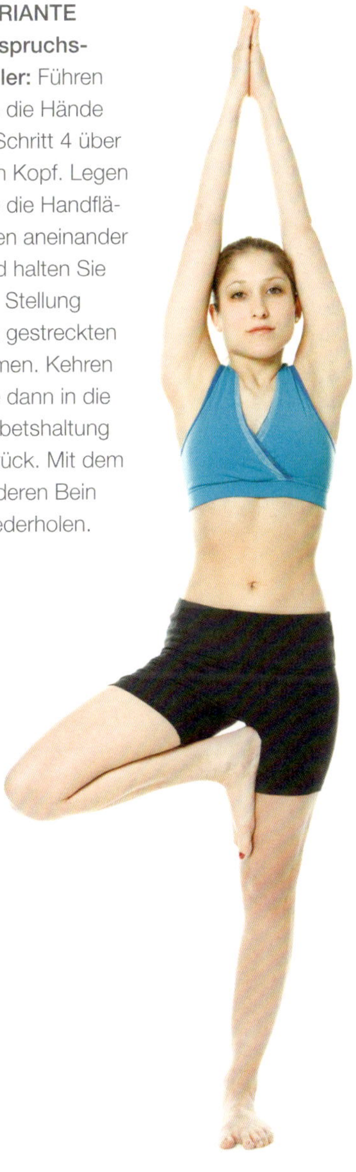

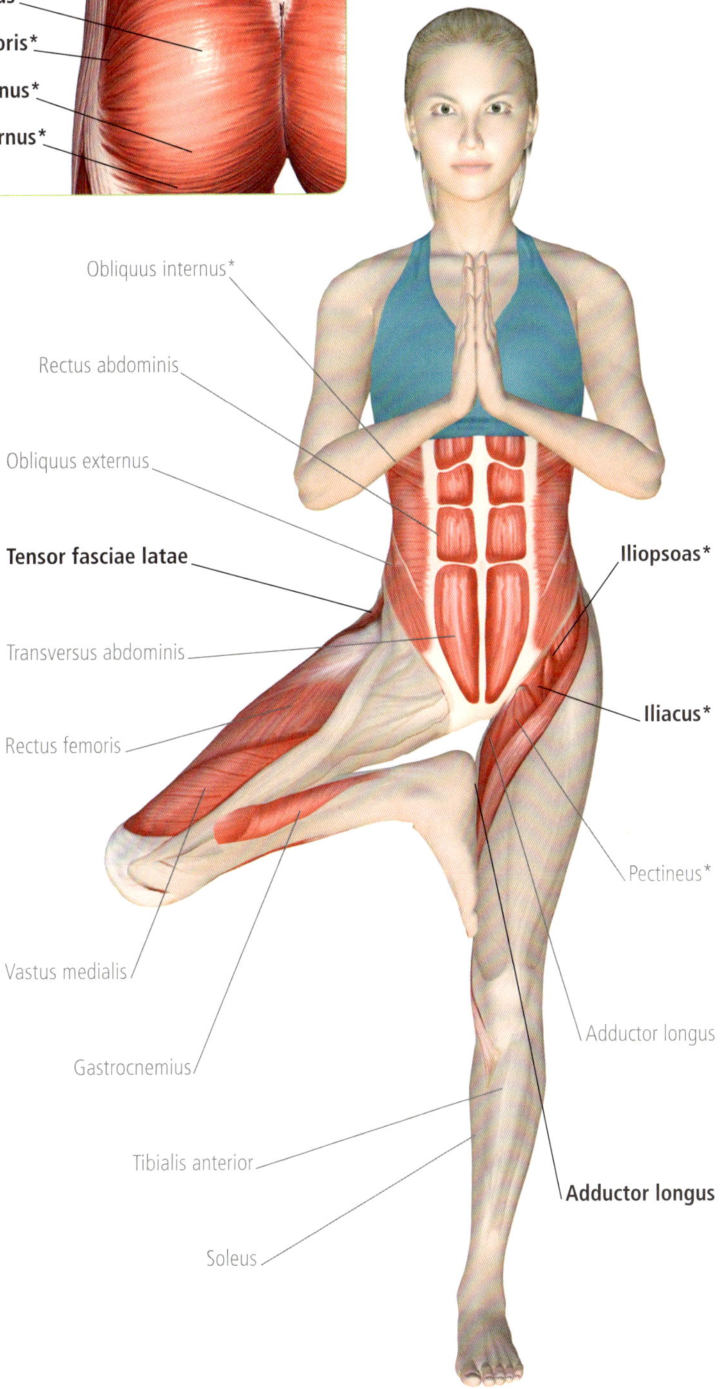

Obliquus internus*

Rectus abdominis

Obliquus externus

Tensor fasciae latae

Transversus abdominis

Rectus femoris

Vastus medialis

Gastrocnemius

Tibialis anterior

Soleus

Iliopsoas*

Iliacus*

Pectineus*

Adductor longus

Adductor longus

DER ADLER
(GARUDASANA)

❶ Nehmen Sie die Berghaltung ein (Tadasana, siehe Seite 32). Die Füße stehen schulterbreit, Becken, Oberkörper und Kopf bilden eine vertikale Linie.

❷ Verlagern Sie das Gewicht nach links und gehen Sie leicht in die Knie. Heben Sie den rechten Fuß und schlagen Sie den rechten Oberschenkel über den linken.

❸ Strecken Sie den rechten Fuß nach unten, ziehen Sie ihn nach hinten und hängen Sie ihn mit dem Fußrücken an der linken unteren Wade ein. Halten Sie die Balance auf dem linken Fuß.

❹ Atmen Sie ein und strecken Sie die Arme parallel zum Boden vor dem Körper aus. Weiten Sie die Schulterblätter. Überkreuzen Sie die Arme, sodass der rechte Arm über dem linken liegt und winkeln Sie die Ellbogen an. Legen Sie den rechten Ellbogen in die linke Ellbogenbeuge und heben Sie die Unterarme senkrecht zum Boden. Die Handrücken liegen aufeinander.

❺ Führen Sie die rechte Hand nach rechts, die linke nach links. Schieben Sie den rechten Daumen am linken kleinen Finger vorbei, bis die Handflächen aufeinander zu liegen kommen. Heben Sie die Ellbogen und strecken Sie die Finger zur Decke.

❻ 15 bis 60 Sekunden halten.

❼ Lösen Sie Beine und Arme langsam wieder voneinander und kehren Sie zurück in die Berghaltung. Mit umgekehrter Arm- und Beinhaltung wiederholen.

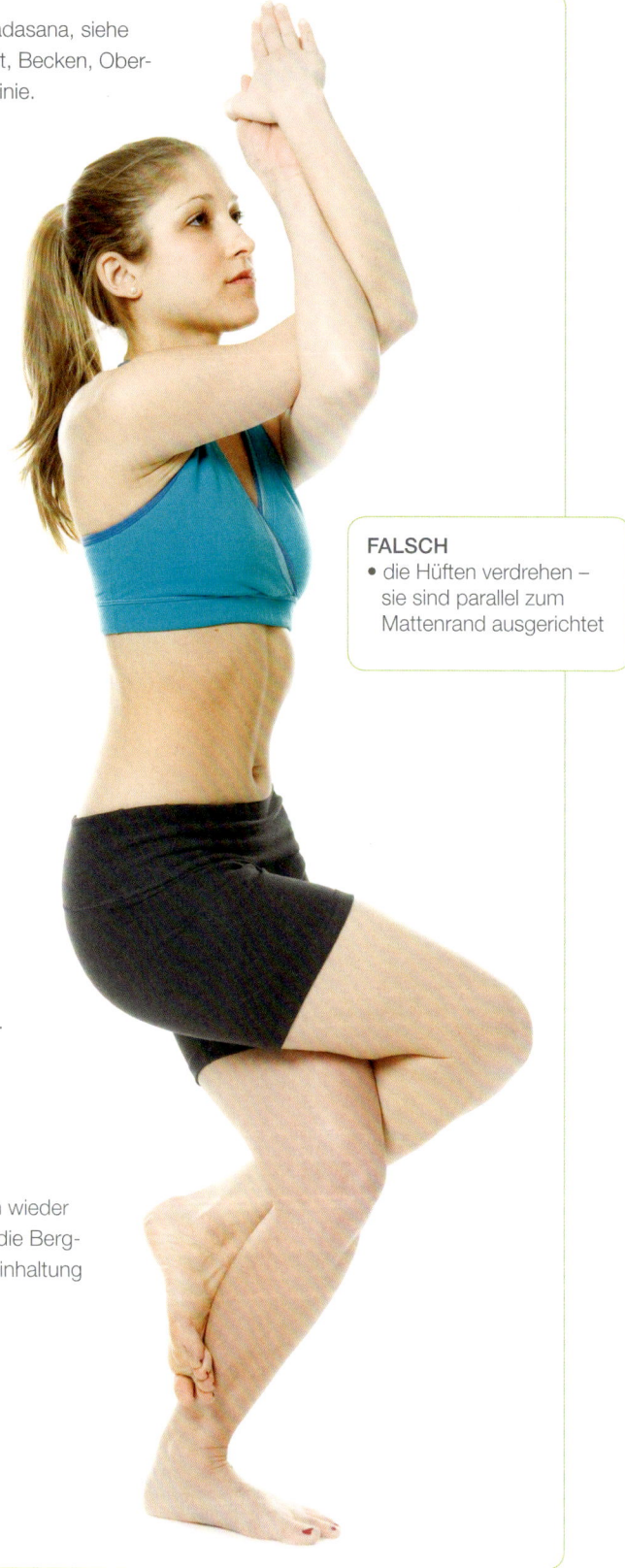

FALSCH
• die Hüften verdrehen – sie sind parallel zum Mattenrand ausgerichtet

AUSSPRACHE & BEDEUTUNG
• Garudasana (garu-DAAS-anna)
• *garuda* = Adler, Name des mythischen Königs der Vögel

SCHWIERIGKEITS-GRAD
• Anfänger

TRAININGS-VORTEIL
• kräftigt Sprunggelenke und Waden
• dehnt Sprunggelenke, Waden, Oberschenkel, Hüften, Schultern und den oberen Rücken
• verbessert die Konzentration
• verbessert den Gleichgewichtssinn

NICHT ANGERATEN BEI
• Armverletzungen
• Hüftverletzungen und -schäden
• Knieverletzungen

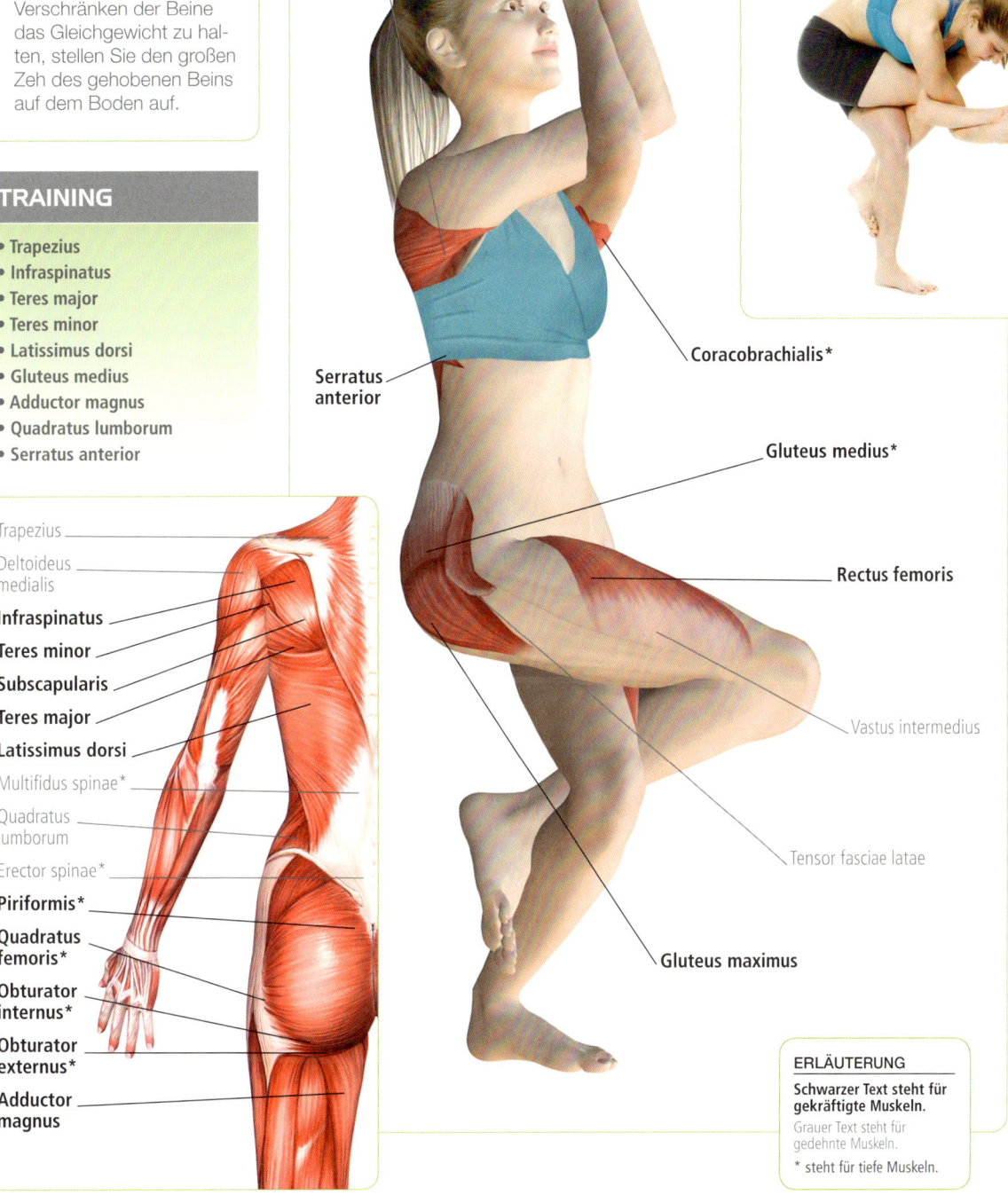

ÜBUNGSTIPPS
- Wenn es nicht gelingt, die Arme so weit zu verschränken, dass sich die Handflächen berühren, streckt man sie gerade vor dem Körper aus. Sie können sich dabei an den Enden eines Seils festhalten.
- Wenn es schwer fällt, beim Verschränken der Beine das Gleichgewicht zu halten, stellen Sie den großen Zeh des gehobenen Beins auf dem Boden auf.

TRAINING
- **Trapezius**
- **Infraspinatus**
- **Teres major**
- **Teres minor**
- **Latissimus dorsi**
- **Gluteus medius**
- **Adductor magnus**
- **Quadratus lumborum**
- **Serratus anterior**

VARIANTE
Anspruchsvoller: Beugen Sie nach Schritt 5 den Oberkörper aus dem Becken heraus nach vorne und gehen Sie dabei in die Knie. Der Blick ist auf die verschränkten Arme gerichtet. 15 bis 60 Sekunden halten.

Triceps brachii

Coracobrachialis*

Serratus anterior

Gluteus medius*

Rectus femoris

Vastus intermedius

Tensor fasciae latae

Gluteus maximus

Trapezius
Deltoideus medialis
Infraspinatus
Teres minor
Subscapularis
Teres major
Latissimus dorsi
Multifidus spinae*
Quadratus lumborum
Erector spinae*
Piriformis*
Quadratus femoris*
Obturator internus*
Obturator externus*
Adductor magnus

ERLÄUTERUNG
Schwarzer Text steht für gekräftigte Muskeln.
Grauer Text steht für gedehnte Muskeln.
* steht für tiefe Muskeln.

DAS DREIECK
(TRIKONASANA)

1 Nehmen Sie die Berghaltung ein (Tadasana, siehe Seite 32). Achten Sie auf die gerade Ausrichtung des Körpers.

2 Öffnen Sie die Beinstellung zu einer Grätsche.

3 Atmen Sie ein. Strecken Sie beide Arme seitlich und parallel zum Boden aus, die Handflächen zeigen nach unten.

4 Atmen Sie langsam aus und drehen Sie auf den Fersen nach rechts. Der rechte Fuß zeigt nach vorne, der linke steht leicht schräg, die Fersen bilden noch immer eine Linie.

5 Senken Sie den Rumpf nach rechts ab. Die Arme bleiben parallel zum Boden.

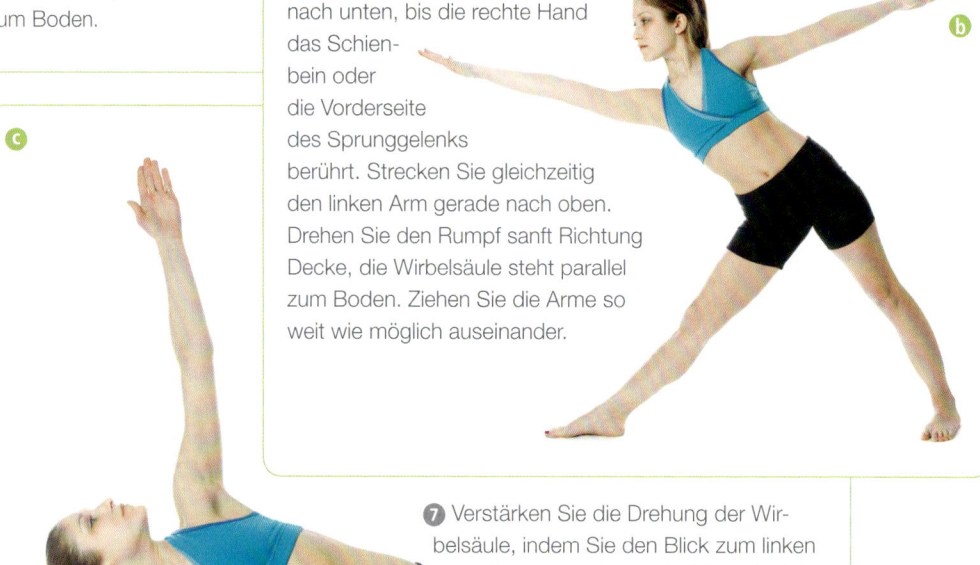

FALSCH
• die Hüften aufdrehen

6 Führen Sie den rechten Arm nach unten, bis die rechte Hand das Schienbein oder die Vorderseite des Sprunggelenks berührt. Strecken Sie gleichzeitig den linken Arm gerade nach oben. Drehen Sie den Rumpf sanft Richtung Decke, die Wirbelsäule steht parallel zum Boden. Ziehen Sie die Arme so weit wie möglich auseinander.

7 Verstärken Sie die Drehung der Wirbelsäule, indem Sie den Blick zum linken Daumen richten. 30 Sekunden bis 1 Minute halten.

8 Kehren Sie einatmend und mit ausgestreckten Armen in den Stand zurück. Die rückwärtige Ferse in den Boden schieben. Die Beinstellung wechseln und zur anderen Seite wiederholen.

AUSSPRACHE & BEDEUTUNG
• Trikonasana (tri-kon-AAS-anna)
• *trikona* = drei Winkel, Dreieck

SCHWIERIGKEITS-GRAD
• Anfänger

TRAININGS-VORTEIL
• dehnt Oberschenkel, Knie, Sprunggelenke, Hüften, Leisten, Waden, Schultern, Brust und Wirbelsäule
• baut Stress ab
• regt die Verdauung an
• lindert Wechseljahresbeschwerden
• lindert Rückenschmerzen

NICHT ANGERATEN BEI
• Kopfschmerzen
• hohem oder niedrigem Blutdruck
• Beschwerden im Hals-/Nackenbereich

TRAINING

- Gluteus medius
- Tensor fasciae latae
- Sartorius
- Piriformis
- Serratus anterior
- Obliquus externus
- Latissimus dorsi

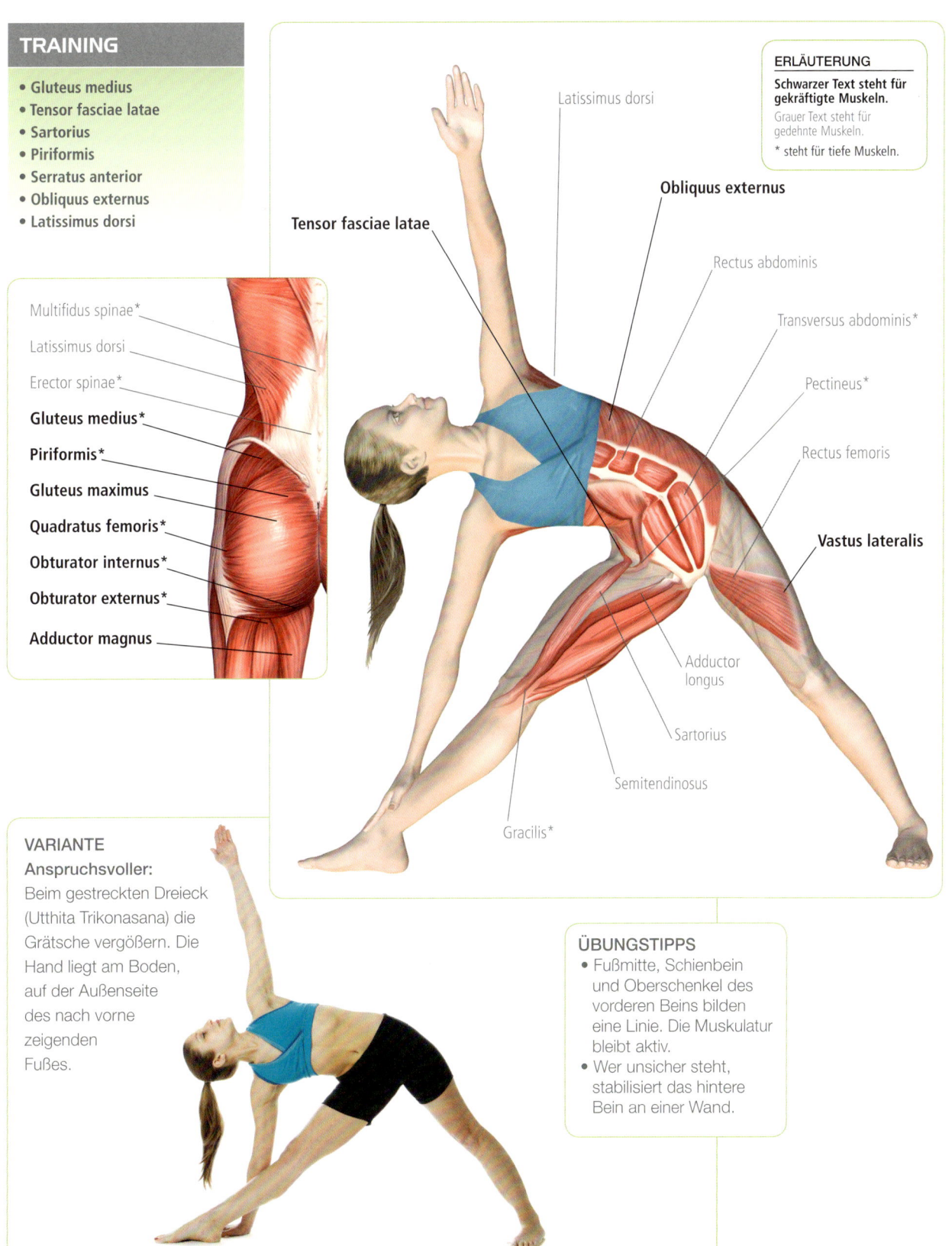

ERLÄUTERUNG

Schwarzer Text steht für gekräftigte Muskeln.

Grauer Text steht für gedehnte Muskeln.

* steht für tiefe Muskeln.

Latissimus dorsi

Obliquus externus

Rectus abdominis

Transversus abdominis*

Pectineus*

Rectus femoris

Vastus lateralis

Adductor longus

Sartorius

Semitendinosus

Gracilis*

Tensor fasciae latae

Multifidus spinae*

Latissimus dorsi

Erector spinae*

Gluteus medius*

Piriformis*

Gluteus maximus

Quadratus femoris*

Obturator internus*

Obturator externus*

Adductor magnus

VARIANTE

Anspruchsvoller:

Beim gestreckten Dreieck (Utthita Trikonasana) die Grätsche vergößern. Die Hand liegt am Boden, auf der Außenseite des nach vorne zeigenden Fußes.

ÜBUNGSTIPPS

- Fußmitte, Schienbein und Oberschenkel des vorderen Beins bilden eine Linie. Die Muskulatur bleibt aktiv.
- Wer unsicher steht, stabilisiert das hintere Bein an einer Wand.

GEDREHTES DREIECK
(PARIVRTTA TRIKONASANA)

❶ Nehmen Sie die Berghaltung ein (Tadasana, siehe Seite 32). Atmen Sie aus und gehen Sie in die Grätsche.

❷ Strecken Sie die Arme seitlich und parallel zum Boden aus. Die Schulterblätter sind geweitet, die Handflächen zeigen nach unten. Drehen Sie den rechten Fuß ganz nach außen und stellen Sie den linken Fuß etwa 45 bis 60 Grad schräg nach rechts. Die Fersen stehen in einer Linie. Spannen Sie die Oberschenkelmuskeln an und drehen Sie die rechte Hüfte nach außen. Achten Sie darauf, dass die rechte Kniescheibe in gerader Linie über dem Sprunggelenk bleibt.

❸ Drehen Sie den Rumpf ausatmend nach rechts. Schieben Sie die linke Ferse fest in den Boden. Das Becken steht parallel zum Mattenrand. Atmen Sie ein.

❹ Atmen Sie aus und verstärken Sie die Drehung nach rechts. Beugen Sie sich über das rechte Bein nach vorne. Die linke Hand am Boden (rechts neben dem rechten Fuß) oder auf dem rechten Fuß selbst ablegen. Die linke Hüfte darf leicht nach unten gerichtet sein.

❺ Drehen Sie den Kopf nach oben. Weiten Sie die Schulterblätter, indem Sie die Arme auseinanderziehen. Das Körpergewicht ruht auf der Ferse des hinteren Fußes und auf der unteren Hand.

❻ 30 Sekunden bis 1 Minute halten. Atmen Sie aus, lösen Sie die Drehung auf und bringen Sie den Rumpf ausatmend nach oben. Mit umgekehrter Beinstellung nach links wiederholen.

ÜBUNGSTIPPS
- Das Becken steht parallel zum Boden.
- Anfänger halten den Kopf besser in Neutralstellung: Der Blick ist nicht nach oben, sondern nach vorne oder auf den Boden gerichtet.
- Drehen Sie den rechten Oberschenkel aktiv nach links, um zu vermeiden, dass sich das Becken nach oben aufdreht. Die rechte Hüfte von der rechten Schulter weg schieben.

AUSSPRACHE & BEDEUTUNG
- Parivrtta Trikonasana (par-i-wr-ta tri-kon-AAS-anna)
- *parivrtta* = umdrehen, rotieren; *trikona* = drei Winkel, Dreieck

SCHWIERIGKEITSGRAD
- fortgeschrittene Anfänger

TRAININGSVORTEIL
- kräftigt die Beine
- dehnt Leisten, hintere Oberschenkelmuskeln und Hüften
- öffnet Brust und Schultern
- reinigt die inneren Organe

NICHT ANGERATEN BEI
- niedrigem Blutdruck
- Migräne
- Schlafstörungen

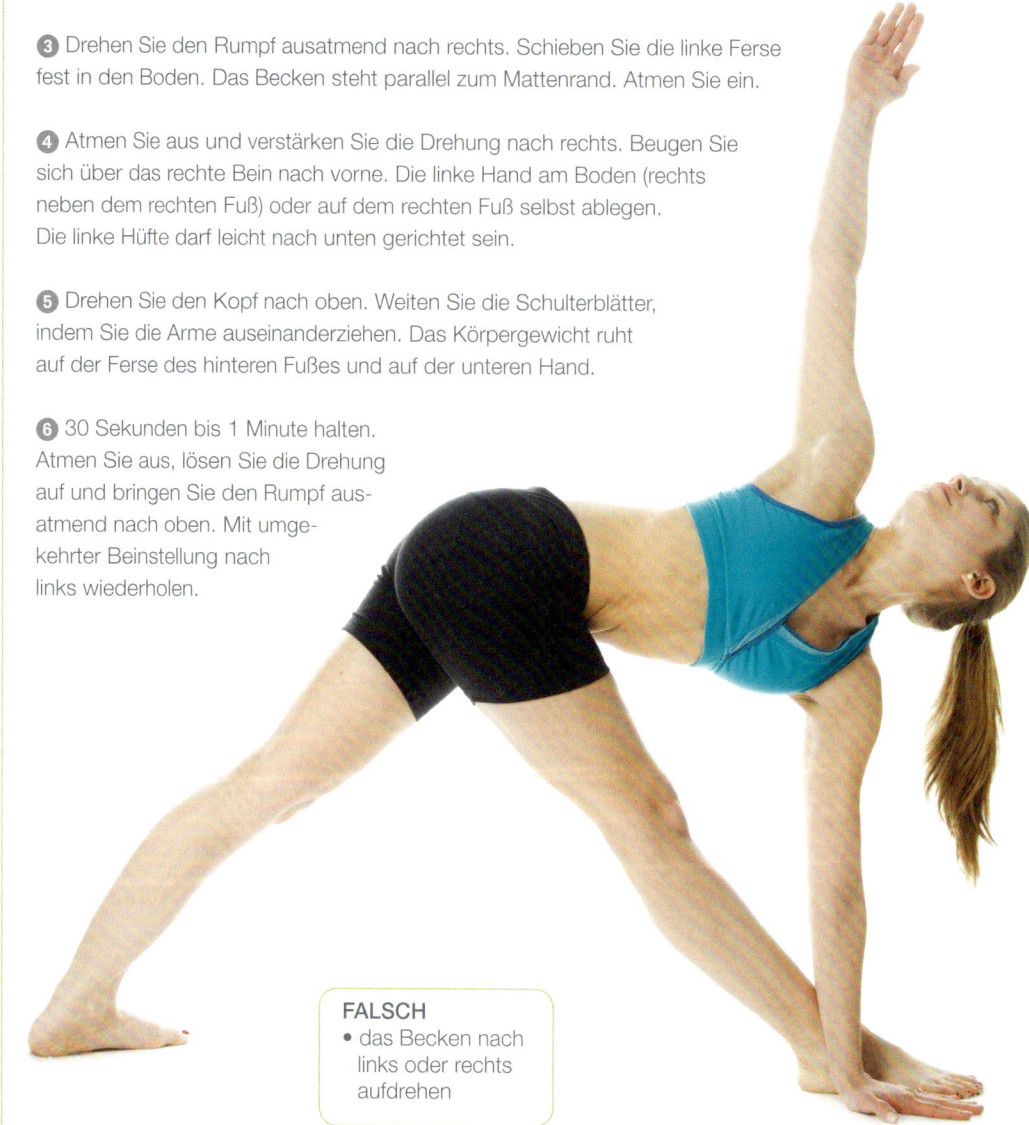

FALSCH
- das Becken nach links oder rechts aufdrehen

TRAINING

- **Rectus femoris**
- **Biceps femoris**
- **Gluteus maximus**
- **Gluteus medius**
- **Obliquus internus**
- **Obliquus externus**
- **Latissimus dorsi**
- **Erector spinae**

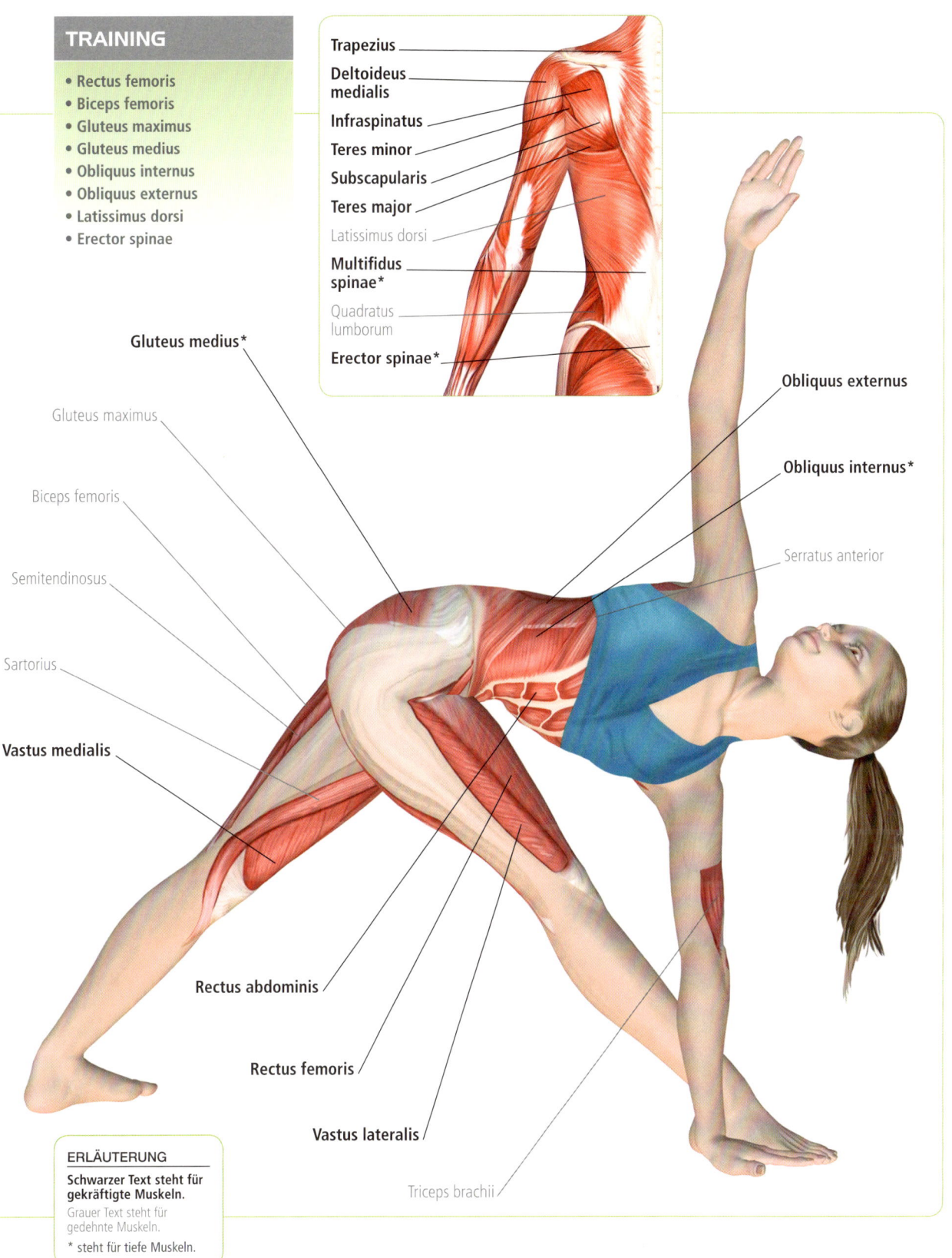

Trapezius

Deltoideus medialis

Infraspinatus

Teres minor

Subscapularis

Teres major

Latissimus dorsi

Multifidus spinae*

Quadratus lumborum

Erector spinae*

Gluteus medius*

Gluteus maximus

Biceps femoris

Semitendinosus

Sartorius

Vastus medialis

Obliquus externus

Obliquus internus*

Serratus anterior

Rectus abdominis

Rectus femoris

Vastus lateralis

Triceps brachii

ERLÄUTERUNG

Schwarzer Text steht für gekräftigte Muskeln.

Grauer Text steht für gedehnte Muskeln.

* steht für tiefe Muskeln.

HALBMONDSTELLUNG
(ARDHA CHANDRASANA)

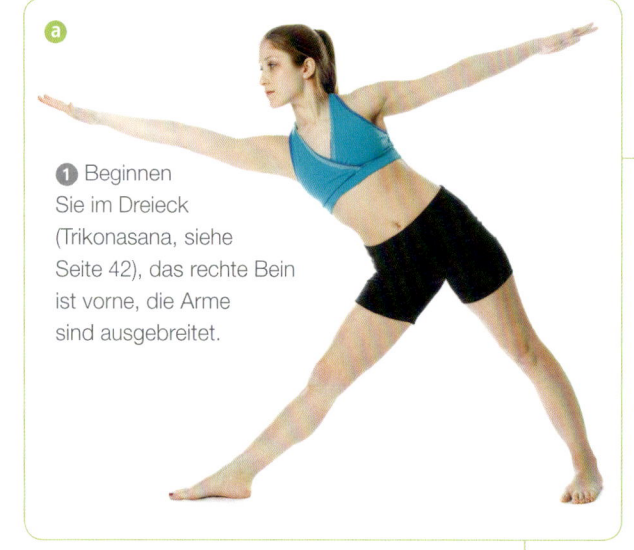

a

❶ Beginnen Sie im Dreieck (Trikonasana, siehe Seite 42), das rechte Bein ist vorne, die Arme sind ausgebreitet.

b

❷ Atmen Sie ein, geben Sie im rechten Knie nach und führen Sie den linken Fuß etwas nach vorne. Bringen Sie gleichzeitig die rechte Hand vor die kleine Zehe des rechten Fußes, der Abstand sollte mindestens 30 cm betragen.

AUSSPRACHE & BEDEUTUNG
- Ardha Chandrasana (ARD-ha dschan-DRAAS-anna)
- *ardha* = halb; *candra* = Mond, glitzernd, scheinend

SCHWIERIGKEITS-GRAD
- fortgeschrittene Anfänger

TRAININGS-VORTEIL
- kräftigt Wirbelsäule, Bauchmuskeln, Sprunggelenke, Hüften und Gesäß
- dehnt Leisten, hintere Oberschenkelmuskeln, Waden, Schultern, Brust und Wirbelsäule
- verbessert den Gleichgewichtssinn
- baut Stress ab
- verdauungsfördernd

NICHT ANGERATEN BEI
- Kopfschmerzen
- niedrigem Blutdruck

c

ÜBUNGSTIPP
- Das erhobene Bein ist aktiv und lang: Die Ferse wird kraftvoll in den Raum geschoben.

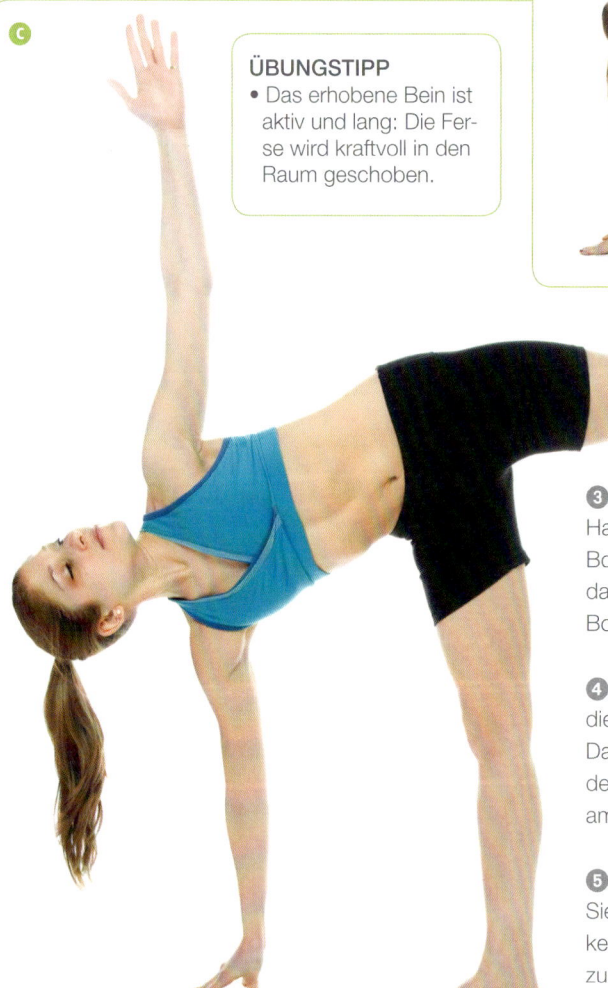

❸ Atmen Sie aus, schieben Sie die rechte Hand und die rechte Ferse kraftvoll in den Boden. Das rechte Bein wird ausgestreckt, das linke gleichzeitig parallel über den Boden gehoben.

❹ Drehen Sie den Oberkörper nach links, die linke Hüfte öffnet sich leicht nach oben. Das Körpergewicht ruht hauptsächlich auf dem Standbein. Nutzen Sie die rechte Hand am Boden, um die Balance zu halten.

❺ 30 Sekunden bis 1 Minute halten. Atmen Sie aus, lassen Sie das erhobene Bein sinken und kehren Sie in die Dreieckshaltung zurück. Auf der anderen Seite wiederholen.

FALSCH
- das Standbein durchdrücken
- die Kniescheibe des Standbeins nach innen drehen –
  es bleibt gerade nach vorne
  gerichtet

TRAINING

- **Latissimus dorsi**
- **Obliquus internus**
- **Obliquus externus**
- **Serratus anterior**
- **Transversus abdominis**
- **Rectus abdominis**
- **Vastus medialis**
- **Biceps femoris**

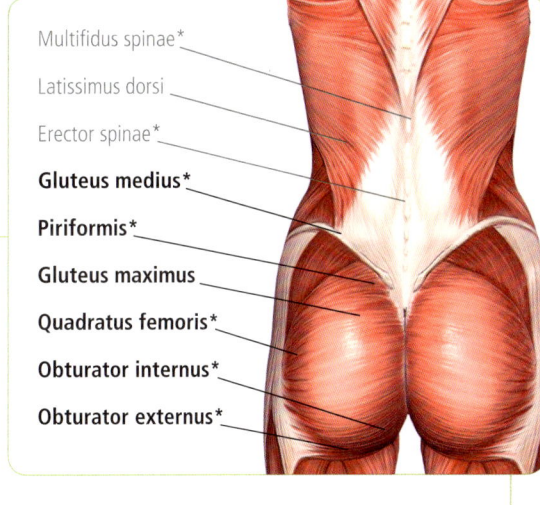

Multifidus spinae*
Latissimus dorsi
Erector spinae*
Gluteus medius*
Piriformis*
Gluteus maximus
Quadratus femoris*
Obturator internus*
Obturator externus*

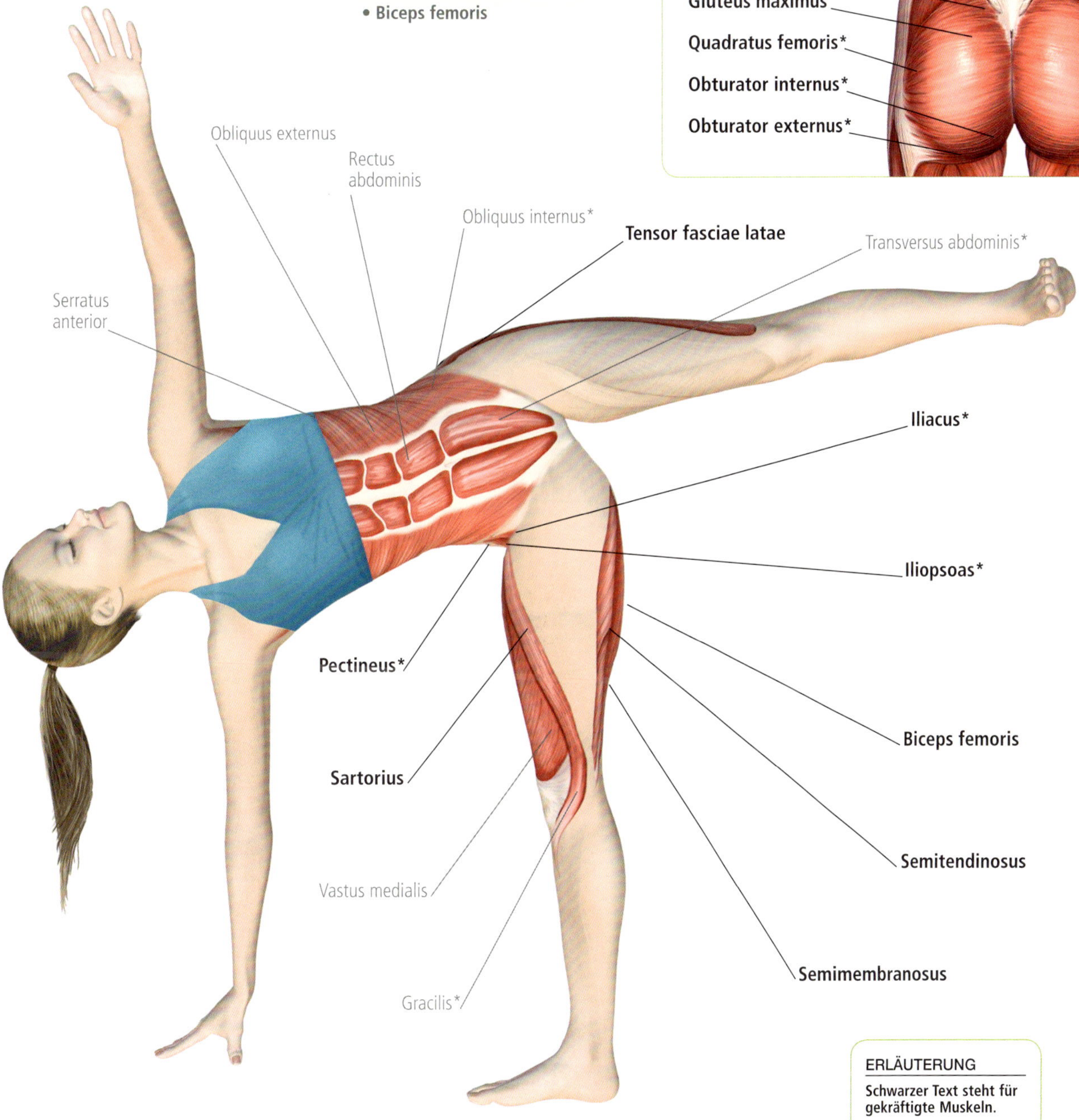

Obliquus externus
Rectus abdominis
Obliquus internus*
Tensor fasciae latae
Transversus abdominis*
Serratus anterior
Iliacus*
Iliopsoas*
Pectineus*
Biceps femoris
Sartorius
Semitendinosus
Vastus medialis
Semimembranosus
Gracilis*

ERLÄUTERUNG

**Schwarzer Text steht für
gekräftigte Muskeln.**
Grauer Text steht für
gedehnte Muskeln.
* steht für tiefe Muskeln.

AUFRECHTE EINBEINSTRECKUNG
(UTTHITA HASTA PADANGUSTHASANA)

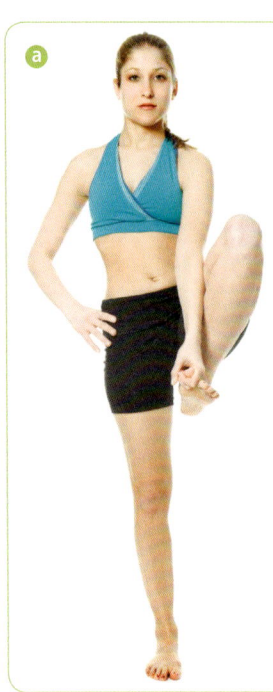

TRAINING

- Rectus femoris
- Vastus lateralis
- Vastus medialis
- Pronator teres
- Flexor carpi radialis
- Palmaris longus
- Biceps femoris
- Semitendinosus

- Semimembranosus
- Quadratus lumborum
- Piriformis
- Gemellus superior
- Gemellus inferior
- Tibialis anterior
- Gracilis
- Gluteus maximus

AUSSPRACHE & BEDEUTUNG
- Utthita Hasta Padangusthasana (u-TI-ta HA-sta pad-an-gusch-TAAS-anna)
- *utthita* = gestreckt; *hasta* = Hand; *pandangustha* = großer Zeh

SCHWIERIGKEITSGRAD
- fortgeschrittene Anfänger

TRAININGSVORTEIL
- kräftigt Beine und Sprunggelenke
- dehnt die Rückseiten der Beine
- verbessert den Gleichgewichtssinn

NICHT ANGERATEN BEI
- Sprunggelenksverletzungen
- Verletzungen im unteren Rücken

FALSCH
- die Hüfte des gehobenen Beins anheben, sodass das Becken zur Seite kippt

ÜBUNGSTIPPS
- die Hüftknochen auch beim Anheben des Beins parallel und nach vorne gerichtet halten
- den Oberkörper lang machen, den Abstand zwischen Brustbein und Schambein maximal vergrößern

❶ Nehmen Sie die Berghaltung ein (Tadasana, siehe Seite 32). Verlagern Sie das Gewicht auf den rechten Fuß – achten Sie darauf, dass Fußsohle und Zehen festen Bodenkontakt haben.

❷ Richten Sie das Becken nach vorne und heben Sie das angewinkelte Bein an. Umfassen Sie die große Zehe mit zwei Fingern der linken Hand, legen Sie die rechte Hand an die rechte Hüfte.

❸ Atmen Sie aus und strecken Sie das linke Bein. Bringen Sie es in die Mittelachse des Oberkörpers, indem Sie den Fuß nach innen ziehen.

❹ Fixieren Sie einen Punkt auf dem Boden, in etwa einer Körperlänge Abstand. Ziehen Sie die Zehen zum Körper. Verweilen Sie ca. 30 Sekunden.

❺ Atmen Sie aus und senken Sie den Fuß auf den Boden ab. Mit dem anderen Bein wiederholen.

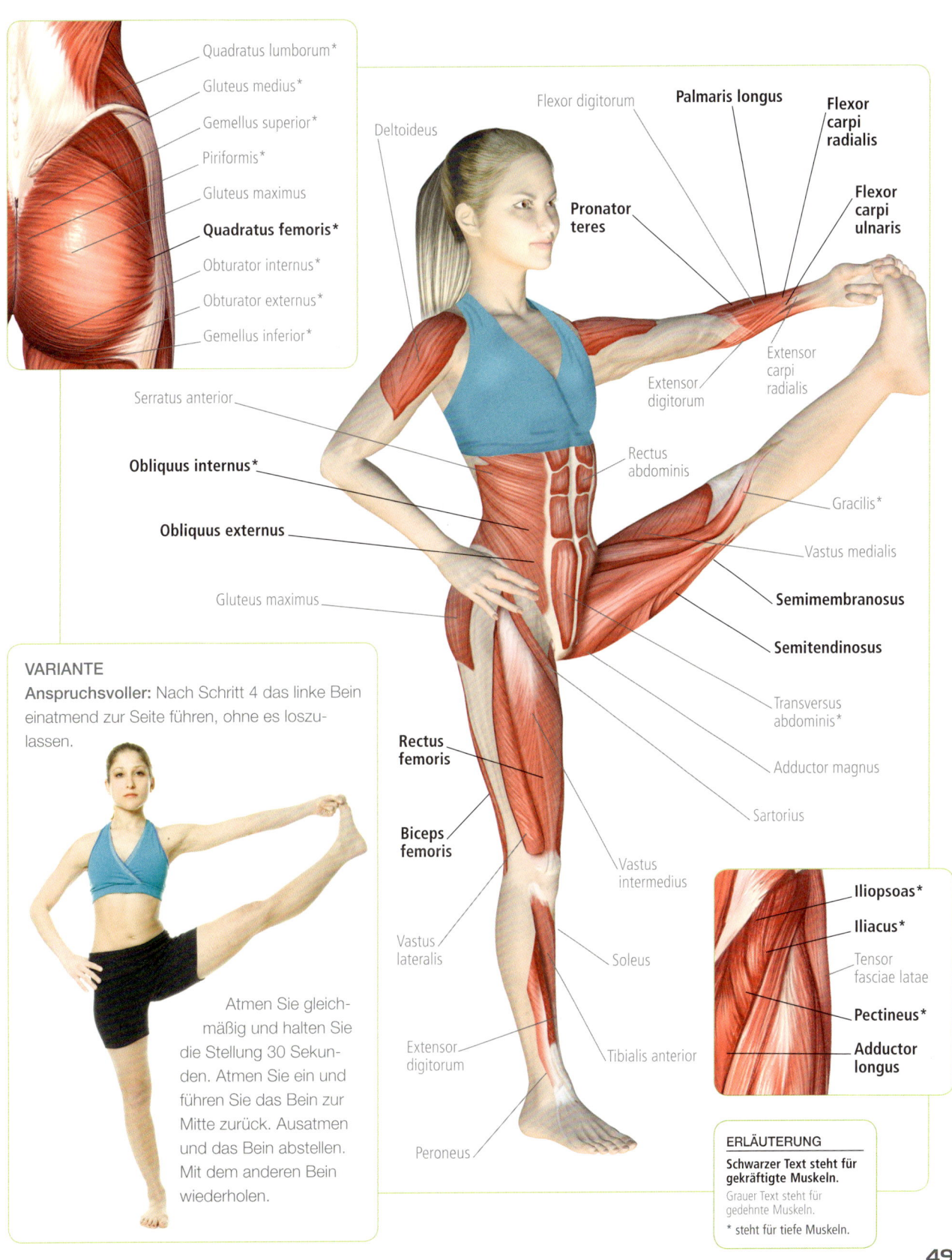

Quadratus lumborum*
Gluteus medius*
Gemellus superior*
Piriformis*
Gluteus maximus
Quadratus femoris*
Obturator internus*
Obturator externus*
Gemellus inferior*

Deltoideus

Flexor digitorum
Palmaris longus
Flexor carpi radialis

Pronator teres

Flexor carpi ulnaris

Extensor carpi radialis

Extensor digitorum

Serratus anterior

Obliquus internus*

Obliquus externus

Gluteus maximus

Rectus abdominis

Gracilis*

Vastus medialis

Semimembranosus

Semitendinosus

Transversus abdominis*

Adductor magnus

Sartorius

VARIANTE

Anspruchsvoller: Nach Schritt 4 das linke Bein einatmend zur Seite führen, ohne es loszulassen.

Rectus femoris

Biceps femoris

Vastus intermedius

Vastus lateralis

Atmen Sie gleichmäßig und halten Sie die Stellung 30 Sekunden. Atmen Sie ein und führen Sie das Bein zur Mitte zurück. Ausatmen und das Bein abstellen. Mit dem anderen Bein wiederholen.

Soleus

Extensor digitorum

Tibialis anterior

Peroneus

Iliopsoas*

Iliacus*

Tensor fasciae latae

Pectineus*

Adductor longus

ERLÄUTERUNG

Schwarzer Text steht für gekräftigte Muskeln.

Grauer Text steht für gedehnte Muskeln.

* steht für tiefe Muskeln.

49

TIEFER AUSFALLSCHRITT
(ANJANEYASANA)

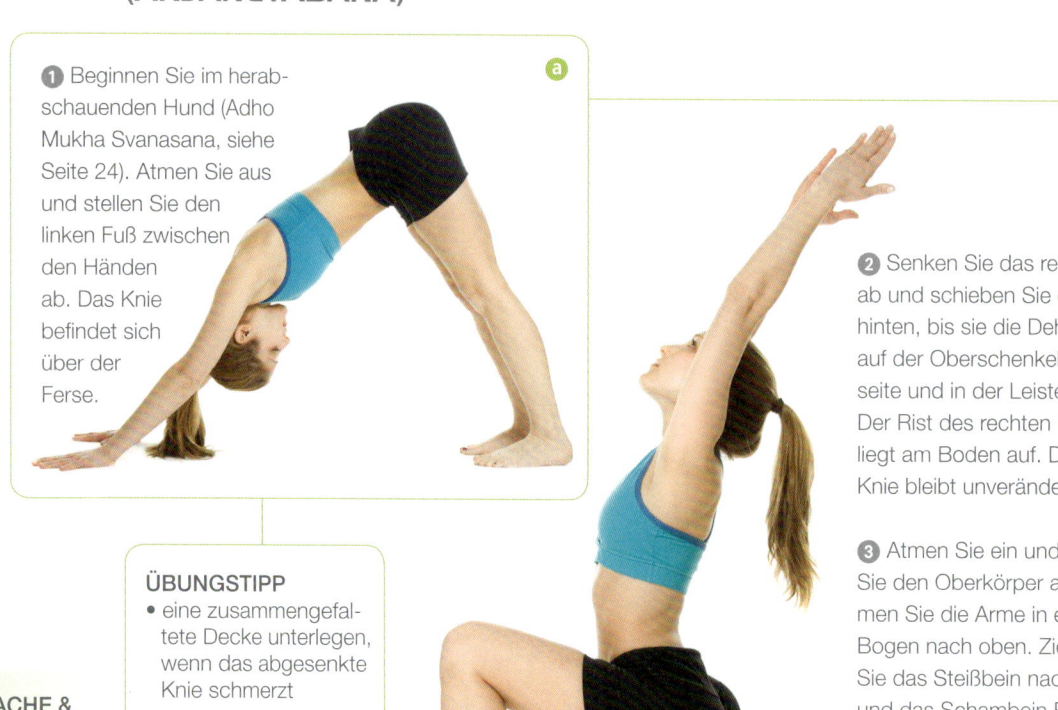

1 Beginnen Sie im herab-schauenden Hund (Adho Mukha Svanasana, siehe Seite 24). Atmen Sie aus und stellen Sie den linken Fuß zwischen den Händen ab. Das Knie befindet sich über der Ferse.

a

b

2 Senken Sie das rechte Knie ab und schieben Sie es nach hinten, bis sie die Dehnung auf der Oberschenkelvorder-seite und in der Leiste spüren. Der Rist des rechten Fußes liegt am Boden auf. Das linke Knie bleibt unverändert.

3 Atmen Sie ein und richten Sie den Oberkörper auf. Neh-men Sie die Arme in einem Bogen nach oben. Ziehen Sie das Steißbein nach unten und das Schambein Richtung Bauchnabel.

ÜBUNGSTIPP
• eine zusammengefal-tete Decke unterlegen, wenn das abgesenkte Knie schmerzt

AUSSPRACHE & BEDEUTUNG
• Anjaneyasana (an-dscha-ne-JAAS-anna
• Anjaneya = ein anderer Name des hinduistischen Gottes Hanuman, der die Mondsichel im Haar trägt
• auch: Halbmond

SCHWIERIGKEITS-GRAD
• Anfänger

TRAININGS-VORTEIL
• lindert Ischias-schmerzen
• stärkt die Hüft-abduktoren
• kräftigt Arme und Schultern
• dehnt die Knie-muskeln, -sehnen und -bänder

NICHT ANGERATEN BEI
• Herzproblemen

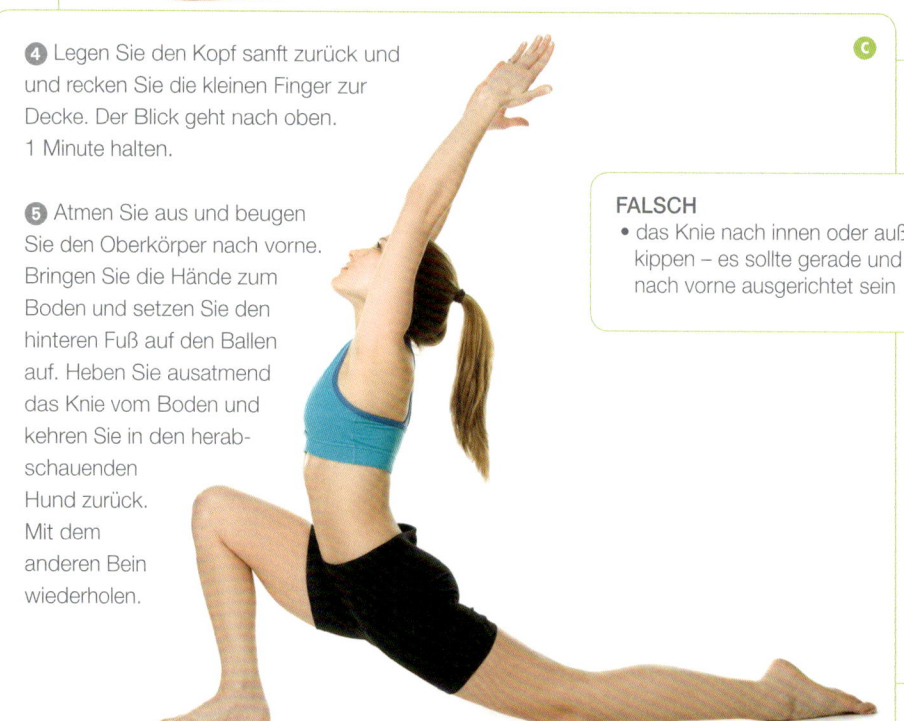

4 Legen Sie den Kopf sanft zurück und und recken Sie die kleinen Finger zur Decke. Der Blick geht nach oben. 1 Minute halten.

5 Atmen Sie aus und beugen Sie den Oberkörper nach vorne. Bringen Sie die Hände zum Boden und setzen Sie den hinteren Fuß auf den Ballen auf. Heben Sie ausatmend das Knie vom Boden und kehren Sie in den herab-schauenden Hund zurück. Mit dem anderen Bein wiederholen.

c

FALSCH
• das Knie nach innen oder außen kippen – es sollte gerade und nach vorne ausgerichtet sein

TIEFER AUSFALLSCHRITT • STEHHALTUNGEN

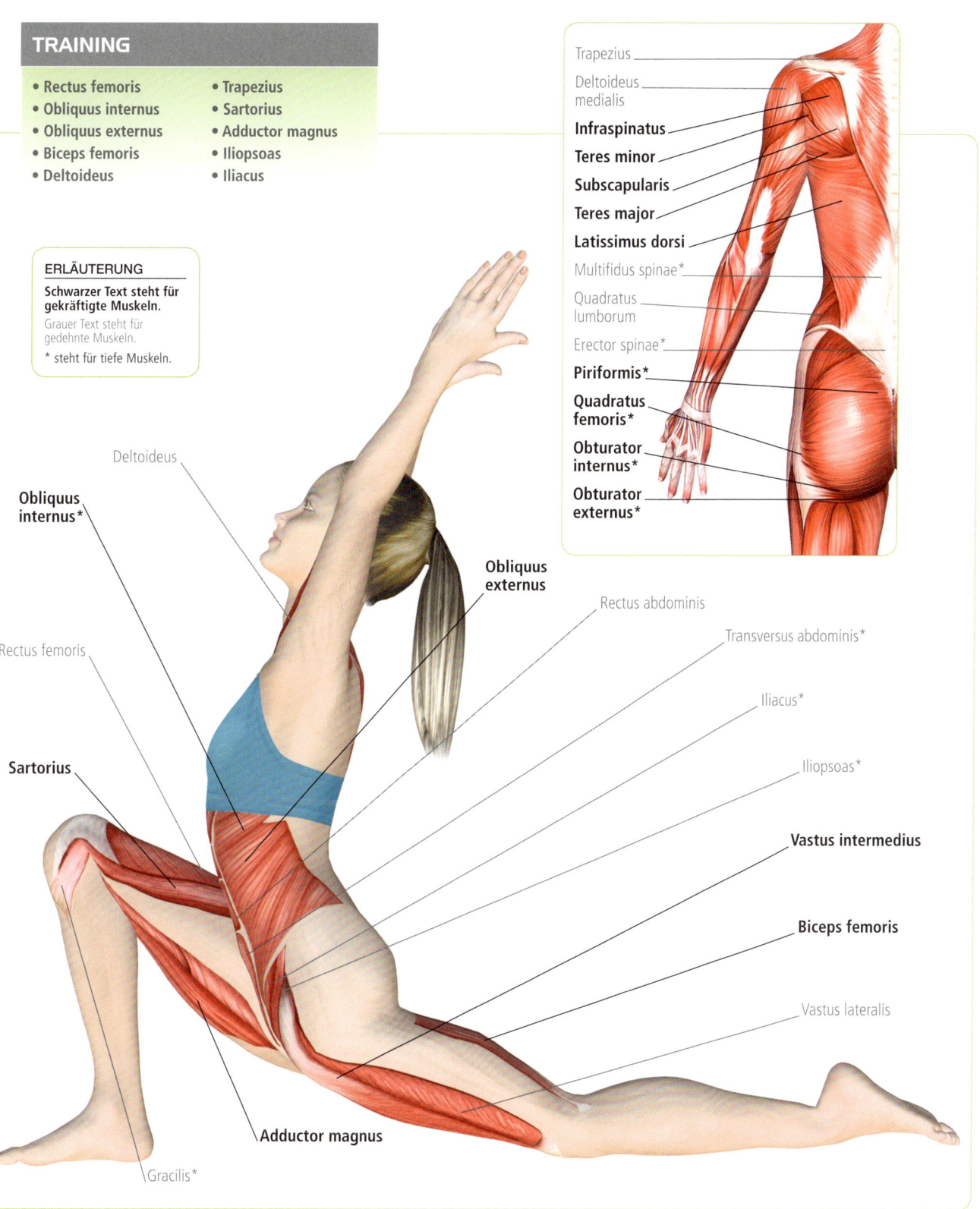

Trapezius
Deltoideus medialis
Infraspinatus
Teres minor
Subscapularis
Teres major
Latissimus dorsi
Multifidus spinae*
Quadratus lumborum
Erector spinae*
Piriformis*
Quadratus femoris*
Obturator internus*
Obturator externus*

Deltoideus
Obliquus internus*
Rectus femoris
Sartorius
Obliquus externus
Rectus abdominis
Transversus abdominis*
Iliacus*
Iliopsoas*
Vastus intermedius
Biceps femoris
Vastus lateralis
Adductor magnus
Gracilis*

HOHER AUSFALLSCHRITT

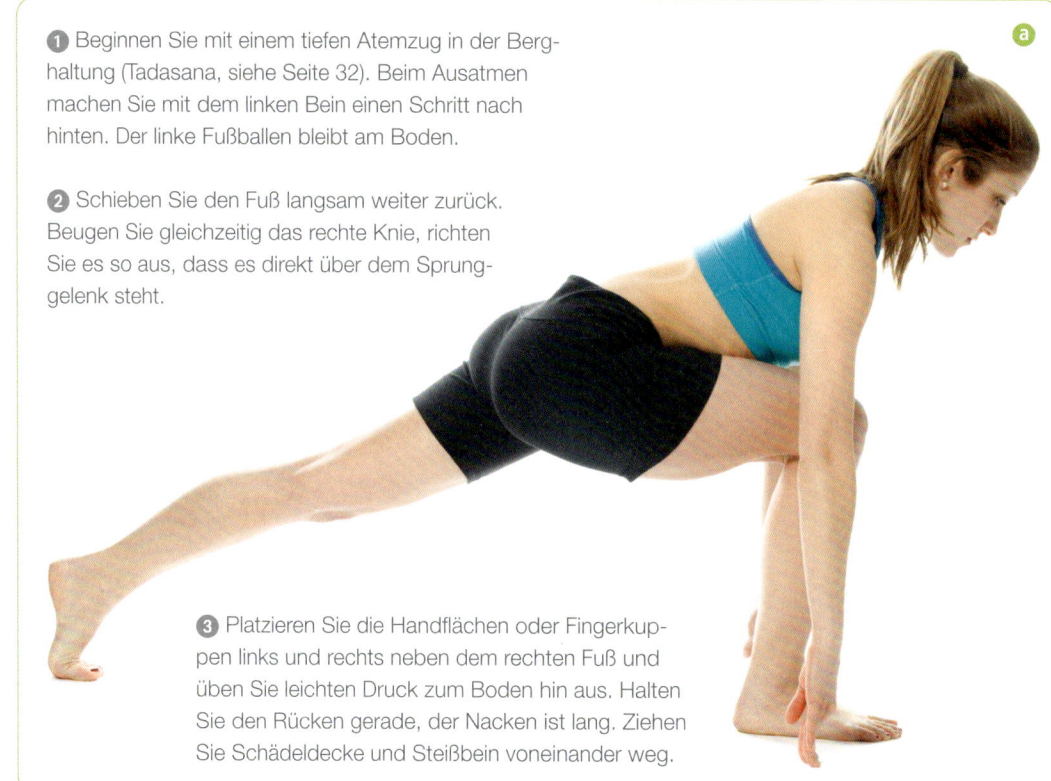

❶ Beginnen Sie mit einem tiefen Atemzug in der Berg-haltung (Tadasana, siehe Seite 32). Beim Ausatmen machen Sie mit dem linken Bein einen Schritt nach hinten. Der linke Fußballen bleibt am Boden.

❷ Schieben Sie den Fuß langsam weiter zurück. Beugen Sie gleichzeitig das rechte Knie, richten Sie es so aus, dass es direkt über dem Sprung-gelenk steht.

❸ Platzieren Sie die Handflächen oder Fingerkup-pen links und rechts neben dem rechten Fuß und üben Sie leichten Druck zum Boden hin aus. Halten Sie den Rücken gerade, der Nacken ist lang. Ziehen Sie Schädeldecke und Steißbein voneinander weg.

AUSSPRACHE & BEDEUTUNG
• für diese Haltung gibt es keinen ein-deutigen Sanskrit-Namen
• manchmal auch: der Reiter (Ashva Sanchalanasana)

SCHWIERIGKEITS-GRAD
• fortgeschrittene Anfänger

TRAININGS-VORTEIL
• dehnt Beine und Arme
• dehnt die Leisten
• lindert Verstopfung

NICHT ANGERATEN BEI
• Armverletzungen
• Schulterverlet-zungen
• Hüftverletzungen und -schäden
• hohem oder niedri-gem Blutdruck
• starken Kopf-schmerzen

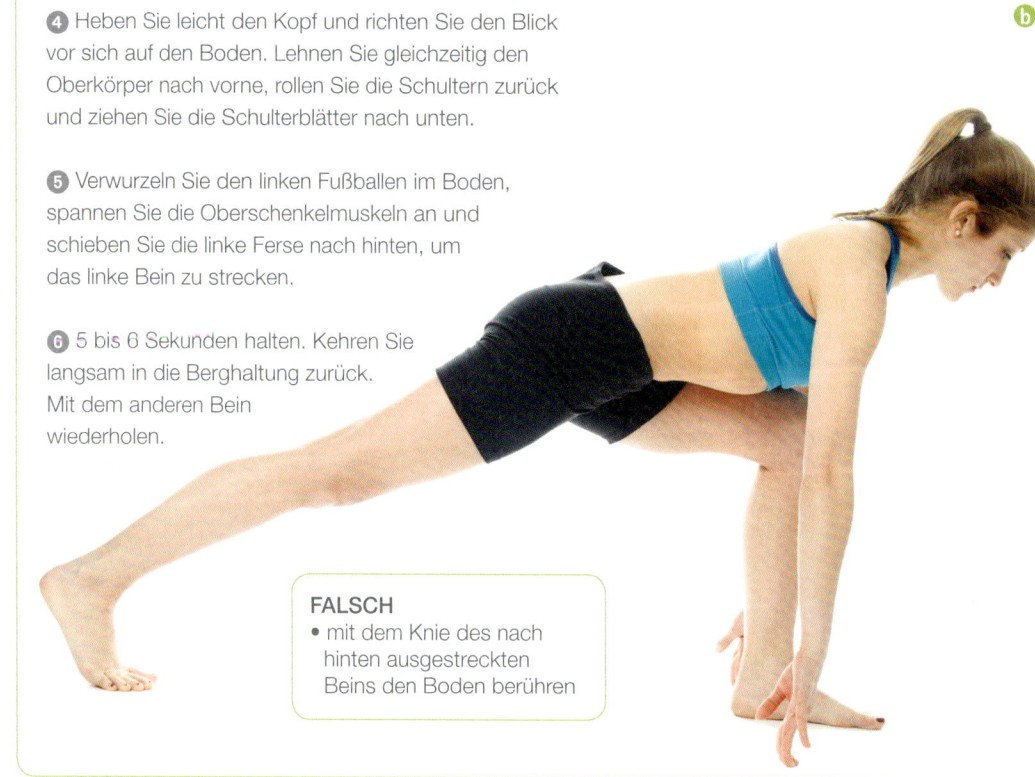

❹ Heben Sie leicht den Kopf und richten Sie den Blick vor sich auf den Boden. Lehnen Sie gleichzeitig den Oberkörper nach vorne, rollen Sie die Schultern zurück und ziehen Sie die Schulterblätter nach unten.

❺ Verwurzeln Sie den linken Fußballen im Boden, spannen Sie die Oberschenkelmuskeln an und schieben Sie die linke Ferse nach hinten, um das linke Bein zu strecken.

❻ 5 bis 6 Sekunden halten. Kehren Sie langsam in die Berghaltung zurück. Mit dem anderen Bein wiederholen.

FALSCH
• mit dem Knie des nach hinten ausgestreckten Beins den Boden berühren

ÜBUNGSTIPP
• die Haltung von Schultern und Oberkörper so optimieren, dass die Wirbelsäule maximal gedehnt wird

TRAINING

• Biceps femoris	• Tibialis posterior
• Adductor longus	• Iliopsoas
• Adductor magnus	• Biceps femoris
• Gastrocnemius	• Rectus femoris

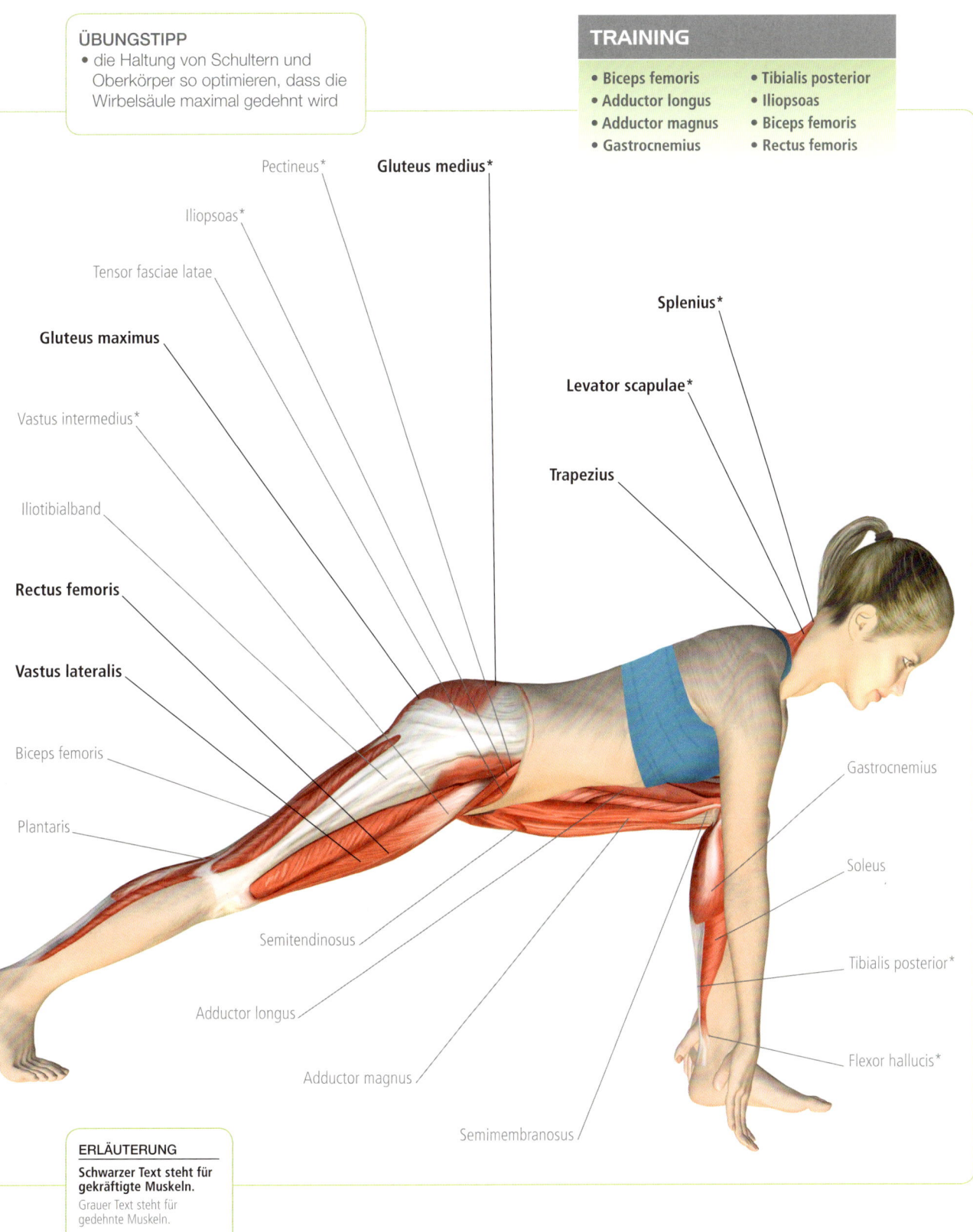

Pectineus*

Iliopsoas*

Tensor fasciae latae

Gluteus medius*

Gluteus maximus

Vastus intermedius*

Iliotibialband

Rectus femoris

Vastus lateralis

Biceps femoris

Plantaris

Semitendinosus

Adductor longus

Adductor magnus

Semimembranosus

Splenius*

Levator scapulae*

Trapezius

Gastrocnemius

Soleus

Tibialis posterior*

Flexor hallucis*

ERLÄUTERUNG
Schwarzer Text steht für gekräftigte Muskeln.
Grauer Text steht für gedehnte Muskeln.
* steht für tiefe Muskeln.

DER KRIEGER I
(VIRABHADRASANA I)

1 Nehmen Sie die Berghaltung ein (Tadasana, siehe Seite 32). Atmen Sie aus und gehen Sie mit dem linken Fuß einen Schritt nach hinten. Die linke Ferse steht in einer Linie hinter der rechten. Drehen Sie den linken Fuß etwa 45 Grad nach außen, der rechte zeigt weiter gerade nach vorn. Halten Sie das Becken parallel zum vorderen Mattenrand.

2 Atmen Sie ein und heben Sie die Arme zur Decke. Die Arme sind parallel und schulterbreit ausgerichtet. Ziehen Sie die Schulterblätter nach unten Richtung Steißbein.

3 Atmen Sie aus, spannen Sie die Bauchmuskeln an und ziehen Sie das Steißbein nach unten. Die linke Ferse steht stabil. Atmen Sie aus und beugen Sie langsam das rechte Knie, bis es über der rechten Ferse steht. Das rechte Bein sollte einen 90-Grad-Winkel bilden.

4 Halten Sie den Kopf in neutraler Stellung, den Blick nach vorne gerichtet. Alternativ nehmen Sie den Kopf nach oben und blicken auf die Daumen. 30 Sekunden bis 1 Minute halten.

ÜBUNGSTIPPS
- Um das gebeugte Knie zu stabilisieren, belasten Sie die Ferse stärker als die Zehen.
- Anfänger üben mit einem kleineren Fußabstand, um das Gleichgewicht besser halten zu können. Das gebeugte Knie steht auch hier über der Ferse.

FALSCH
- das Gewicht zu weit nach vorne verlagern, sodass das vordere Knie über den Zehen steht
- mit den Hüften zur Seite ausweichen

5 Lösen Sie sich aus der Haltung, indem Sie sich einatmend mit der rechten Ferse abdrücken und dabei das rechte Knie strecken, während die Arme nach oben ziehen. Kehren Sie zurück in die Berghaltung und lassen Sie die Arme sinken. Verweilen Sie einige Atemzüge und wiederholen Sie die Haltung mit umgekehrter Beinstellung zur anderen Seite.

AUSSPRACHE & BEDEUTUNG
- Virabhadrasana I (wir-a-ba-DRAAS-anna)
- Virabhadra = Name eines unerschrockenen Kriegers
- auch: Virabhadras Haltung

SCHWIERIGKEITSGRAD
- Anfänger

TRAININGSVORTEIL
- kräftigt Arme, Schultern, Oberschenkel, Sprunggelenke und Rücken
- dehnt Hüftbeuger, Bauchmuskeln und Sprunggelenke
- weitet Schultern Brust und Lunge
- fördert die Ausdauer
- verbessert den Gleichgewichtssinn

NICHT ANGERATEN BEI
- Herzproblemen
- hohem Blutdruck
- Schulterverletzungen

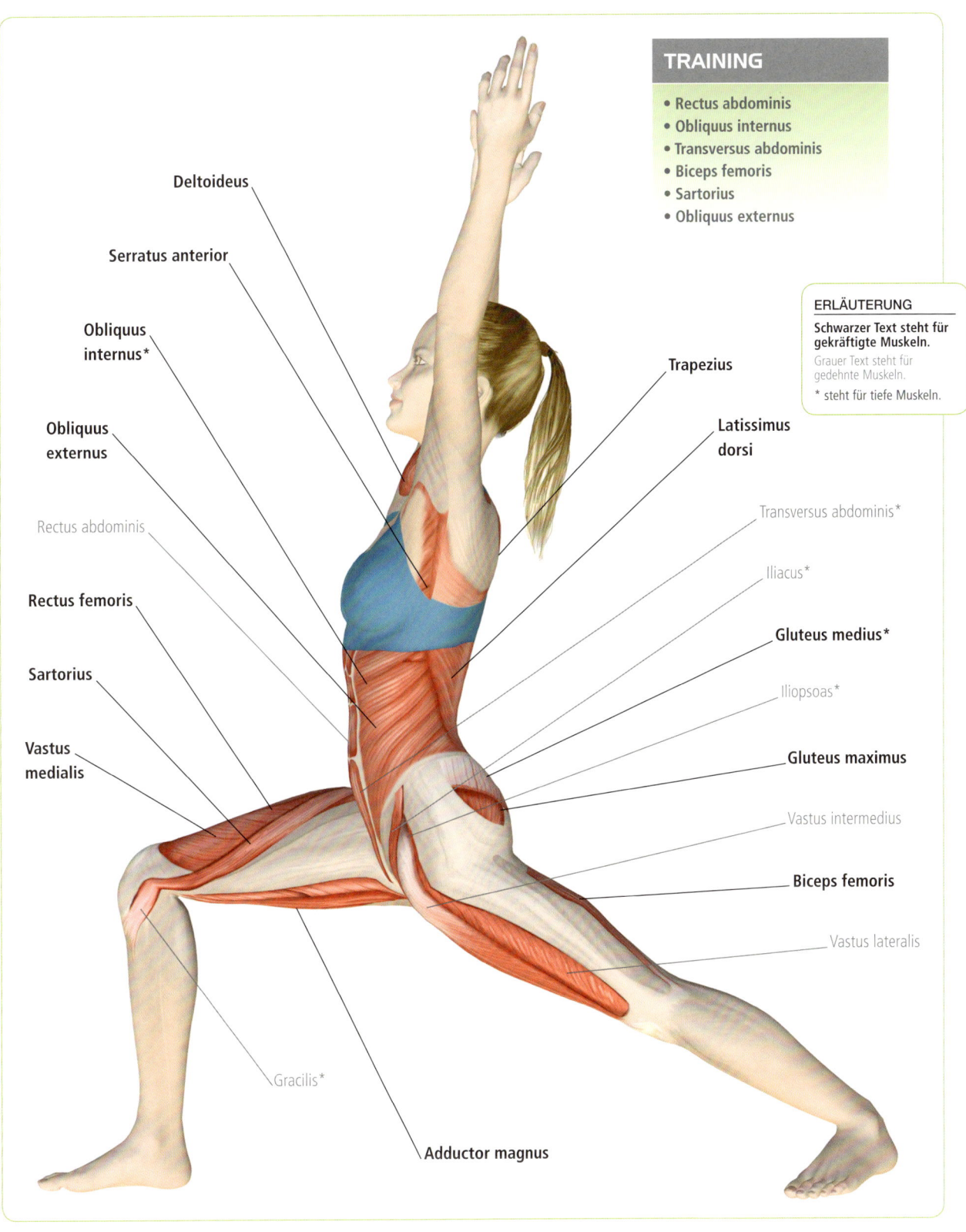

TRAINING

- Rectus abdominis
- Obliquus internus
- Transversus abdominis
- Biceps femoris
- Sartorius
- Obliquus externus

ERLÄUTERUNG

Schwarzer Text steht für gekräftigte Muskeln.

Grauer Text steht für gedehnte Muskeln.

* steht für tiefe Muskeln.

Deltoideus

Serratus anterior

Obliquus internus*

Obliquus externus

Rectus abdominis

Rectus femoris

Sartorius

Vastus medialis

Gracilis*

Adductor magnus

Trapezius

Latissimus dorsi

Transversus abdominis*

Iliacus*

Gluteus medius*

Iliopsoas*

Gluteus maximus

Vastus intermedius

Biceps femoris

Vastus lateralis

DER KRIEGER II
(VIRABHADRASANA II)

❶ Beginnen Sie in der Berghaltung (Tadasana, siehe Seite 32). Atmen Sie aus und öffnen Sie die Beinstellung zu einer etwa 1 Meter breiten Grätsche.

❷ Strecken Sie die Arme zur Seite aus, und halten Sie sie parallel zum Boden. Die Schulterblätter weisen nach unten, die Handflächen sind Richtung Boden gedreht.

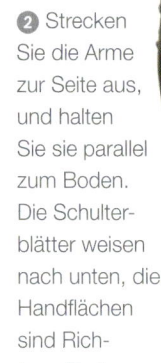

ⓐ

ÜBUNGSTIPPS
• Drehen Sie das Knie des angewinkelten Beins nach außen, um Hüften und Leisten zu öffnen.

❸ Drehen Sie den linken Fuß leicht, den rechten Fuß 90 Grad nach rechts. Richten Sie die Fersen auf einer Linie aus. Spannen Sie die Oberschenkel an und drehen Sie die rechte Hüfte nach außen, sodass die rechte Kniescheibe über dem rechten Sprunggelenk steht.

❹ Atmen Sie aus. Beugen Sie das rechte Knie, bis das Schienbein senkrecht und der Oberschenkel parallel zum Boden steht. Stabilisieren Sie das rechte Knie, indem Sie die linken Beinmuskeln anspannen und die Außenkante der linken Ferse fest in den Boden stemmen. Die Außenlinien des Rumpfs sind gleich lang, die Schultern stehen über dem Becken. Ziehen Sie das Steißbein nach unten Richtung Boden.

❺ Drehen Sie den Kopf nach rechts und blicken Sie über die Fingerkuppen nach vorn.

❻ 30 Sekunden bis 1 Minute halten. Atmen Sie ein und kehren Sie in die Berghaltung zurück. Wechseln Sie die Beinstellung und wiederholen Sie zur anderen Seite.

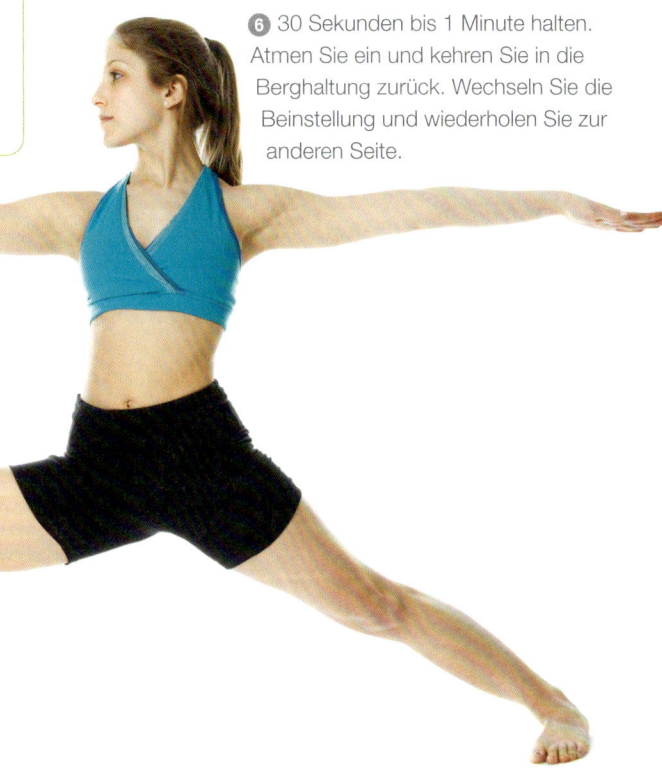

ⓑ

AUSSPRACHE & BEDEUTUNG
• Virabhadrasana II (wir-a-ba-DRAAS-anna)
• Virabhadra = Name eines unerschrockenen Kriegers

SCHWIERIGKEITS-GRAD
• Anfänger

TRAININGS-VORTEIL
• kräftigt Beine und Sprunggelenke
• dehnt Beine, Sprunggelenke, Leisten, Brust und Schultern
• verdauungsfördernd
• erhöht die Ausdauer
• lindert Kopfschmerzen, Karpaltunnelsyndrom und Ischiasschmerzen

NICHT ANGERATEN BEI
• hohem Blutdruck
• Hals-/Nackenbeschwerden

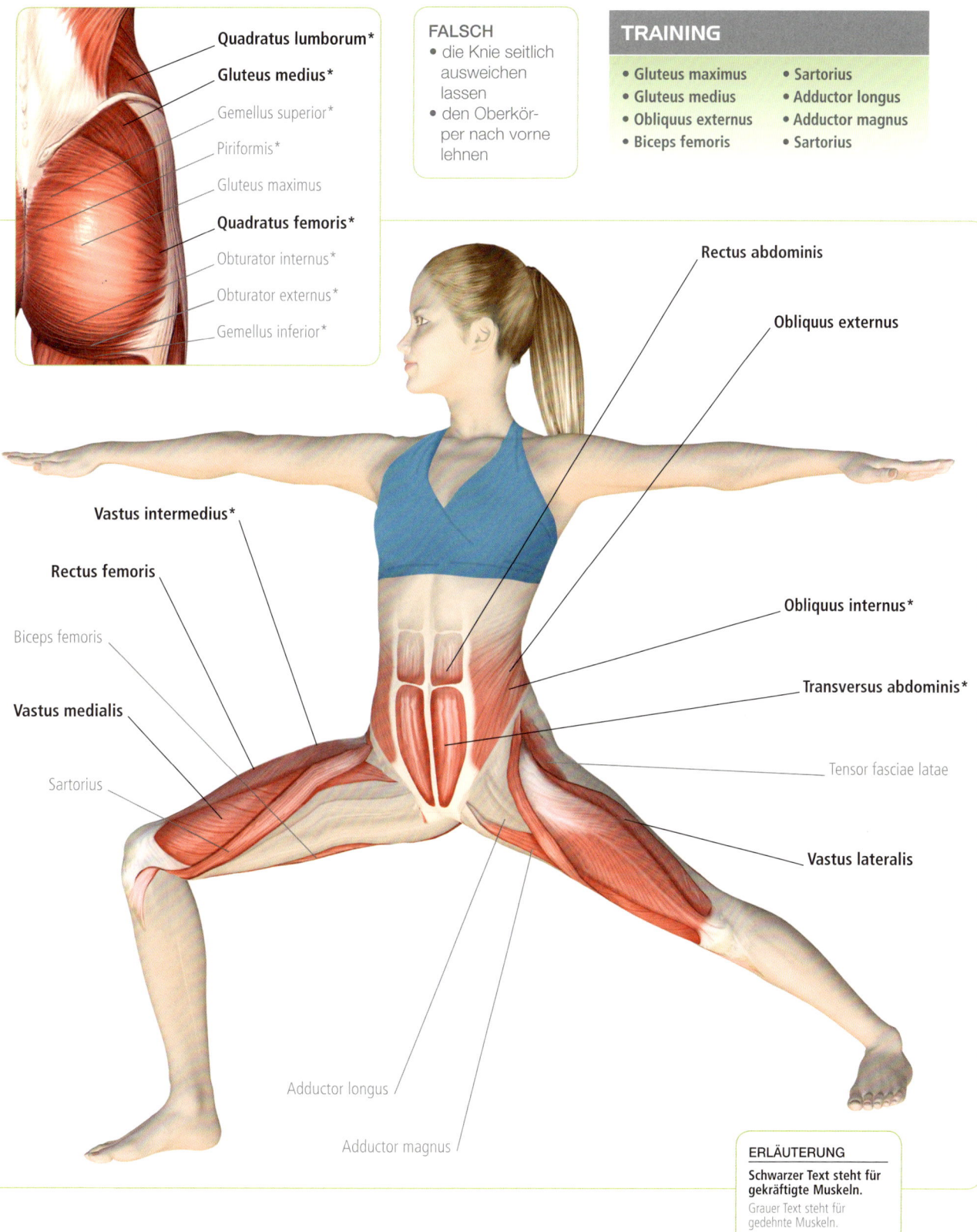

Quadratus lumborum*

Gluteus medius*

Gemellus superior*

Piriformis*

Gluteus maximus

Quadratus femoris*

Obturator internus*

Obturator externus*

Gemellus inferior*

FALSCH
- die Knie seitlich ausweichen lassen
- den Oberkörper nach vorne lehnen

TRAINING

- Gluteus maximus
- Gluteus medius
- Obliquus externus
- Biceps femoris
- Sartorius
- Adductor longus
- Adductor magnus
- Sartorius

Rectus abdominis

Obliquus externus

Vastus intermedius*

Rectus femoris

Biceps femoris

Vastus medialis

Sartorius

Obliquus internus*

Transversus abdominis*

Tensor fasciae latae

Vastus lateralis

Adductor longus

Adductor magnus

ERLÄUTERUNG

Schwarzer Text steht für gekräftigte Muskeln.

Grauer Text steht für gedehnte Muskeln.

* steht für tiefe Muskeln.

DER KRIEGER III
(VIRABHADRASANA III)

1 Nehmen Sie die Berghaltung ein (Tadasana, siehe Seite 32). Atmen Sie aus, machen Sie mit dem rechten Fuß einen etwa 30 Zentimeter großen Schritt nach vorne und verlagern Sie Ihr gesamtes Körpergewicht auf das rechte Bein.

2 Atmen Sie ein und heben Sie die Arme über den Kopf. Die Mittelfinger weisen zur Decke.

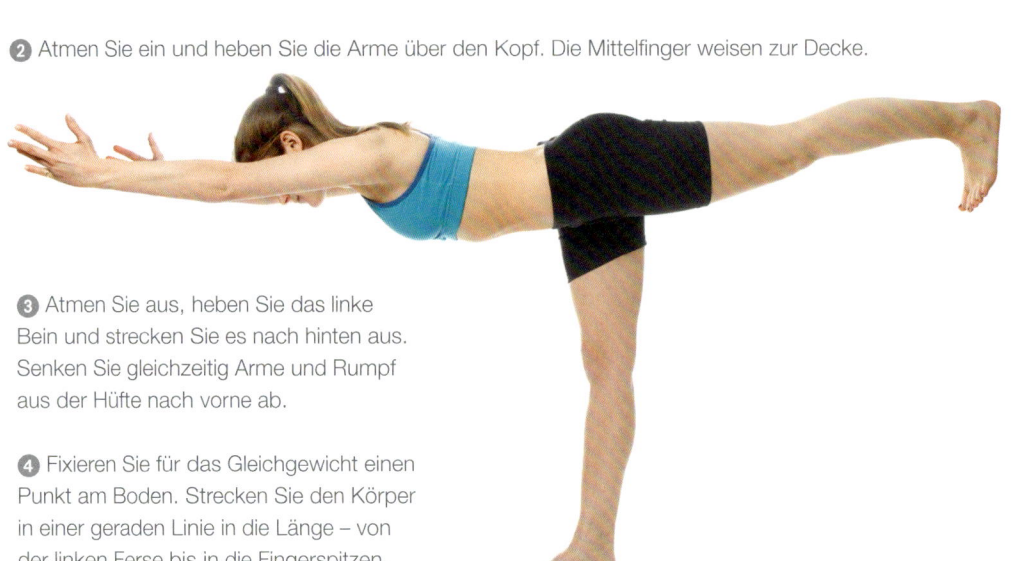

3 Atmen Sie aus, heben Sie das linke Bein und strecken Sie es nach hinten aus. Senken Sie gleichzeitig Arme und Rumpf aus der Hüfte nach vorne ab.

4 Fixieren Sie für das Gleichgewicht einen Punkt am Boden. Strecken Sie den Körper in einer geraden Linie in die Länge – von der linken Ferse bis in die Fingerspitzen.

5 30 Sekunden bis 1 Minute halten.

6 Atmen Sie ein und führen Sie die Arme in einem weiten Bogen nach oben, während Sie gleichzeitig das linke Bein absenken. Kehren Sie zurück in die Berghaltung.

7 Mit dem anderen Bein wiederholen.

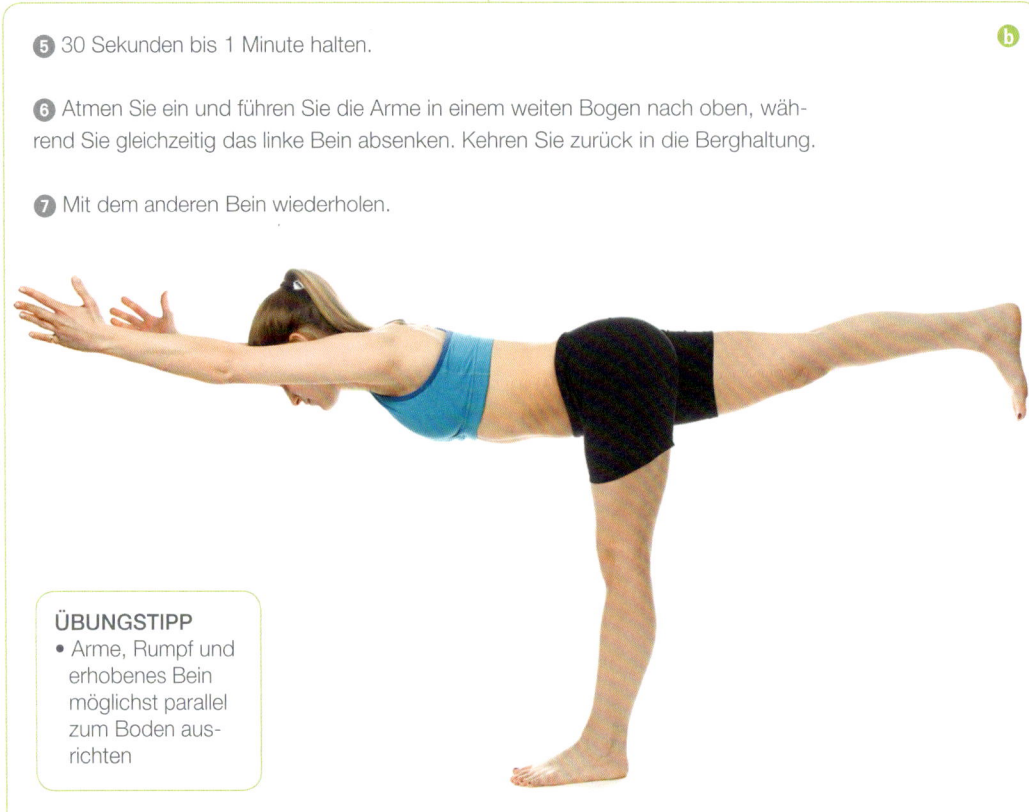

AUSSPRACHE & BEDEUTUNG
- Virabhadrasana III (wir-a-ba-DRAAS-anna)
- Virabhadra = Name eines unerschrockenen Kriegers

SCHWIERIGKEITS-GRAD
- fortgeschrittene Anfänger

TRAININGS-VORTEIL
- kräftigt Sprunggelenke, Beine, Schultern und Rückenmuskeln
- stärkt die Bauchmuskeln
- verbessert den Gleichgewichtssinn
- verbessert die Körperhaltung

NICHT ANGERATEN BEI
- hohem Blutdruck

ÜBUNGSTIPP
- Arme, Rumpf und erhobenes Bein möglichst parallel zum Boden ausrichten

FALSCH
- das Becken zur Seite aufdrehen
- die Nackenmuskeln verspannen

Multifidus spinae*

Latissimus dorsi

Erector spinae*

Gluteus medius*

Piriformis*

Gluteus maximus

Quadratus femoris*

Obturator internus*

Obturator externus*

TRAINING
- **Rectus abdominis**
- **Obliquus internus**
- **Transversus abdominis**
- **Biceps femoris**
- **Erector spinae**
- **Gluteus maximus**
- **Deltoideus posterior**

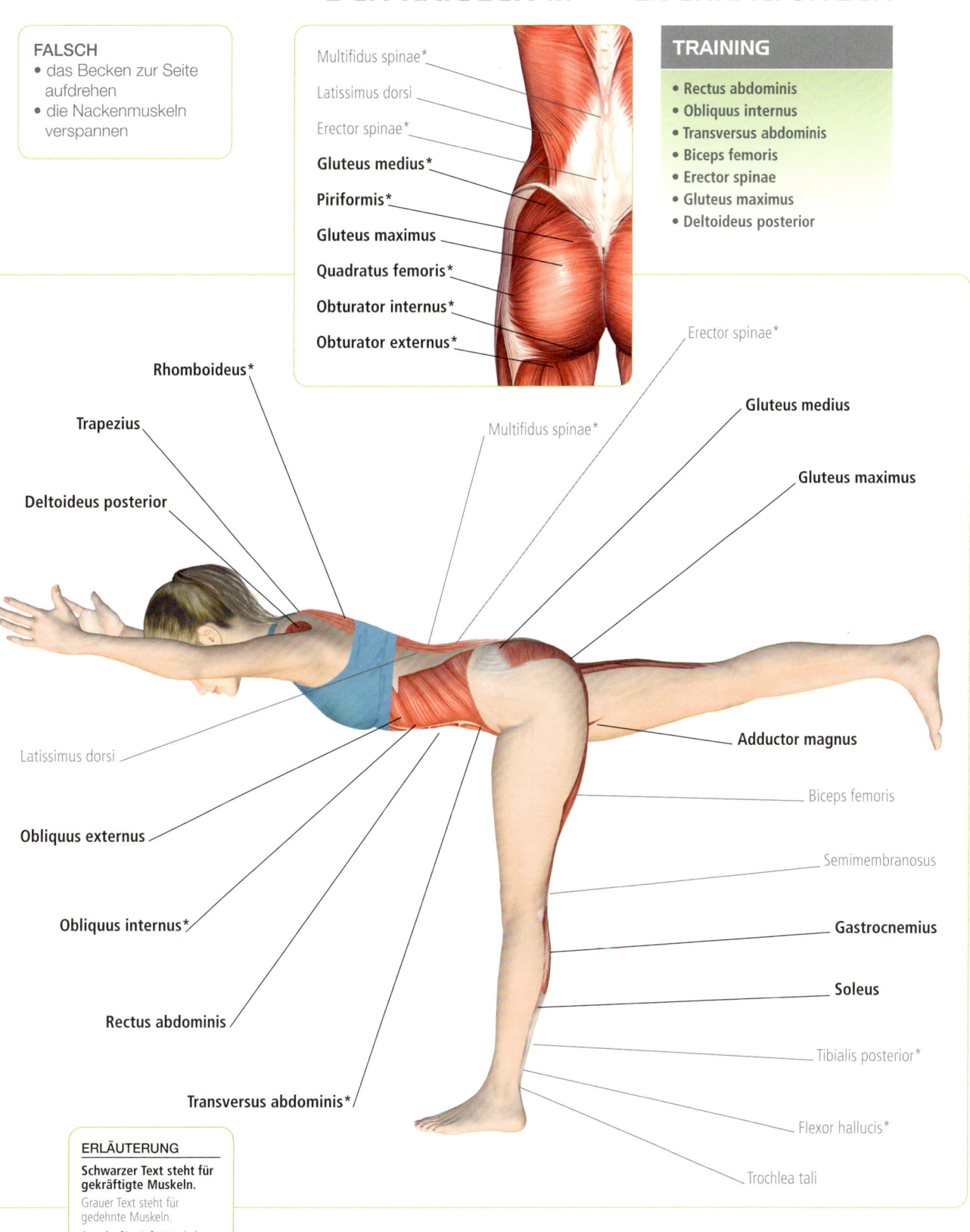

Rhomboideus*

Trapezius

Deltoideus posterior

Erector spinae*

Multifidus spinae*

Gluteus medius

Gluteus maximus

Latissimus dorsi

Obliquus externus

Adductor magnus

Biceps femoris

Semimembranosus

Obliquus internus*

Gastrocnemius

Soleus

Rectus abdominis

Tibialis posterior*

Transversus abdominis*

Flexor hallucis*

Trochlea tali

ERLÄUTERUNG

Schwarzer Text steht für gekräftigte Muskeln.

Grauer Text steht für gedehnte Muskeln.

* steht für tiefe Muskeln.

GESTRECKTE SEITLICHE WINKELHALTUNG
(UTTHITA PARSVAKONASANA)

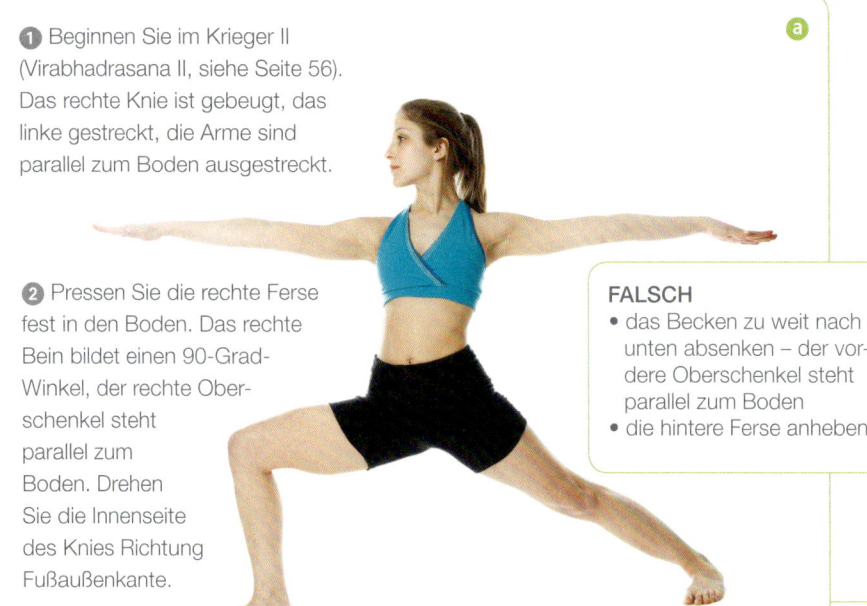

1 Beginnen Sie im Krieger II (Virabhadrasana II, siehe Seite 56). Das rechte Knie ist gebeugt, das linke gestreckt, die Arme sind parallel zum Boden ausgestreckt.

2 Pressen Sie die rechte Ferse fest in den Boden. Das rechte Bein bildet einen 90-Grad-Winkel, der rechte Oberschenkel steht parallel zum Boden. Drehen Sie die Innenseite des Knies Richtung Fußaußenkante.

FALSCH
- das Becken zu weit nach unten absenken – der vordere Oberschenkel steht parallel zum Boden
- die hintere Ferse anheben

AUSSPRACHE & BEDEUTUNG
- Utthita Parsva-konasana (u-TI-ta par-schwa-kon-AAS-anna)
- *utthita* = gestreckt; *parsva* = seitlich; *kona* = Winkel

SCHWIERIGKEITS-GRAD
- Anfänger

TRAININGS-VORTEIL
- kräftigt Beine, Knie und Sprunggelenke
- dehnt Beine, Knie, Sprung-gelenke, Leisten, Wirbelsäule, Taille, Brust, Lunge und Schultern
- regt die Bauch-organe an
- erhöht die Ausdauer

NICHT ANGERATEN BEI
- Kopfschmerzen
- Schlafstörungen
- hohem oder niedrigem Blutdruck

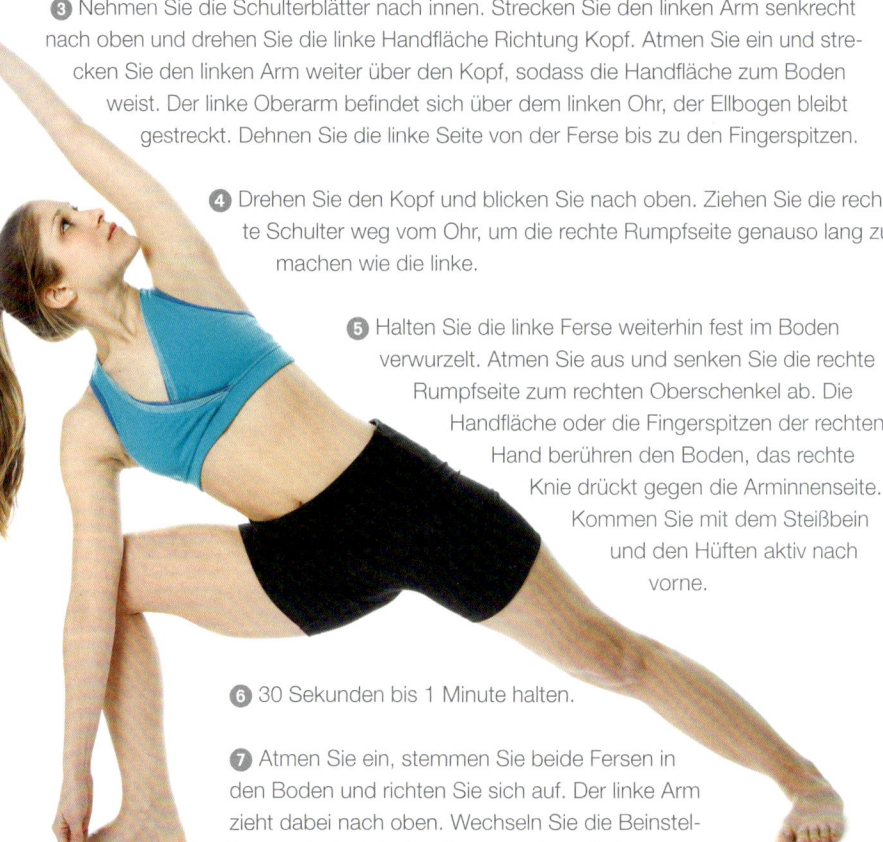

3 Nehmen Sie die Schulterblätter nach innen. Strecken Sie den linken Arm senkrecht nach oben und drehen Sie die linke Handfläche Richtung Kopf. Atmen Sie ein und strecken Sie den linken Arm weiter über den Kopf, sodass die Handfläche zum Boden weist. Der linke Oberarm befindet sich über dem linken Ohr, der Ellbogen bleibt gestreckt. Dehnen Sie die linke Seite von der Ferse bis zu den Fingerspitzen.

4 Drehen Sie den Kopf und blicken Sie nach oben. Ziehen Sie die rechte Schulter weg vom Ohr, um die rechte Rumpfseite genauso lang zu machen wie die linke.

5 Halten Sie die linke Ferse weiterhin fest im Boden verwurzelt. Atmen Sie aus und senken Sie die rechte Rumpfseite zum rechten Oberschenkel ab. Die Handfläche oder die Fingerspitzen der rechten Hand berühren den Boden, das rechte Knie drückt gegen die Arminnenseite. Kommen Sie mit dem Steißbein und den Hüften aktiv nach vorne.

6 30 Sekunden bis 1 Minute halten.

7 Atmen Sie ein, stemmen Sie beide Fersen in den Boden und richten Sie sich auf. Der linke Arm zieht dabei nach oben. Wechseln Sie die Beinstellung und wiederholen Sie zur anderen Seite.

GESTRECKTE
SEITLICHE WINKELHALTUNG • STEHHALTUNGEN

ÜBUNGSTIPPS

- Bei Gleichgewichtsproblemen stützen Sie die hintere Ferse gegen eine Wand.
- Wer mit der rechten Hand nicht auf den Boden gelangt, platziert diese auf einem Yoga-Klotz oder stützt den gebeugten Unterarm auf dem Oberschenkel ab. Die Handinnenfläche weist nach oben, die Schulter bleibt unten.

TRAINING

- **Semitendinosus**
- **Semimembranosus**
- **Obliquus internus**
- **Transversus abdominis**
- Biceps femoris
- Sartorius
- Obliquus externus
- Piriformis
- Gracilis
- Tensor fasciae latae

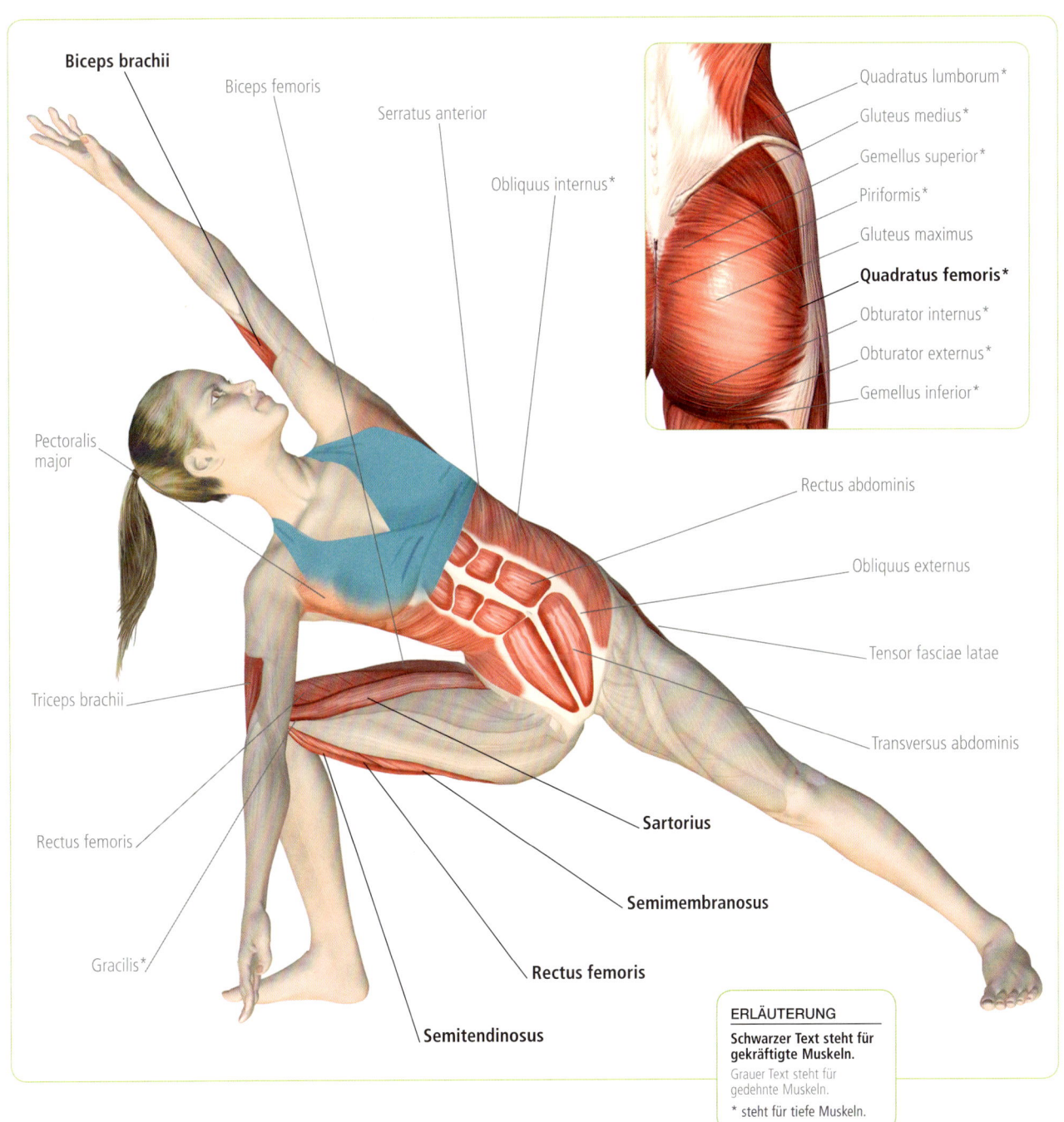

Biceps brachii

Biceps femoris

Serratus anterior

Obliquus internus*

Quadratus lumborum*

Gluteus medius*

Gemellus superior*

Piriformis*

Gluteus maximus

Quadratus femoris*

Obturator internus*

Obturator externus*

Gemellus inferior*

Pectoralis major

Rectus abdominis

Obliquus externus

Triceps brachii

Tensor fasciae latae

Transversus abdominis

Rectus femoris

Sartorius

Gracilis*

Semimembranosus

Rectus femoris

Semitendinosus

ERLÄUTERUNG

Schwarzer Text steht für gekräftigte Muskeln.

Grauer Text steht für gedehnte Muskeln.

* steht für tiefe Muskeln.

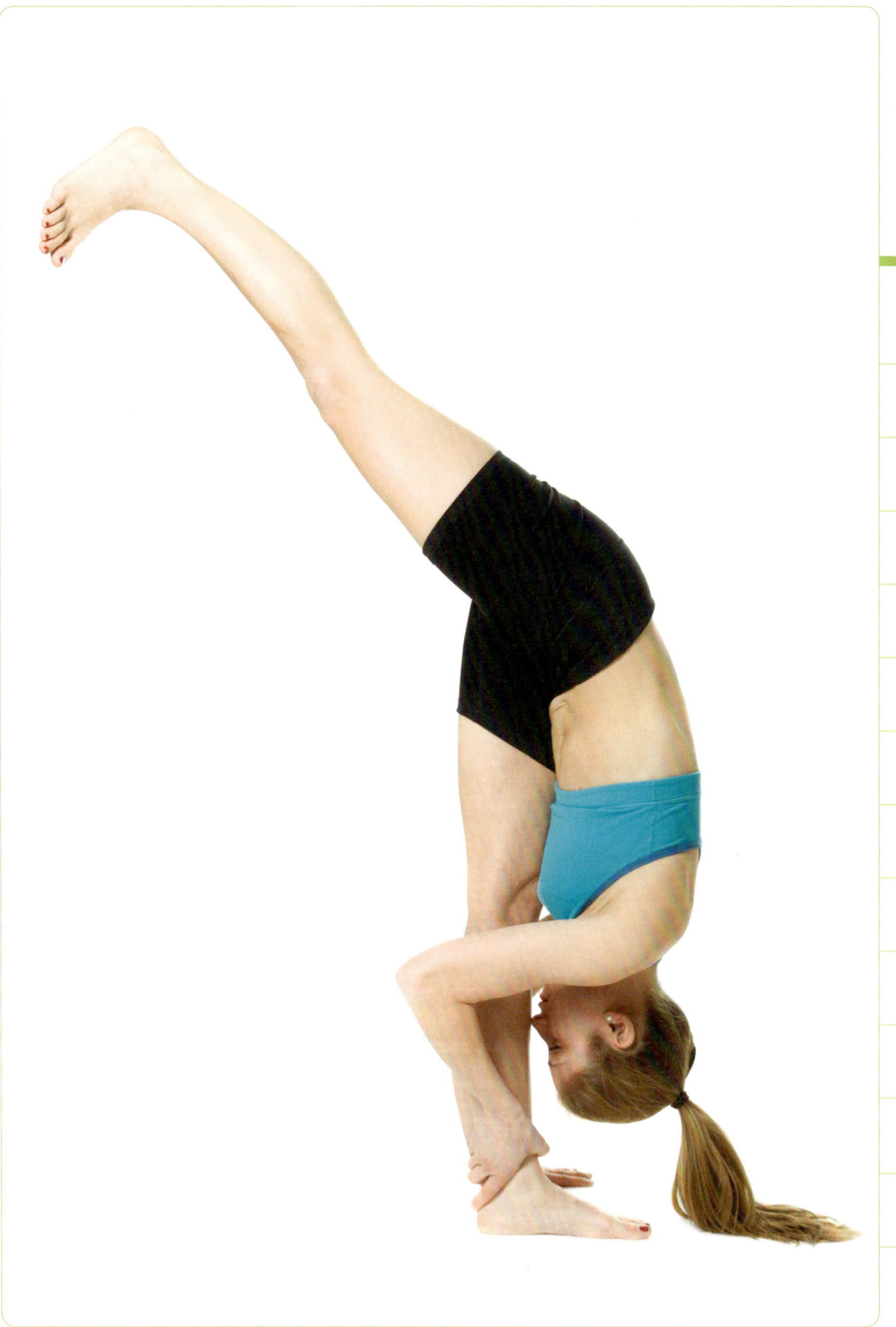

VORWÄRTSBEUGEN

Vorwärtsbeugen mögen zu den unkomplizierteren Haltungen gehören, doch es gibt enorm viele Varianten: im Sitzen und Stehen, mit geschlossener und offener Beinstellung, mit seitlich gegrätschten oder einander zugewandten Beinen.

Alle hier gezeigten Asanas fordern die achtsame Ausrichtung des Körpers. Vorwärtsbeugen dehnen die hintere Oberschenkelmuskulatur sowie den gesamten Rücken und helfen somit, die Wirbelsäule beweglich zu halten. Essenziell ist es, sich aus der Hüfte und nicht aus der Taille heraus zu beugen, um den Rücken nicht zu belasten. Für die korrekte Ausführung wird der Rücken gerade nach vorne abgelegt, ohne die Wirbelsäule dabei zu krümmen.

INTENSIVE FLANKENDEHNUNG
(PARSVOTTANASANA)

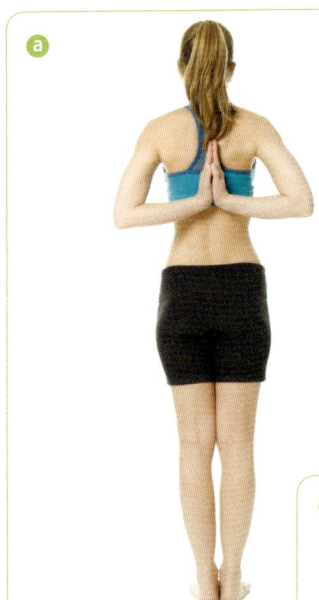

❶ Beginnen Sie in der Berghaltung (Tadasana, siehe Seite 32). Um die umgekehrte Gebetsstellung (Paschima Namaskar) einzunehmen, gehen Sie leicht in die Knie und machen Sie den Rücken rund. Legen Sie die Handflächen mit nach oben gerichteten Fingern aneinander und schieben Sie sie nach oben zwischen die Schulterblätter. Richten Sie sich gerade auf, ziehen Sie die Ellbogen nach vorne und senken Sie die Schultern ab.

FALSCH
• die hintere Ferse vom Boden lösen
• den Rücken rund machen, um den Rumpf zum vorderen Bein zu bringen
• die Hüften zur Seite aufdrehen

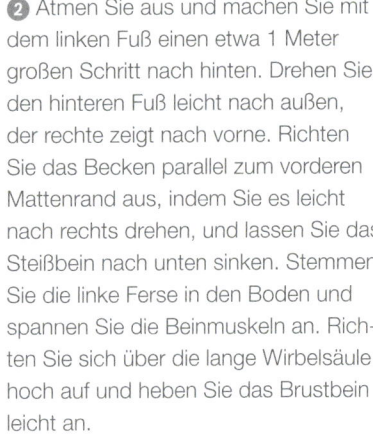

❷ Atmen Sie aus und machen Sie mit dem linken Fuß einen etwa 1 Meter großen Schritt nach hinten. Drehen Sie den hinteren Fuß leicht nach außen, der rechte zeigt nach vorne. Richten Sie das Becken parallel zum vorderen Mattenrand aus, indem Sie es leicht nach rechts drehen, und lassen Sie das Steißbein nach unten sinken. Stemmen Sie die linke Ferse in den Boden und spannen Sie die Beinmuskeln an. Richten Sie sich über die lange Wirbelsäule hoch auf und heben Sie das Brustbein leicht an.

AUSSPRACHE & BEDEUTUNG
• Parsvottanasana (parsch-wo-tan-AAS-anna)
• *parsva* = Seite, Flanke; *ut* = intensiv; *tan* = dehnen, strecken
• auch: Pyramidenhaltung

SCHWIERIGKEITS-GRAD
• fortgeschrittene Anfänger

TRAININGS-VORTEIL
• dehnt Schultern, Wirbelsäule und hintere Oberschenkelmuskeln
• kräftigt die Beine
• regt die Verdauung an

NICHT ANGERATEN BEI
• hohem Blutdruck
• Rückenverletzungen

ÜBUNGSTIPP
• Falls die umgekehrte Gebetshaltung nicht möglich ist, legen Sie die Hände entweder am Boden ab oder umfassen Sie die Ellbogen auf dem Rücken mit den Händen.

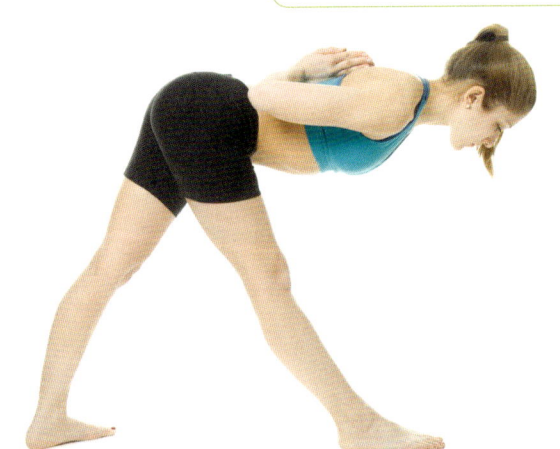

❸ Beugen Sie den geraden Rücken mit dem nächsten Ausatmen aus den Hüften nach vorne in die Waagerechte. Die Oberschenkelmuskeln sind angespannt, die Füße fest im Boden verwurzelt.

4 Legen Sie den Oberkörper auf dem rechten Oberschenkel ab.

5 15 bis 30 Sekunden halten, dann mit umgekehrter Beinstellung wiederholen.

TRAINING

- Biceps femoris
- Semitendinosus
- Gluteus medius
- Gluteus maximus
- Gastrocnemius
- Soleus
- Deltoideus

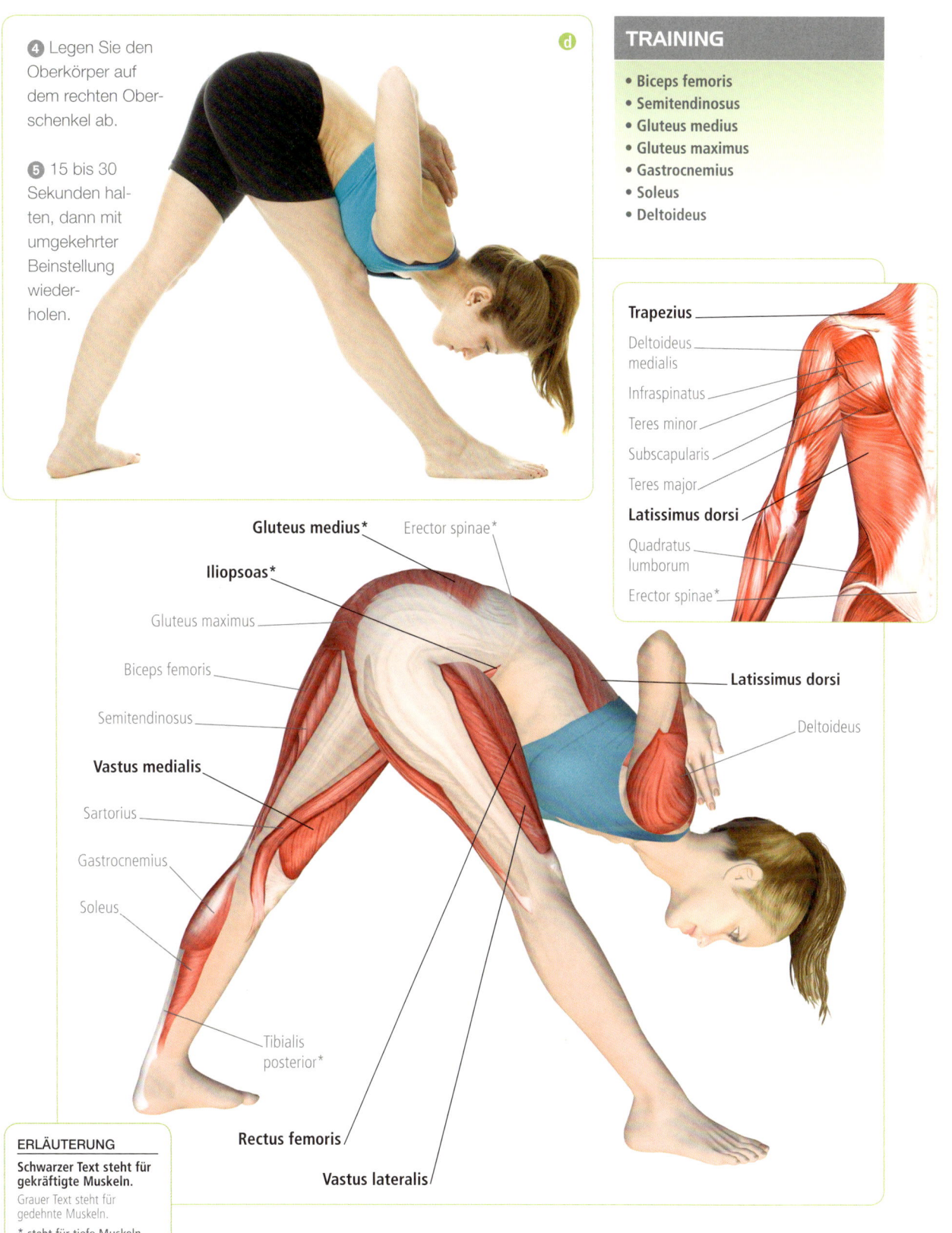

Trapezius

Deltoideus medialis

Infraspinatus

Teres minor

Subscapularis

Teres major

Latissimus dorsi

Quadratus lumborum

Erector spinae*

Gluteus medius*
Erector spinae*

Iliopsoas*

Gluteus maximus

Biceps femoris

Semitendinosus

Vastus medialis

Sartorius

Gastrocnemius

Soleus

Tibialis posterior*

Rectus femoris

Vastus lateralis

Latissimus dorsi

Deltoideus

ERLÄUTERUNG

Schwarzer Text steht für gekräftigte Muskeln.

Grauer Text steht für gedehnte Muskeln.

* steht für tiefe Muskeln.

TIEFE VORWÄRTSBEUGE UND
(UTTANASANA)

❶ Begeben Sie sich aus der Berghaltung (Tadasana, siehe Seite 32) in die gestreckte Berghaltung (Urdhva Hastasana, siehe Seite 36), die Hände nach oben gestreckt.

❷ Atmen Sie aus, beugen Sie sich aus den Hüften nach vorne und führen Sie die Arme im weiten Bogen nach vorne, bis die Handflächen neben den Füßen am Boden liegen. Der untere Rücken bleibt gerade und lang, die Bauchmuskeln sind nach innen gezogen.

a

FALSCH
- die Wirbelsäule abrollen
- die Nackenmuskeln beim Anheben des Kopfes verkrampfen

❸ Lassen Sie den Rumpf auf die Oberschenkel sinken und versuchen Sie, mit der Stirn die Schienbeine zu berühren. Umfassen Sie die Rückseite der Fußgelenke und spannen Sie für die optimale Kniestreckung die Oberschenkelmuskeln an.

❹ Ziehen Sie bei jedem Ausatmen die Sitzbeinhöcker weiter zur Decke und machen Sie die Wirbelsäule lang, um eine intensivere Dehnung zu erreichen.

❺ 30 Sekunden bis 1 Minute halten.

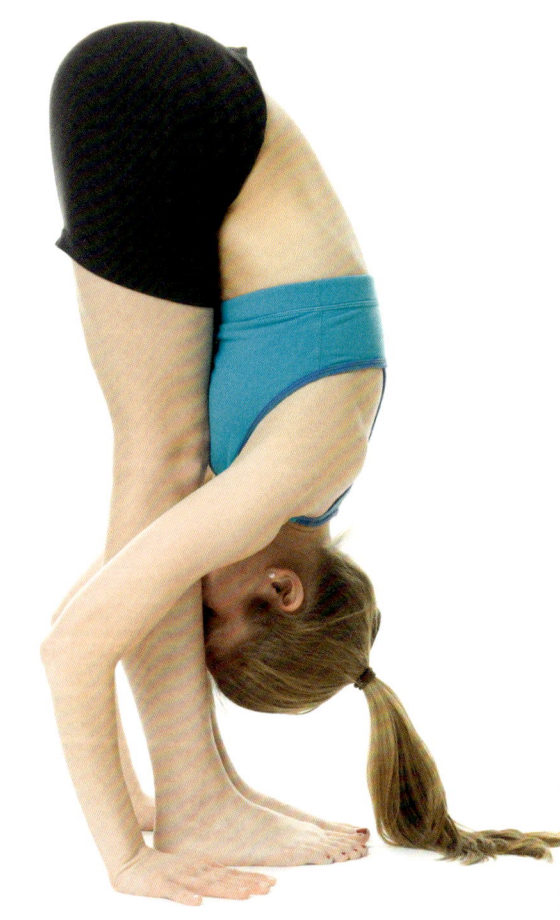

b

AUSSPRACHE & BEDEUTUNG
- Uttanasana (UT-tan-AAS-anna)
- *ut* = intensiv; *tan* = dehnen, strecken
- Ardha Uttanasana (ARD-ha UT-tan-AAS-anna)
- *ardha* = halb; *ut* = intensiv; *tan* = dehnen, strecken

SCHWIERIGKEITS-GRAD
- Anfänger

TRAININGS-VORTEIL
- dehnt Wirbelsäule, hintere Oberschenkelmuskeln, Waden und Hüften
- kräftigt Wirbelsäule und Oberschenkel
- verbessert die Körperhaltung
- baut Stress ab

NICHT ANGERATEN BEI
- Verletzungen des Rückens, Hals- und Nackenbereichs
- Osteoporose

ÜBUNGSTIPP
- Bei verhärteter hinterer Oberschenkelmuskulatur beugen Sie leicht die Knie, wenn Sie den Oberkörper nach vorne klappen. Arbeiten Sie an der Beinstreckung, während Sie in der Haltung verweilen. Geben Sie auch in den Knien nach, wenn Sie sich von der tiefen Vorwärtsbeuge in die halbe Vorwärtsbeuge aufrichten: Der Rücken lässt sich dann sanfter zu einem leichten Bogen überstrecken.

HALBE VORWÄRTSBEUGE
(ARDHA UTTANASANA)

6 Wechseln Sie von der tiefen in die halbe Vorwärtsbeuge, indem Sie die Fingerkuppen neben den Zehen aufstellen. Atmen Sie ein und heben Sie den Kopf. Der Rücken bleibt gerade und folgt der Bewegung, die von den Fingerspitzen geführt wird. Strecken Sie die Ellbogen.

7 Heben Sie das Brustbein nach vorne-oben an und verlängern Sie die Wirbelsäule. Achten Sie darauf, dass der Nacken lang bleibt, wenn Sie den Blick nach vorne richten.

8 Senken Sie den Oberkörper wieder in die tiefe Vorwärtsbeuge oder atmen Sie ein und kehren Sie zurück in die Berghaltung.

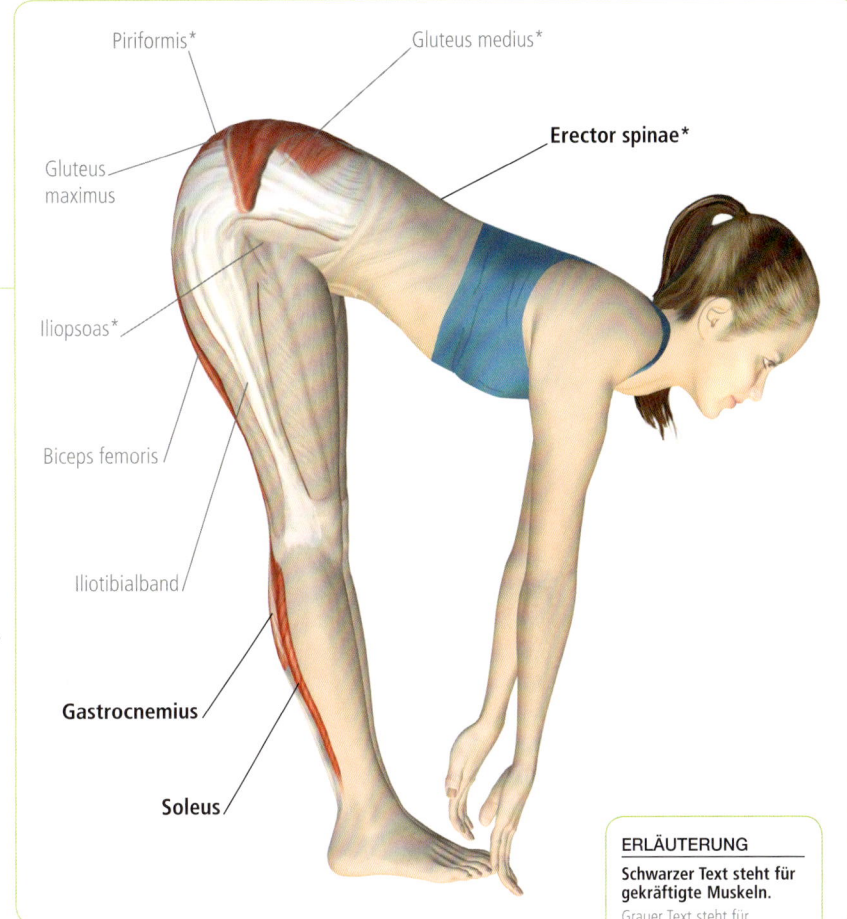

Piriformis*

Gluteus medius*

Erector spinae*

Gluteus maximus

Iliopsoas*

Biceps femoris

Iliotibialband

Gastrocnemius

Soleus

ERLÄUTERUNG

Schwarzer Text steht für gekräftigte Muskeln.

Grauer Text steht für gedehnte Muskeln.

* steht für tiefe Muskeln.

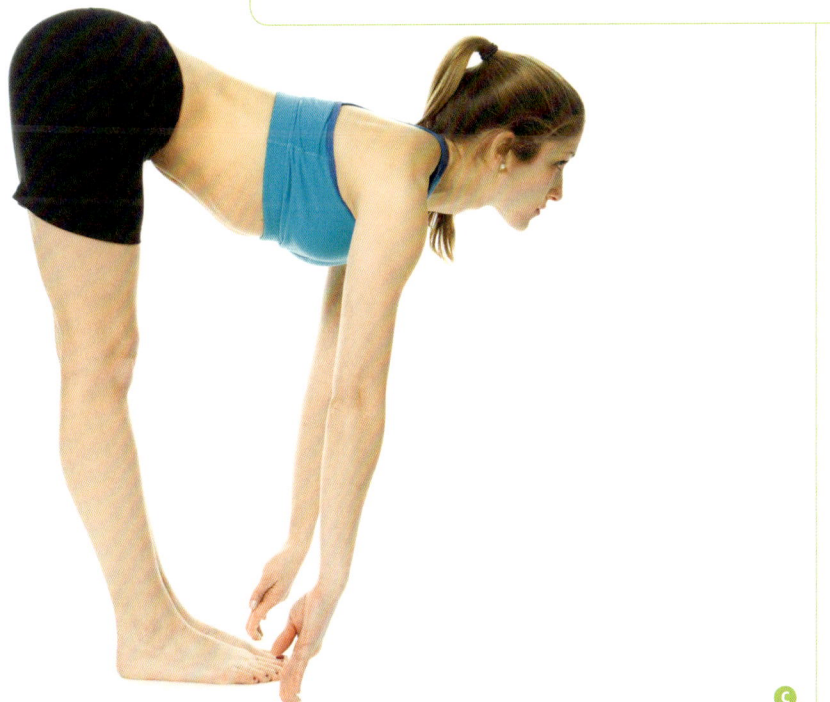

KOPF-AN-KNIE-HALTUNG
(JANU SIRSASANA)

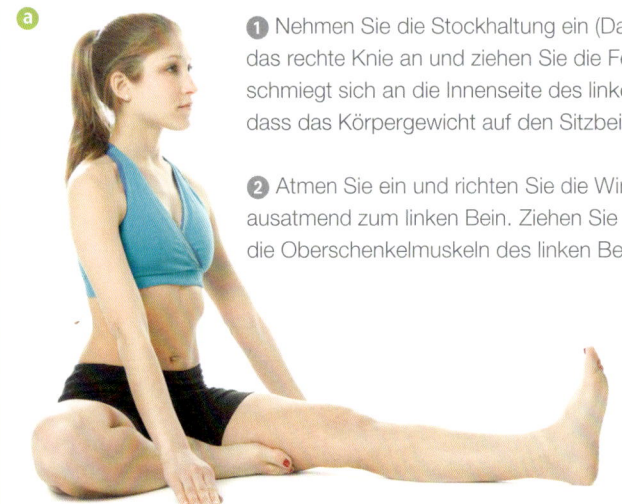

❶ Nehmen Sie die Stockhaltung ein (Dandasana, siehe Seite 23). Winkeln Sie das rechte Knie an und ziehen Sie die Ferse in die Leistenbeuge, die Fußsohle schmiegt sich an die Innenseite des linken Oberschenkels. Achten Sie darauf, dass das Körpergewicht auf den Sitzbeinhöckern ruht.

❷ Atmen Sie ein und richten Sie die Wirbelsäule auf. Drehen Sie den Rumpf ausatmend zum linken Bein. Ziehen Sie die Zehen zum Kopf und spannen Sie die Oberschenkelmuskeln des linken Beins an, um es zum Boden zu bringen.

❸ Senken Sie beim nächsten Ausatmen das Brustbein nach vorne ab und legen Sie den Rumpf auf das linke Bein. Umfassen Sie die Innenseite des linken Fußes mit der rechten Hand.

❹ Die linke Hand umfasst ebenfalls den linken Fuß und zieht den Oberkörper nach links. Verweilen Sie in dieser Handhaltung oder legen Sie beide Hände mit angewinkelten Ellbogen am Boden ab. Falls möglich, berühren Sie mit der Stirn das Schienbein. Verlängern Sie einatmend die Wirbelsäule und intensivieren Sie ausatmend die Dehnung.

❺ 1 bis 3 Minuten halten. Die Beinstellung wechseln und wiederholen.

AUSSPRACHE & BEDEUTUNG
- Janu Sirsasana (DSCHA-nu schir-SCHAAS-anna)
- *janu* = Knie; *sirsa* = Kopf

SCHWIERIGKEITS-GRAD
- Anfänger

TRAININGS-VORTEIL
- dehnt hintere Oberschenkel-muskeln, Leisten und Wirbelsäule
- regt die Verdauung an
- lindert Kopf-schmerzen
- wirkt hohem Blut-druck entgegen

NICHT ANGERATEN BEI
- Knieverletzungen
- Verletzungen im unteren Rücken

TRAINING
- **Biceps femoris**
- **Gastrocnemius**
- **Semimembranosus**
- **Quadratus femoris**
- **Iliotibialband**
- **Latissimus dorsi**

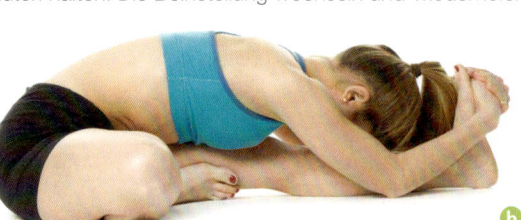

FALSCH
- den Fuß des an-gewinkelten Beins unter das gestreck-te Bein schieben

ÜBUNGSTIPP
- bei der Vorwärts-beuge zuerst den Bauch auf dem Oberschen-kel ablegen, der Kopf folgt als Letztes

ERLÄUTERUNG
Schwarzer Text steht für gekräftigte Muskeln.

Grauer Text steht für gedehnte Muskeln.

* steht für tiefe Muskeln.

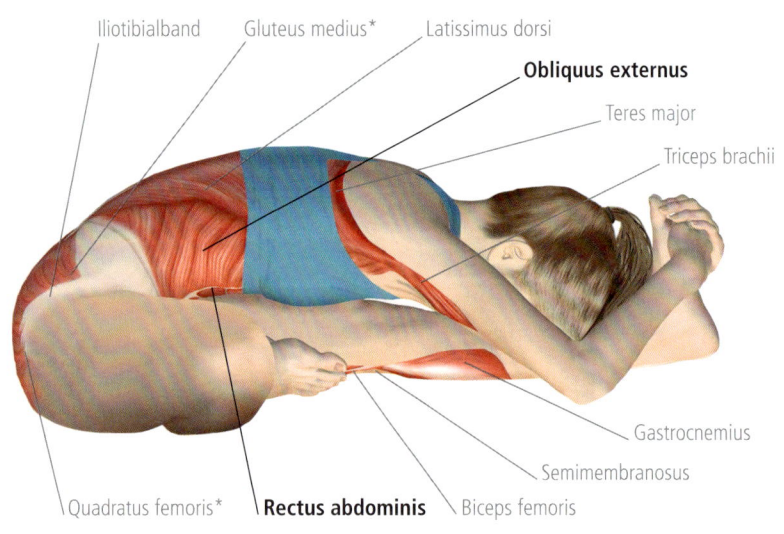

Iliotibialband · Gluteus medius* · Latissimus dorsi · **Obliquus externus** · Teres major · Triceps brachii · Gastrocnemius · Semimembranosus · Biceps femoris · **Rectus abdominis** · Quadratus femoris*

VORWÄRTSBEUGE IM SITZEN
(PASCHIMOTTANASANA)

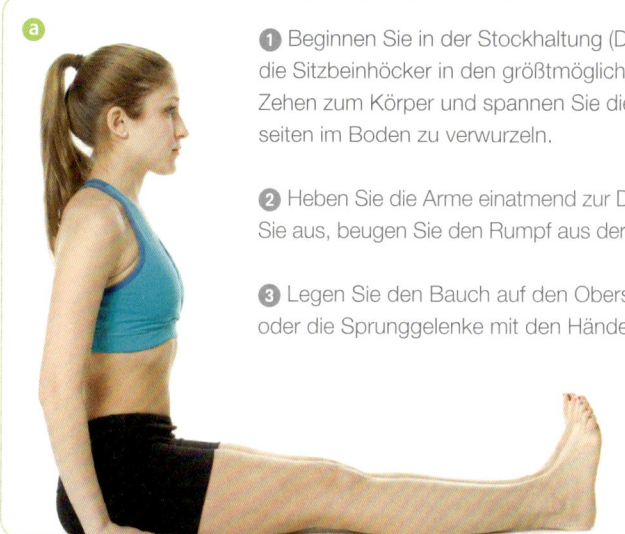

1 Beginnen Sie in der Stockhaltung (Dandasana, siehe Seite 23) und bringen Sie die Sitzbeinhöcker in den größtmöglichen Abstand zu den Fersen. Ziehen Sie die Zehen zum Körper und spannen Sie die Oberschenkelmuskeln an, um die Beinrückseiten im Boden zu verwurzeln.

2 Heben Sie die Arme einatmend zur Decke und machen Sie den Rücken lang. Atmen Sie aus, beugen Sie den Rumpf aus der Hüfte, das Brustbein strebt nach vorne.

3 Legen Sie den Bauch auf den Oberschenkeln ab und umfassen Sie die Fußsohlen oder die Sprunggelenke mit den Händen.

FALSCH
- den Rücken rund machen
- den Oberkörper in die Beugung zwingen

TRAINING

- **Biceps femoris**
- **Semitendinosus**
- **Semimembranosus**
- **Quadratus femoris**
- **Erector spinae**
- **Obturator externus**

4 Strecken Sie einatmend Ihre Wirbelsäule in die Länge. Vertiefen Sie ausatmend die Dehnung. Falls möglich, bringen Sie den Oberkörper weiter nach vorne und legen Sie die Stirn auf den Schienbeinen ab.

5 1 bis 3 Minuten halten.

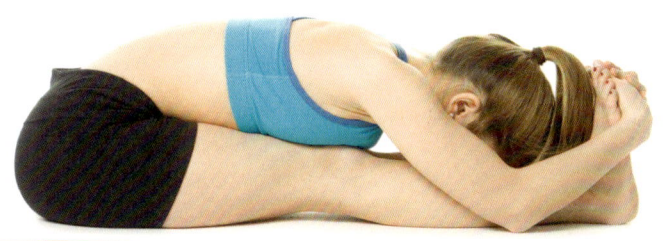

AUSSPRACHE & BEDEUTUNG
- Paschimottanasana (PAS-tschi-mo-tan-AAS-anna)
- *pascha* = hinter, westlich, nachfolgend; *uttana* = intensive Dehnung

SCHWIERIGKEITS-GRAD
- Anfänger

TRAININGS-VORTEIL
- dehnt hintere Oberschenkelmuskeln, Schultern und Wirbelsäule
- regt die Verdauung an
- lindert Kopfschmerzen und Stress
- wirkt gegen hohen Blutdruck

NICHT ANGERATEN BEI
- Rückenverletzungen

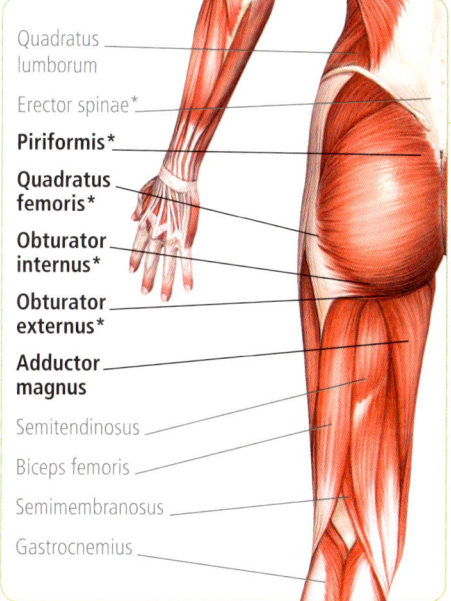

Quadratus lumborum
Erector spinae*
Piriformis*
Quadratus femoris*
Obturator internus*
Obturator externus*
Adductor magnus
Semitendinosus
Biceps femoris
Semimembranosus
Gastrocnemius

ÜBUNGSTIPPS
- auf den Rand einer gefalteten Decke setzen, um die Vorwärtsbeuge aus der Hüfte zu unterstützen
- die Wirbelsäule von den Hüften bis in den Nacken dehnen

ERLÄUTERUNG
Schwarzer Text steht für gekräftigte Muskeln.
Grauer Text steht für gedehnte Muskeln.
* steht für tiefe Muskeln.

GEGRÄTSCHTE VORWÄRTSBEUGE
(PRASARITA PADOTTANASANA)

❶ Gehen Sie aus der Berghaltung (Tadasana, siehe Seite 32) in eine mindestens 1 Meter weite Grätsche. Die Füße stehen parallel. Richten Sie die Wirbelsäule auf und spannen Sie die Oberschenkelmuskeln an.

❷ Atmen Sie aus und beugen Sie sich mit gestrecktem Rücken aus der Hüfte nach vorne. Heben Sie das Brustbein an und richten Sie den Blick nach vorne. Halten Sie die Ellbogen gestreckt und stellen Sie die Fingerkuppen auf dem Boden auf.

❸ Beim nächsten Ausatmen beugen Sie den Rumpf ganz nach unten und legen Sie, falls möglich, die Schädeldecke am Boden ab. Die Ellbogen sind angewinkelt, die Handflächen liegen am Boden. Ziehen Sie die Sitzbeinhöcker nach oben, um Ihre Wirbelsäule zu dehnen.

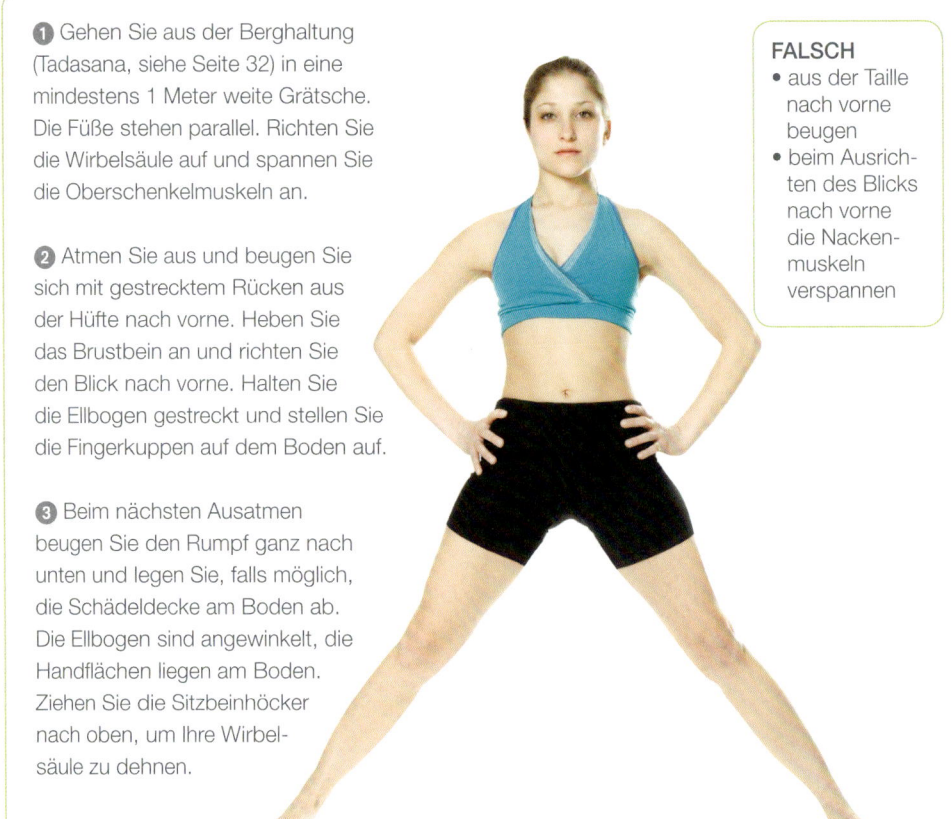

a

FALSCH
• aus der Taille nach vorne beugen
• beim Ausrichten des Blicks nach vorne die Nackenmuskeln verspannen

AUSSPRACHE & BEDEUTUNG
• Prasarita Padottanasana (pra-sa-RI-ta pa-do-tan-AAS-anna)
• *prasarita* = gespreizt, ausbreiten; *pada* = Fuß; *ut* = intensiv; *tan* = weiten, strecken

SCHWIERIGKEITS-GRAD
• Anfänger

TRAININGS-VORTEIL
• dehnt und kräftigt hintere Oberschenkelmuskeln, Leisten und Wirbelsäule

NICHT ANGERATEN BEI
• Beschwerden im Lendenwirbelbereich

❹ 30 Sekunden bis 1 Minute halten. Zum Auflösen der Haltung strecken Sie die Ellbogen und heben Sie den Rumpf mit gestrecktem Rücken in einem weiten Bogen nach oben.

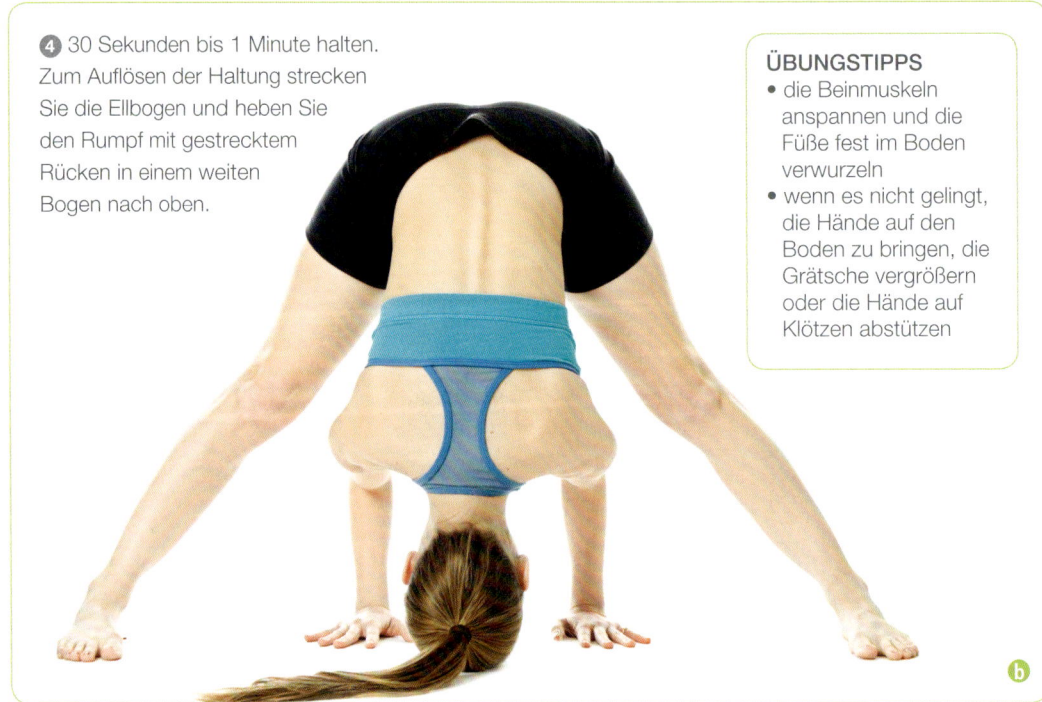

b

ÜBUNGSTIPPS
• die Beinmuskeln anspannen und die Füße fest im Boden verwurzeln
• wenn es nicht gelingt, die Hände auf den Boden zu bringen, die Grätsche vergrößern oder die Hände auf Klötzen abstützen

GEGRÄTSCHTE VORWÄRTSBEUGE • VORWÄRTSBEUGEN

VARIANTE

Leichter: Nach Schritt 1 ausatmen und den Rumpf nach vorne beugen, bis er fast parallel zum Boden steht. Die Hände bei gestrecktem Rücken unter den Schultern auf dem Boden ablegen. 30 Sekunden bis 1 Minute halten.

TRAINING

- **Gluteus maximus**
- **Biceps femoris**
- **Semitendinosus**
- **Adductor longus**
- **Adductor magnus**
- **Tibialis anterior**
- **Erector spinae**

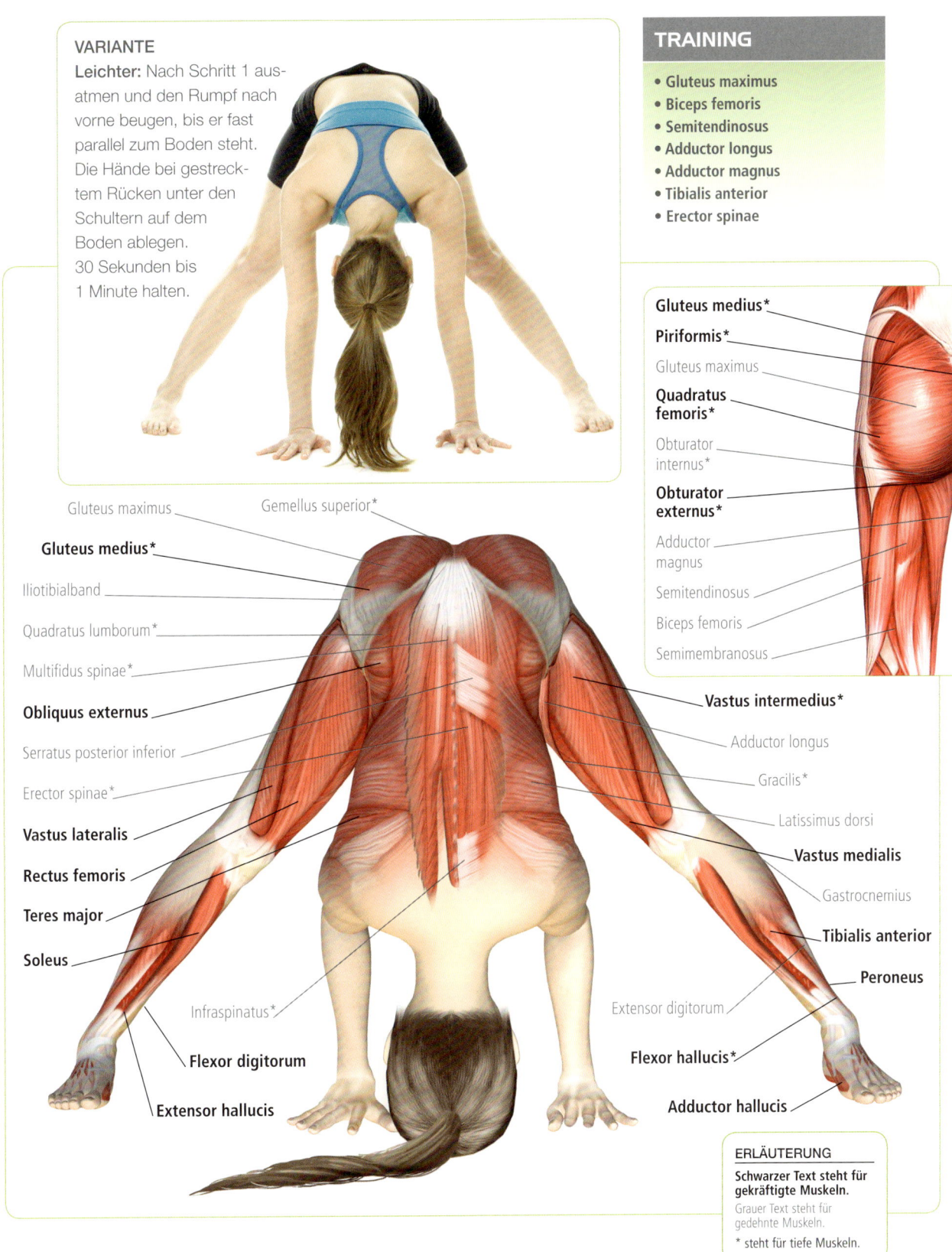

Gluteus maximus
Gemellus superior*
Gluteus medius*
Iliotibialband
Quadratus lumborum*
Multifidus spinae*
Obliquus externus
Serratus posterior inferior
Erector spinae*
Vastus lateralis
Rectus femoris
Teres major
Soleus
Infraspinatus*
Flexor digitorum
Extensor hallucis

Gluteus medius*
Piriformis*
Gluteus maximus
Quadratus femoris*
Obturator internus*
Obturator externus*
Adductor magnus
Semitendinosus
Biceps femoris
Semimembranosus

Vastus intermedius*
Adductor longus
Gracilis*
Latissimus dorsi
Vastus medialis
Gastrocnemius
Tibialis anterior
Peroneus
Extensor digitorum
Flexor hallucis*
Adductor hallucis

ERLÄUTERUNG

Schwarzer Text steht für gekräftigte Muskeln.
Grauer Text steht für gedehnte Muskeln.
* steht für tiefe Muskeln.

GEHOBENE WINKELHALTUNG
(UPAVISTHA KONASANA)

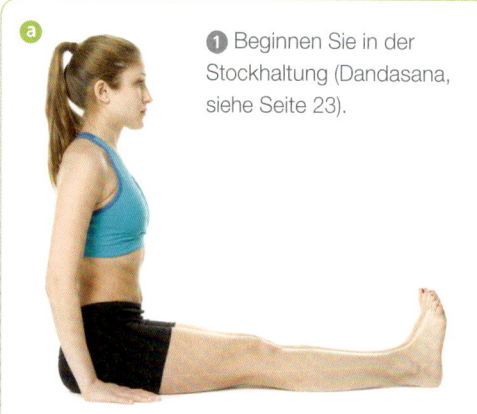

❶ Beginnen Sie in der Stockhaltung (Dandasana, siehe Seite 23).

FALSCH
- aus der Taille vorbeugen
- den Rumpf mit Kraft zu Boden bringen

❷ Öffnen Sie die Beine zu einer weiten Grätsche. Drehen Sie die Oberschenkel nach außen, sodass die Knie zur Decke weisen. Ziehen Sie die Zehen an. Stellen Sie die Hände hinter dem Körper am Boden auf und schieben Sie das Becken nach vorne, um den Winkel der Grätsche zu vergrößern.

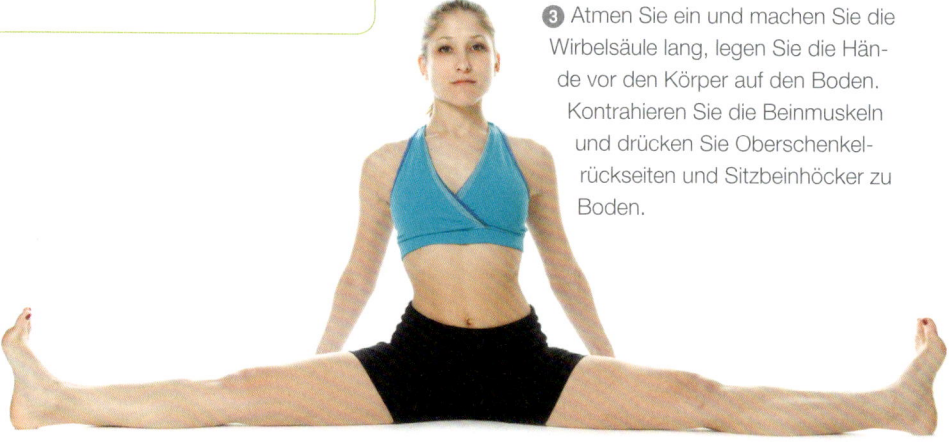

❸ Atmen Sie ein und machen Sie die Wirbelsäule lang, legen Sie die Hände vor den Körper auf den Boden. Kontrahieren Sie die Beinmuskeln und drücken Sie Oberschenkelrückseiten und Sitzbeinhöcker zu Boden.

AUSSPRACHE & BEDEUTUNG
- Upavistha Konasana (u-pa-WISCH-ta kon-AAS-anna)
- *upavistha* = im Sitzen; *kona* = Winkel
- auch: sitzende Winkelhaltung

SCHWIERIGKEITSGRAD
- fortgeschrittene Anfänger

TRAININGSVORTEIL
- dehnt Leisten und hintere Oberschenkel
- kräftigt die Wirbelsäule

NICHT ANGERATEN BEI
- Verletzungen im unteren Rücken

❹ Atmen Sie aus und beugen Sie sich aus der Hüfte gerade nach vorne. Lassen Sie die Hände nach vorne gleiten und bringen Sie so den Rumpf langsam zu Boden. Der Blick ist geradeaus gerichtet. Dehnen Sie sich so weit, wie dies mit geradem Rücken möglich ist.

❺ 1 bis 2 Minuten halten.

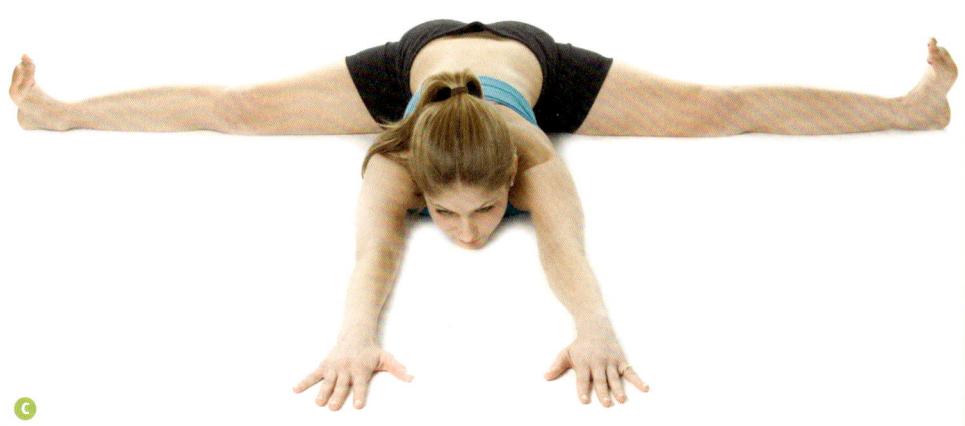

GEHOBENE WINKELHALTUNG • VORWÄRTSBEUGEN

Gluteus medius*

Piriformis*

Gluteus maximus

Quadratus femoris*

Obturator internus*

Obturator externus*

Adductor magnus

Semitendinosus

Biceps femoris

Vastus lateralis

Gracilis*

Semimembranosus

Plantaris

Gastrocnemius

ÜBUNGSTIPPS
- Setzen Sie sich mit den Sitzbeinhöckern auf den Rand einer gefalteten Decke – dies erleichtert das Sitzen mit gegrätschten Beinen.
- Die Knie weisen immer zur Decke.

TRAINING
- Erector spinae
- Piriformis
- Gluteus medius
- Gracilis
- Semitendinosus
- Semimembranosus
- Biceps femoris
- Adductor longus
- Adductor magnus

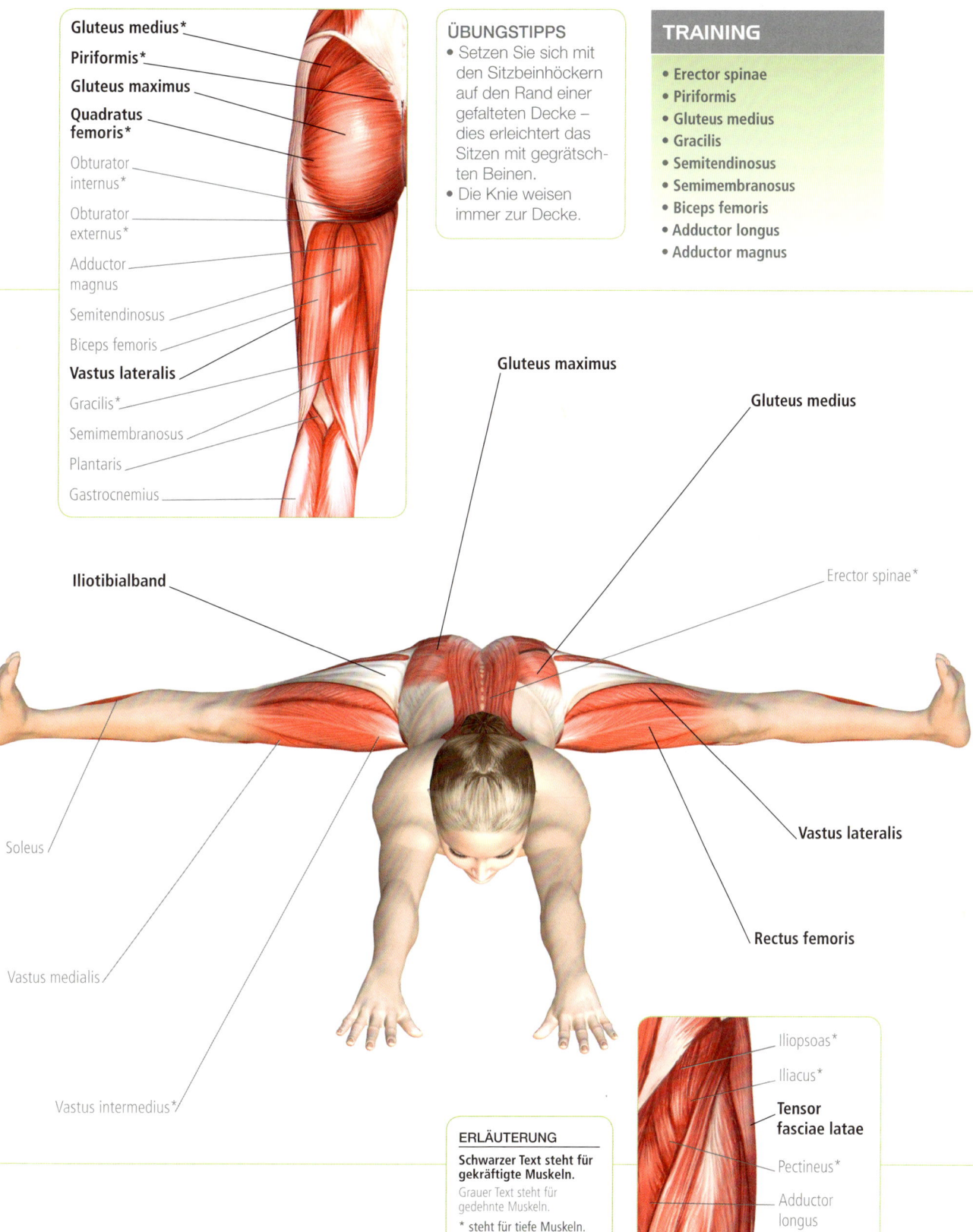

Gluteus maximus

Gluteus medius

Iliotibialband

Erector spinae*

Vastus lateralis

Soleus

Rectus femoris

Vastus medialis

Vastus intermedius*

Iliopsoas*

Iliacus*

Tensor fasciae latae

Pectineus*

Adductor longus

ERLÄUTERUNG
Schwarzer Text steht für gekräftigte Muskeln.

Grauer Text steht für gedehnte Muskeln.

* steht für tiefe Muskeln.

STEHENDER SPAGAT
(URDHVA PRASARITA EKA PADASANA)

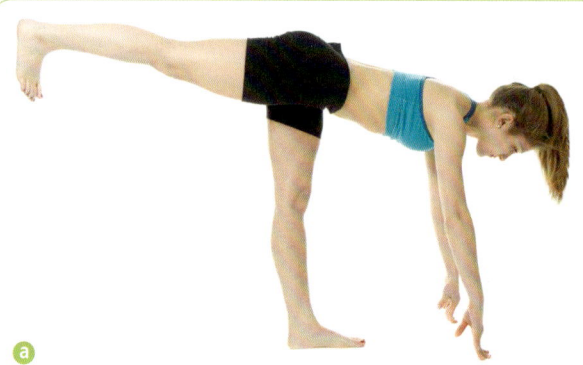

a

❶ Nehmen Sie die Berghaltung ein (Tadasana, siehe Seite 32) und verlagern Sie das Körpergewicht auf den linken Fuß.

❷ Beugen Sie sich mit geradem Rücken vor in die Waagerechte, heben Sie gleichzeitig das rechte Bein nach hinten und oben. Halten Sie Schultern und Hüften parallel zueinander. Die Fingerspitzen berühren den Boden.

❸ Atmen Sie aus, spannen Sie die Beinmuskeln an und schmiegen Sie den Oberkörper an den linken Oberschenkel. Heben Sie die rechte Ferse zur Decke und strecken Sie beide Fersen voneinander weg.

❹ Entspannen Sie die Schultern Richtung Boden. Das linke Knie weist nach vorne, das rechte nach hinten. Falls möglich, umfassen Sie die Hinterseite des linken Sprunggelenks mit der rechten Hand. Halten Sie mit der aufgestützten linken Handfläche das Gleichgewicht.

❺ 30 Sekunden bis 1 Minute halten. Mit dem anderen Bein wiederholen.

AUSSPRACHE & BEDEUTUNG
• Urdhva Prasarita Eka Padasana (URD-wa pra-sa-RI-ta e-ka pa-DAAS-anna)
• *urdhva* = nach oben; *prasarita* = ausgebreitet; *eka* = eins; *pada* = Fuß

SCHWIERIGKEITS-GRAD
• Fortgeschrittene

TRAININGS-VORTEIL
• dehnt Leisten, Oberschenkel und Waden
• kräftigt Oberschenkel, Knie und Sprunggelenke
• verbessert das Gleichgewicht

NICHT ANGERATEN BEI
• Verletzungen im unteren Rücken
• Sprunggelenks-verletzungen
• Knieverletzungen

FALSCH
• das Knie des Standbeins nach innen drehen
• den Rücken rund machen
• aus der Taille vorbeugen

ÜBUNGSTIPPS
• Rumpfbeugen und Beinheben erfolgen gleichzeitig
• das Kinn zur Brust ziehen und den Nackenbereich lang machen

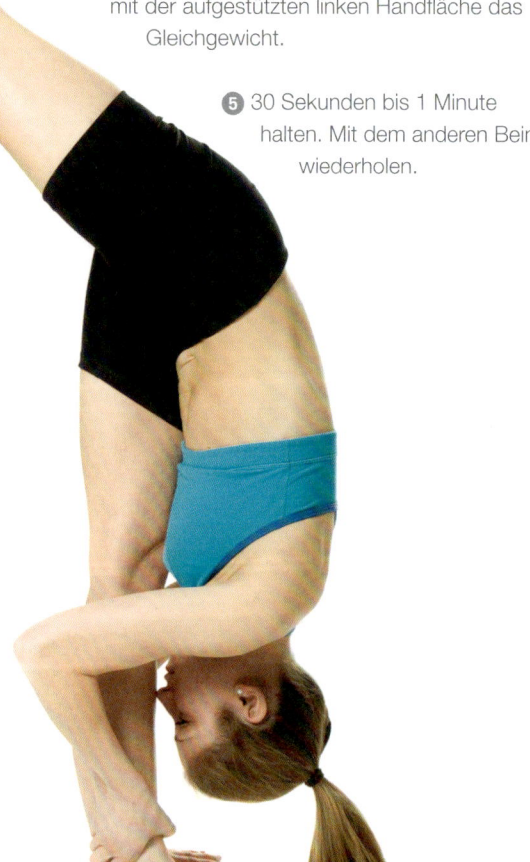

b

STEHENDER SPAGAT • VORWÄRTSBEUGEN

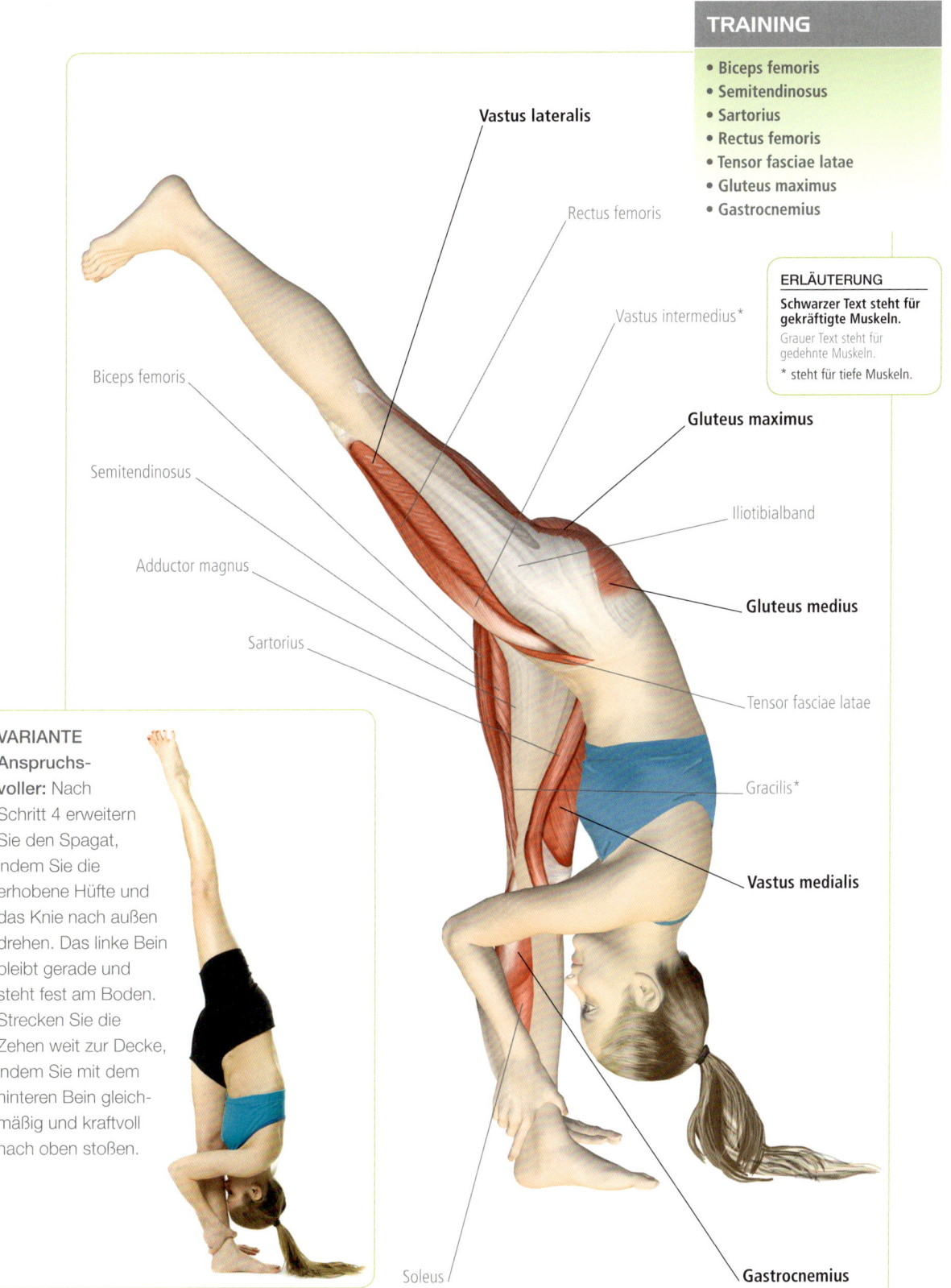

Vastus lateralis

Rectus femoris

Vastus intermedius*

Biceps femoris

Semitendinosus

Adductor magnus

Sartorius

Gluteus maximus

Iliotibialband

Gluteus medius

Tensor fasciae latae

Gracilis*

Vastus medialis

Soleus

Gastrocnemius

TRAINING

- Biceps femoris
- Semitendinosus
- Sartorius
- Rectus femoris
- Tensor fasciae latae
- Gluteus maximus
- Gastrocnemius

ERLÄUTERUNG

Schwarzer Text steht für gekräftigte Muskeln.

Grauer Text steht für gedehnte Muskeln.

* steht für tiefe Muskeln.

VARIANTE

Anspruchs-voller: Nach Schritt 4 erweitern Sie den Spagat, indem Sie die erhobene Hüfte und das Knie nach außen drehen. Das linke Bein bleibt gerade und steht fest am Boden. Strecken Sie die Zehen weit zur Decke, indem Sie mit dem hinteren Bein gleich-mäßig und kraftvoll nach oben stoßen.

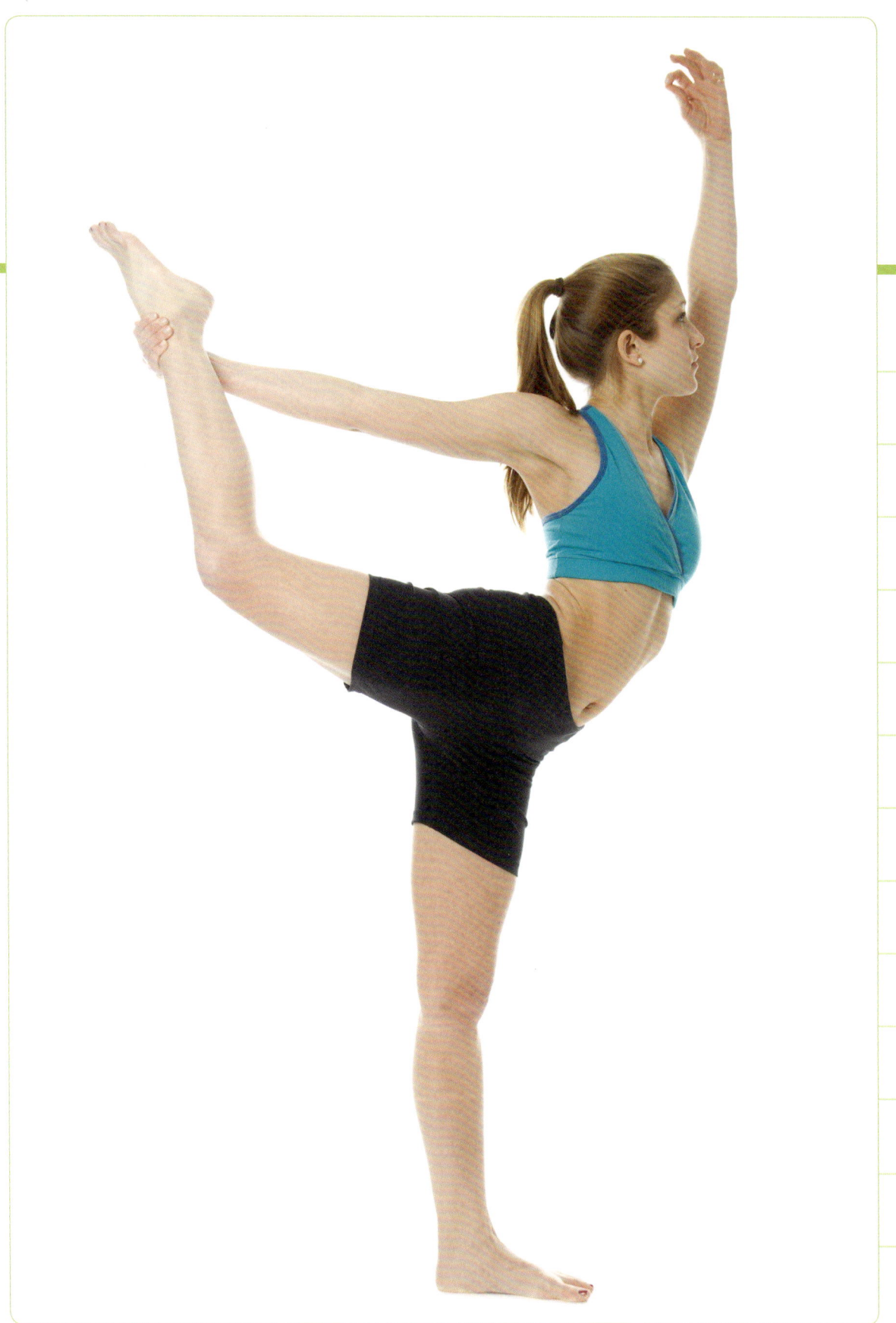

RÜCKWÄRTSBEUGEN

Gerade Anfänger empfinden Rückwärtsbeugen oft als ungewohnt und unbequem – und das nicht ohne Grund. Die Grundhaltung vieler Menschen ist nach vorne gebeugt, sei es im Stehen oder im Sitzen. Rückwärtsbeugen tragen nicht nur zur Verbesserung der Haltung bei, sondern strecken den ganzen Körper in die Länge. Sie dehnen Schultern, Bauchmuskeln und die Vorderseiten der Beine. Darüber hinaus öffnen sie den Brustraum, kräftigen den Rücken und mobilisieren Hüften und Wirbelsäule. Rückwärtsbeugen wirken belebend und tragen zum Aufbau eines gesunden Nervensystems bei.

Diese Übungen erfordern zunächst viel Geduld. Gehen Sie langsam und achtsam vor und bringen Sie Ihren Körper nicht mit Gewalt in eine Position, für die Ihre Muskeln noch nicht bereit sind. Gründliches Aufwärmen ist wichtig, und bei chronischen oder nur kurz zurückliegenden Rückenverletzungen ist besondere Vorsicht geboten.

AUFSCHAUENDER HUND
(URDHVA MUKHA SVANASANA)

❶ Legen Sie sich auf den Bauch. Winkeln Sie die Ellbogen an und platzieren Sie die Handflächen neben dem Brustkorb auf dem Boden. Die Ellbogen liegen nah am Körper an. Öffnen Sie die Füße hüftbreit und strecken Sie die Beine aus. Die Fußrücken liegen flach am Boden.

❷ Atmen Sie ein und drücken Sie sich mit den Händen und Fußrücken vom Boden ab, sodass Oberkörper und Hüften vom Boden abheben. Spannen Sie die Oberschenkel an und ziehen Sie das Steißbein nach vorne.

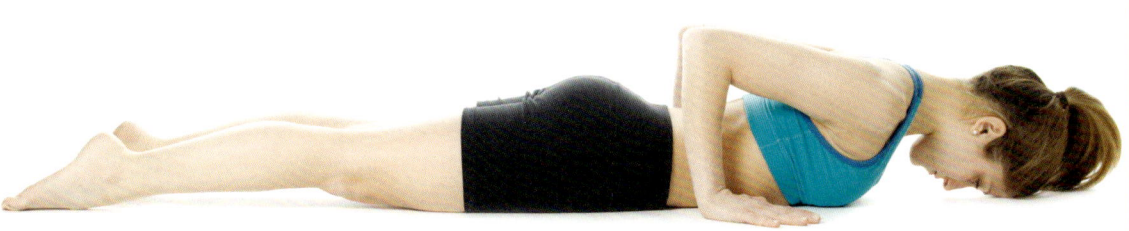

a

AUSSPRACHE & BEDEUTUNG
- Urdhva Mukha Svanasana (URD-wa MU-ka schwa-NAAS-anna)
- *urdhva* = nach oben gehen, erhoben;
  mukha = Gesicht;
  shvana = Hund

SCHWIERIGKEITS-GRAD
- Anfänger

TRAININGS-VORTEIL
- kräftigt Wirbelsäule, Arme und Handgelenke
- dehnt Brust und Bauchmuskulatur
- verbessert die Körperhaltung

NICHT ANGERATEN BEI
- Rückenverletzungen
- Handgelenksverletzungen oder Karpaltunnelsyndrom

❸ Heben Sie das Brustbein nach vorne und oben an. Strecken Sie die Arme und wölben Sie den Rumpf zu einem Bogen. Nehmen Sie die Schultern zurück und nach unten, machen Sie den Nacken lang und richten Sie den Blick leicht nach oben.

❹ 15 bis 30 Sekunden halten. Beim Lösen der Haltung ausatmen.

b

ÜBUNGSTIPPS
- Machen Sie Arme und Beine für die volle Streckung so lang wie möglich.
- Die Handgelenke stehen direkt unter den Schultern, um den Druck auf den unteren Rücken zu minimieren.

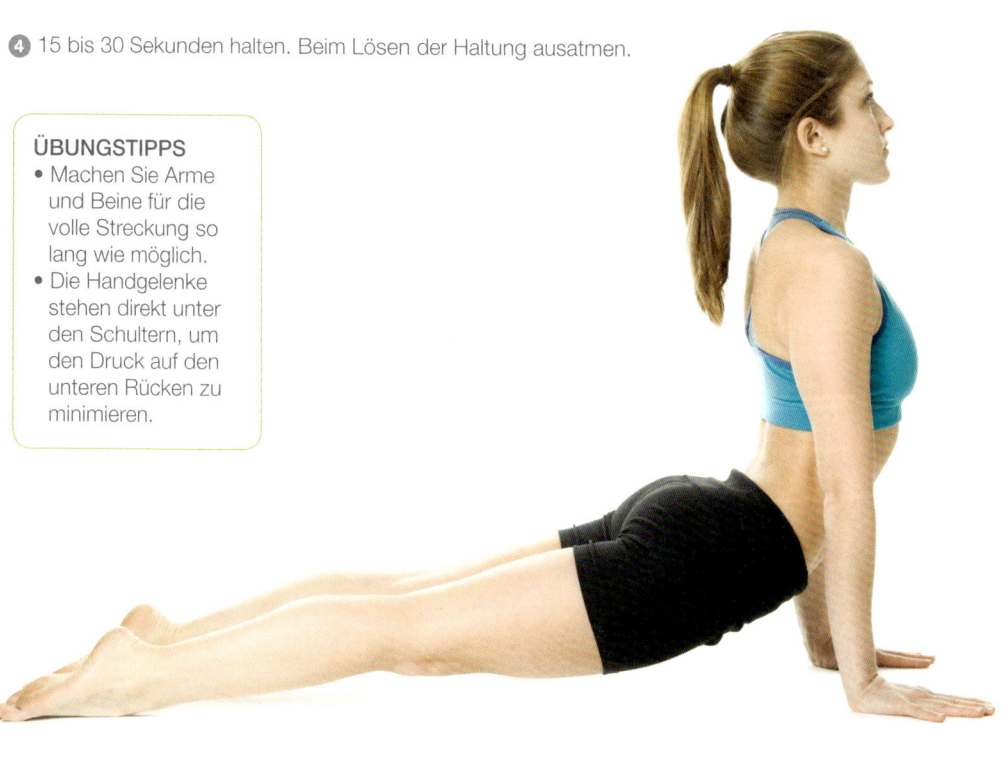

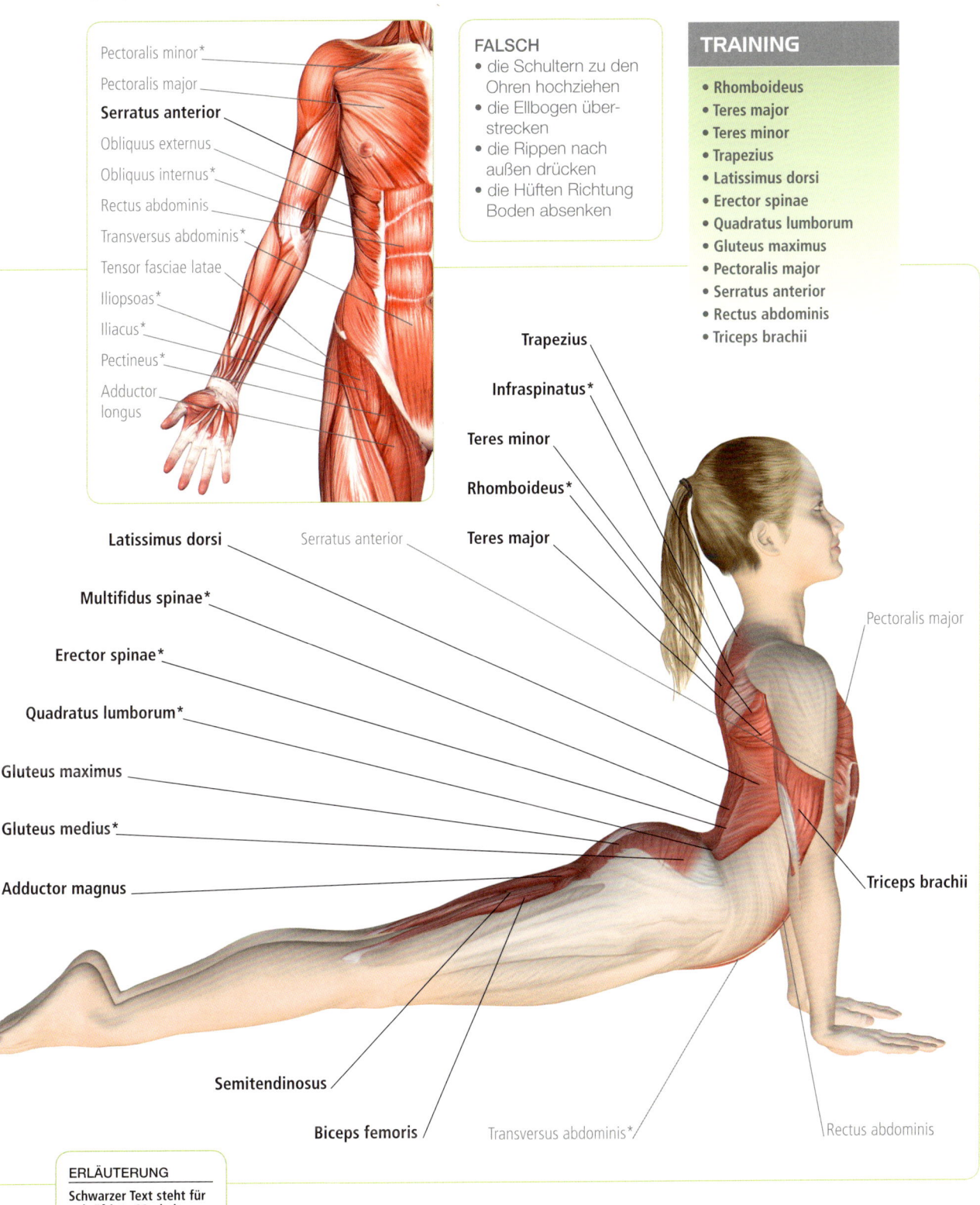

FALSCH
- die Schultern zu den Ohren hochziehen
- die Ellbogen überstrecken
- die Rippen nach außen drücken
- die Hüften Richtung Boden absenken

TRAINING

- Rhomboideus
- Teres major
- Teres minor
- Trapezius
- Latissimus dorsi
- Erector spinae
- Quadratus lumborum
- Gluteus maximus
- Pectoralis major
- Serratus anterior
- Rectus abdominis
- Triceps brachii

Pectoralis minor*
Pectoralis major
Serratus anterior
Obliquus externus
Obliquus internus*
Rectus abdominis
Transversus abdominis*
Tensor fasciae latae
Iliopsoas*
Iliacus*
Pectineus*
Adductor longus

Trapezius
Infraspinatus*
Teres minor
Rhomboideus*
Teres major

Serratus anterior

Pectoralis major

Latissimus dorsi
Multifidus spinae*
Erector spinae*
Quadratus lumborum*
Gluteus maximus
Gluteus medius*
Adductor magnus

Triceps brachii

Semitendinosus
Biceps femoris
Transversus abdominis*
Rectus abdominis

ERLÄUTERUNG

Schwarzer Text steht für gekräftigte Muskeln.

Grauer Text steht für gedehnte Muskeln.

* steht für tiefe Muskeln.

DIE KOBRA
(BHUJANGASANA)

1 Legen Sie sich auf den Bauch. Setzen Sie die Handflächen neben den Brustkorb. Die Ellbogen sind angewinkelt und liegen nah am Körper an. Strecken Sie die Beine und Zehen nach hinten aus, schieben Sie Schambein, Oberschenkel und Fußrücken fest in den Boden.

2 Atmen Sie ein und lösen Sie den Brustkorb vom Boden, indem Sie sich mit den Händen nach oben drücken, das Schambein bleibt in festem Bodenkontakt.

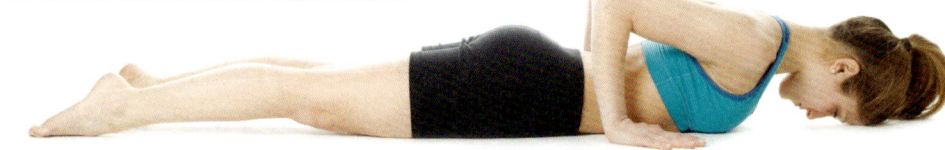

a

3 Heben Sie das Brustbein nach vorne und oben an. Ziehen Sie das Steißbein nach vorne. Nehmen Sie die Schultern zurück und nach unten und machen Sie den Nacken lang, mit leicht nach oben gerichtetem Blick.

4 15 bis 30 Sekunden halten, dann den Oberkörper ausatmend absenken.

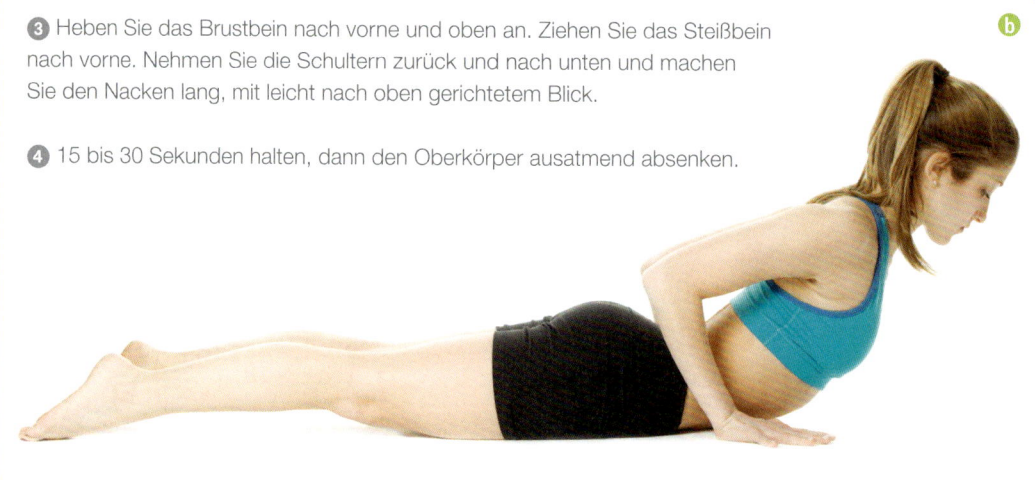

b

AUSSPRACHE & BEDEUTUNG
- Bhujangasana (bu-dschang-GAAS-anna)
- *bhujang* = Schlange; *bhuja* = Arm, Schulter; *anga* = Gliedmaße

SCHWIERIGKEITS-GRAD
- Anfänger

TRAININGS-VORTEIL
- kräftigt Wirbelsäule und Gesäß
- dehnt Brust, Bauchmuskeln und Schultern

NICHT ANGERATEN BEI
- Rückenverletzungen

FALSCH
- die Gesäßmuskeln anspannen – dies belastet den unteren Rücken
- die Ellbogen nach außen richten
- die Hüften vom Boden abheben

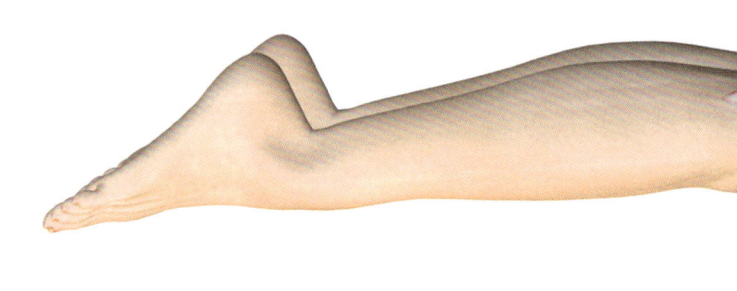

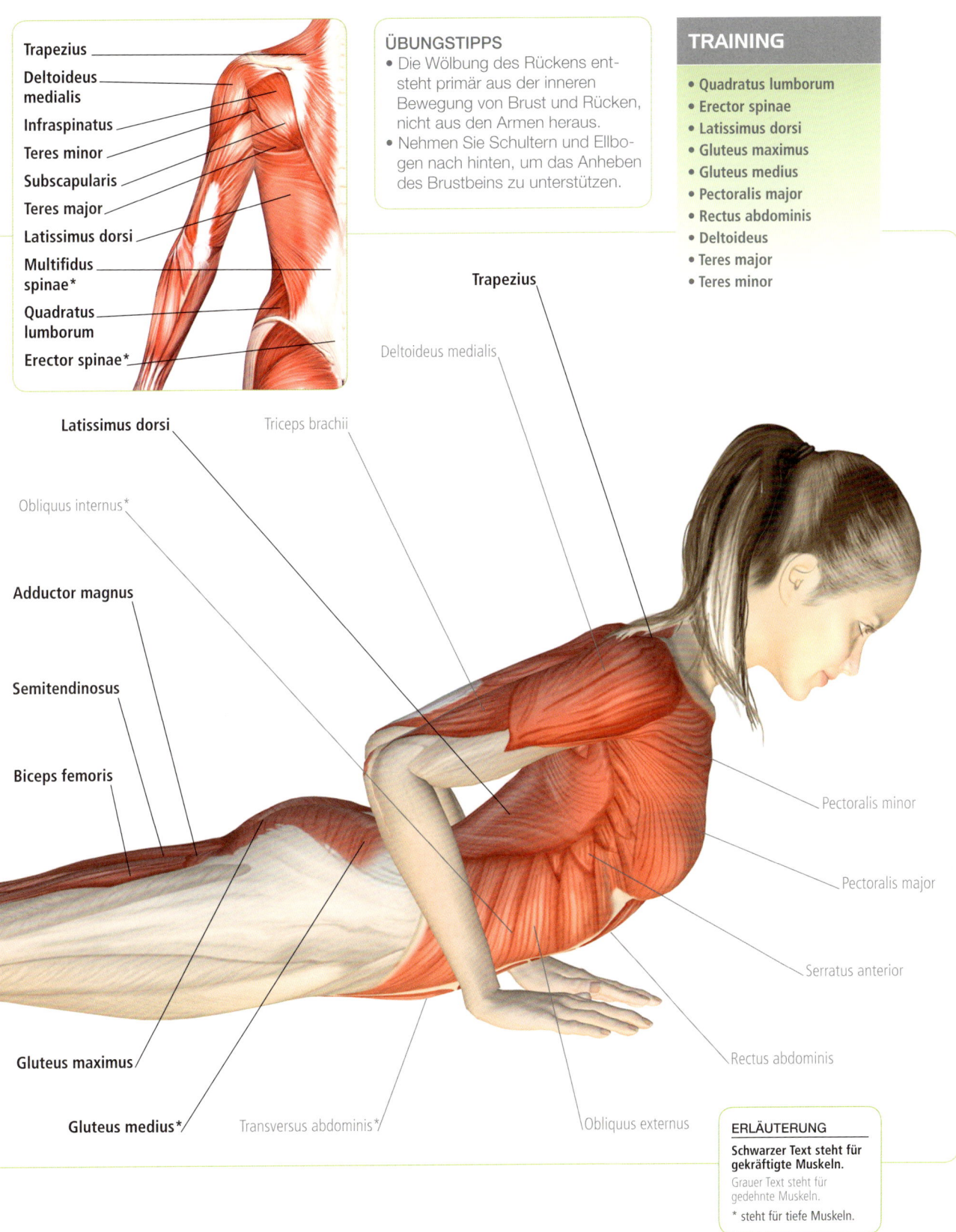

Trapezius
Deltoideus medialis
Infraspinatus
Teres minor
Subscapularis
Teres major
Latissimus dorsi
Multifidus spinae*
Quadratus lumborum
Erector spinae*

ÜBUNGSTIPPS
• Die Wölbung des Rückens entsteht primär aus der inneren Bewegung von Brust und Rücken, nicht aus den Armen heraus.
• Nehmen Sie Schultern und Ellbogen nach hinten, um das Anheben des Brustbeins zu unterstützen.

TRAINING
• Quadratus lumborum
• Erector spinae
• Latissimus dorsi
• Gluteus maximus
• Gluteus medius
• Pectoralis major
• Rectus abdominis
• Deltoideus
• Teres major
• Teres minor

Trapezius
Deltoideus medialis
Triceps brachii
Latissimus dorsi
Obliquus internus*
Adductor magnus
Semitendinosus
Biceps femoris
Gluteus maximus
Gluteus medius*
Transversus abdominis*
Obliquus externus
Pectoralis minor
Pectoralis major
Serratus anterior
Rectus abdominis

ERLÄUTERUNG
Schwarzer Text steht für gekräftigte Muskeln.
Grauer Text steht für gedehnte Muskeln.
* steht für tiefe Muskeln.

HALBER FROSCH
(ARDHA BHEKASANA)

1 Legen Sie sich mit ausgestreckten Beinen auf den Bauch. Die Handflächen liegen neben dem Brustkorb, die Ellbogen sind angewinkelt und an die Körperseiten geschmiegt.

2 Atmen Sie ein und schieben Sie die Hände in den Boden, sodass sich Brustkorb und oberer Rücken nach oben aufrichten. Nehmen Sie die Schultern nach unten und hinten und halten Sie das Schambein fest im Boden verwurzelt. Die Hände stehen etwas vor dem Rumpf.

a

AUSSPRACHE & BEDEUTUNG
- Ardha Bhekasana
  (ARD-ha
  be-KAAS-anna)
- *ardha* = halb;
  bheka = Frosch

SCHWIERIGKEITS-GRAD
- fortgeschrittene
  Anfänger

TRAININGS-VORTEIL
- kräftigt Wirbelsäule
  und Schultern
- dehnt Brust,
  Bauchmuskeln,
  Hüftbeuger,
  Quadrizeps und
  Sprunggelenke

NICHT ANGERATEN BEI
- hohem oder niedri-
  gem Blutdruck
- Rückenverlet-
  zungen
- Schulterverlet-
  zungen

3 Beugen Sie das linke Knie und ziehen Sie die linke Ferse zur linken Gesäßhälfte. Verlagern Sie das Gewicht auf die rechte Hand und umfassen Sie mit der linken Hand die Innenseite des linken Fußes. Das Brustbein weist nach oben, die rechte Schulter nach unten.

4 Ziehen sie den linken Ellbogen Richtung Decke und drehen Sie die Hand so, dass sie mit nach vorne zeigenden Fingern auf dem Rist liegt. Atmen Sie aus und dehnen Sie den linken Fuß nach unten, indem Sie mit der Hand sanften Druck ausüben.

5 Vertiefen Sie die Dehnung und führen Sie den linken Fuß ein Stück weit neben den linken Ober-schenkel, ohne jedoch die Beine mehr als hüftbreit zu öffnen. Ziel ist es, die Fußsohle am Boden abzulegen.

6 30 Sekunden bis 2 Minuten halten, dann zur anderen Seite wiederholen.

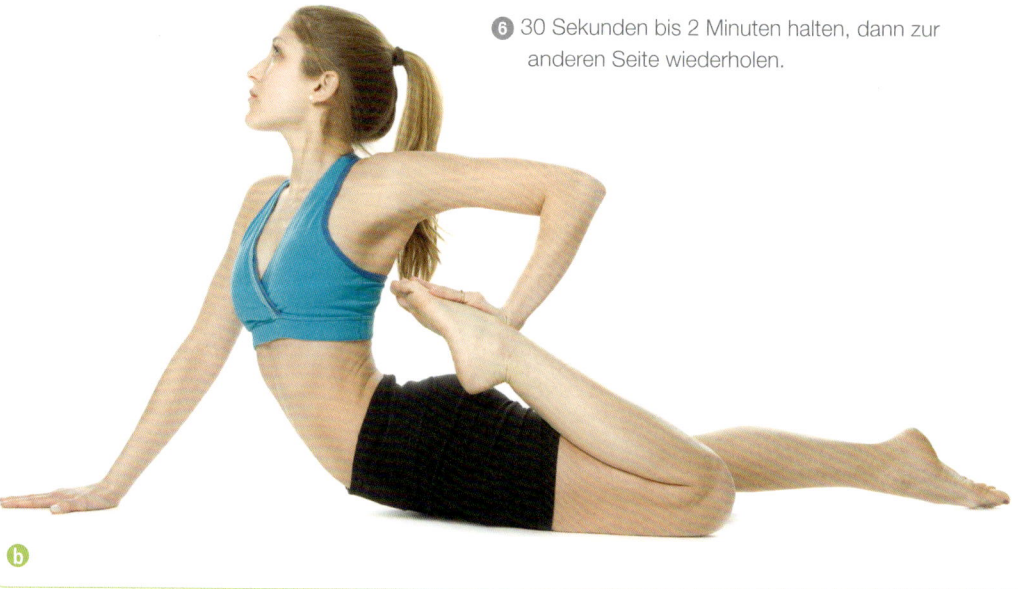

b

ÜBUNGSTIPPS
- Hüften und Schultern parallel nach vorne ausrichten
- sich auf Unterarm und Ellbogen stützen, wenn es schwer fällt, das Gewicht mit einer Hand zu halten

FALSCH
- so fest auf den Fuß drücken, dass das Knie schmerzt
- sich in die Schulter der Stützhand hineinsinken lassen

TRAINING
- Latissimus dorsi
- Quadratus lumborum
- Erector spinae
- Pectoralis major
- Deltoideus medialis
- Transversus abdominis
- Rectus abdominis
- Iliopsoas
- Vastus intermedius
- Rectus femoris
- Sartorius
- Tibialis anterior
- Extensor hallucis

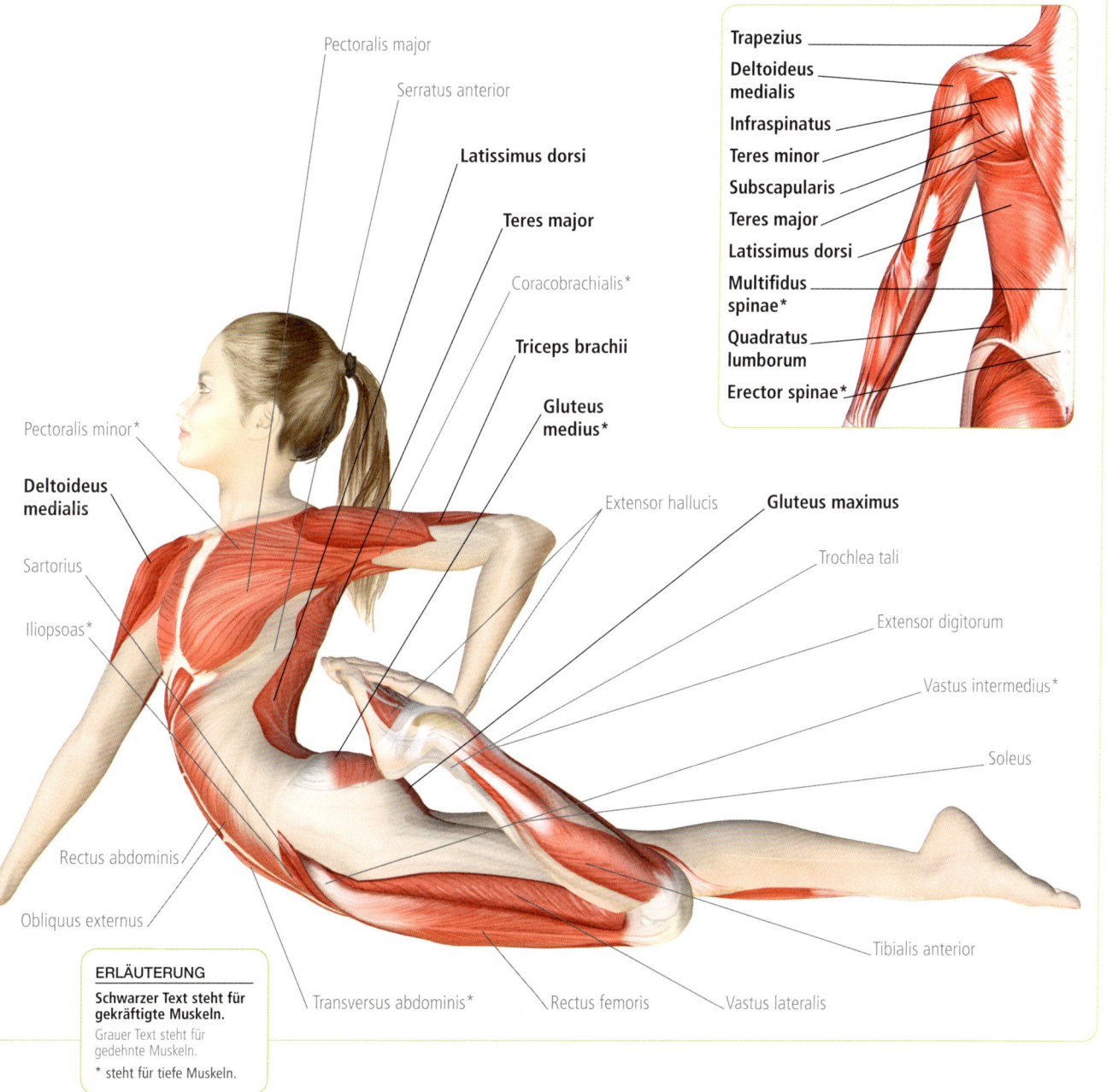

Pectoralis major

Serratus anterior

Latissimus dorsi

Teres major

Coracobrachialis*

Triceps brachii

Gluteus medius*

Pectoralis minor*

Deltoideus medialis

Sartorius

Iliopsoas*

Rectus abdominis

Obliquus externus

Extensor hallucis

Gluteus maximus

Trochlea tali

Extensor digitorum

Vastus intermedius*

Soleus

Tibialis anterior

Transversus abdominis*

Rectus femoris

Vastus lateralis

Trapezius

Deltoideus medialis

Infraspinatus

Teres minor

Subscapularis

Teres major

Latissimus dorsi

Multifidus spinae*

Quadratus lumborum

Erector spinae*

ERLÄUTERUNG
Schwarzer Text steht für gekräftigte Muskeln.

Grauer Text steht für gedehnte Muskeln.

* steht für tiefe Muskeln.

DER BOGEN
(DHANURASANA)

❶ Legen Sie sich auf den Bauch und strecken Sie die Arme neben dem Körper aus. Die Handflächen weisen nach oben.

❷ Stützen Sie das Kinn am Boden ab. Winkeln Sie die Knie an und atmen Sie dabei aus. Umfassen Sie die Sprunggelenke mit den Händen.

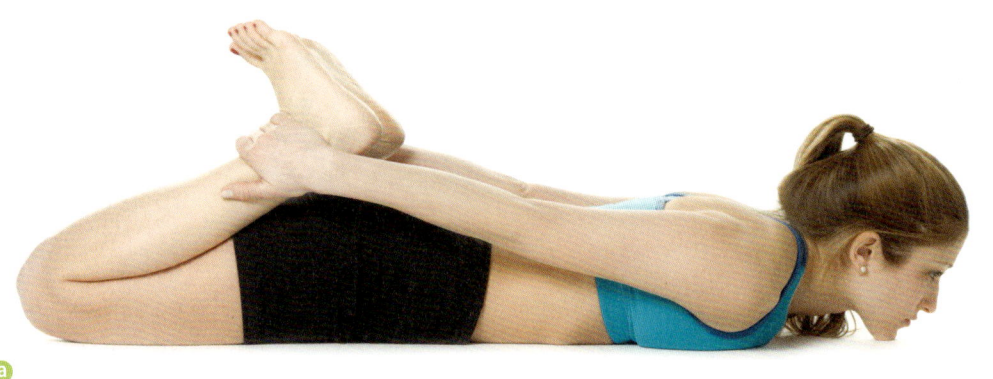

a

AUSSPRACHE & BEDEUTUNG
- Dhanurasana (dan-jur-AAS-anna)
- *dhanu* = Bogen

SCHWIERIGKEITS-GRAD
- fortgeschrittene Anfänger

TRAININGS-VORTEIL
- kräftigt die Wirbel-säule
- dehnt Brustkorb, Bauchmuskeln, Hüftbeuger und Quadrizeps
- regt die Verdauung an

NICHT ANGERATEN BEI
- Kopfschmerzen
- hohem oder niedri-gem Blutdruck
- Rückenverlet-zungen

❸ Atmen Sie ein und heben Sie Brustkorb und Oberschenkel vom Boden ab, indem Sie die Sprunggelenke mit den Händen nach oben ziehen. Verlagern Sie das Gewicht auf die Bauchmuskeln.

❹ Halten Sie den Kopf neutral und öffnen Sie die Beine nicht weiter als hüftbreit. Ziehen Sie das Steißbein nach vorne.

❺ 20 bis 30 Sekunden halten. Ausatmen, die Sprung-gelenke loslassen und die Haltung sanft auflösen.

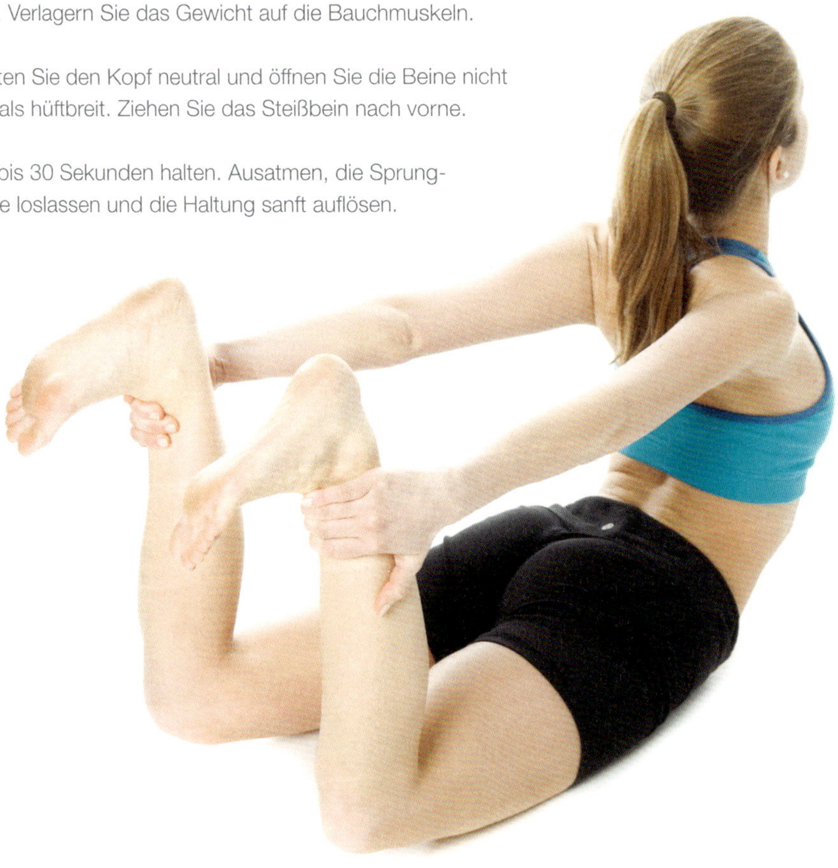

b

FALSCH
- die Luft anhalten – das Atmen kann in der Haltung schwerfallen, daher bewusste, kurze Atemzüge machen
- auf das Becken zurückschaukeln um das Gewicht darauf zu stützen

TRAINING

• Pectoralis major	• Gluteus medius
• Pectoralis minor	• Gluteus maximus
• Deltoideus	• Iliopsoas
• Erector spinae	• Rectus femoris

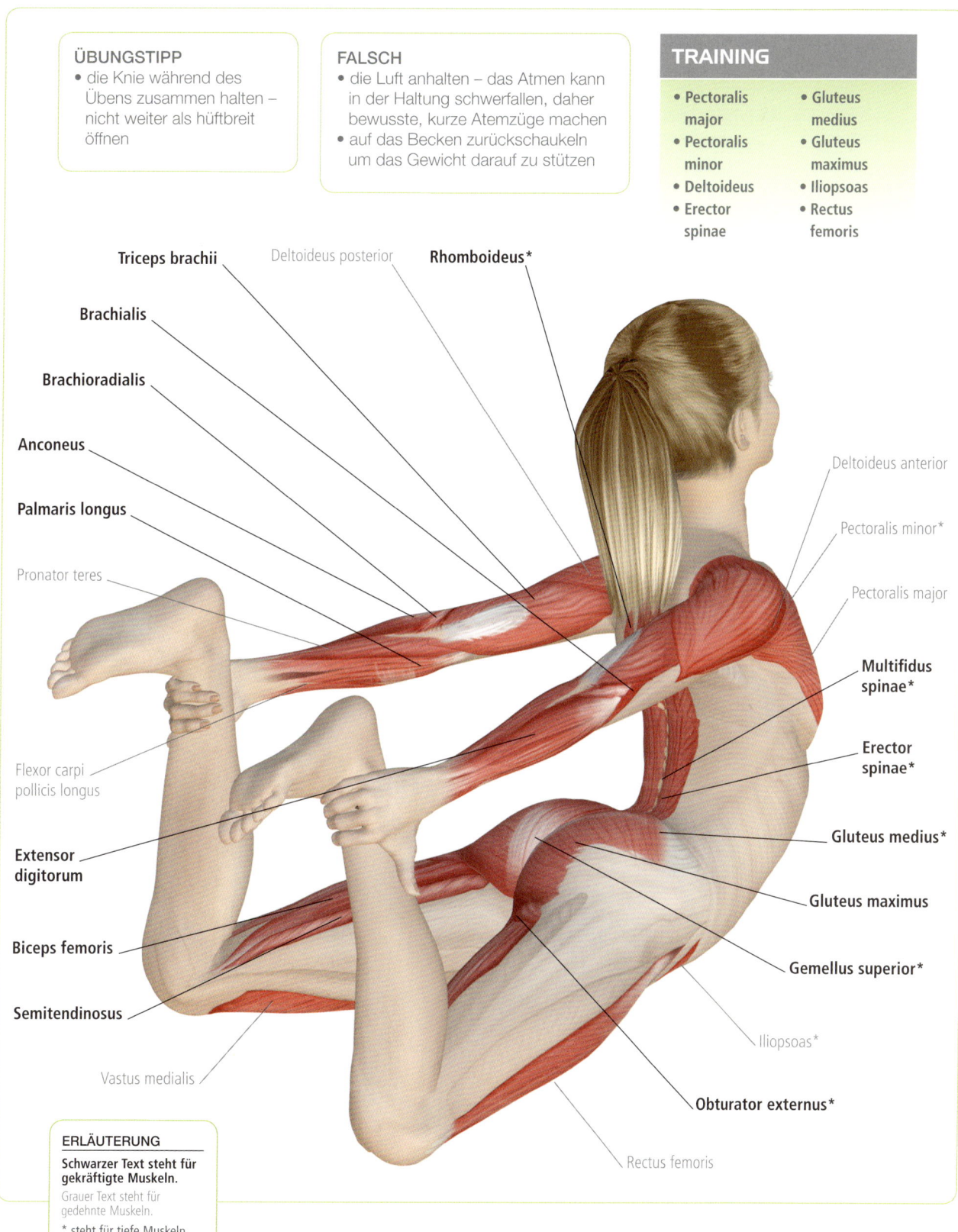

Triceps brachii

Brachialis

Brachioradialis

Anconeus

Palmaris longus

Pronator teres

Flexor carpi pollicis longus

Extensor digitorum

Biceps femoris

Semitendinosus

Vastus medialis

Deltoideus posterior

Rhomboideus*

Deltoideus anterior

Pectoralis minor*

Pectoralis major

Multifidus spinae*

Erector spinae*

Gluteus medius*

Gluteus maximus

Gemellus superior*

Iliopsoas*

Obturator externus*

Rectus femoris

ERLÄUTERUNG

Schwarzer Text steht für gekräftigte Muskeln.

Grauer Text steht für gedehnte Muskeln.

* steht für tiefe Muskeln.

DIE BRÜCKE
(SETU BANDHASANA)

❶ Stellen Sie in Rückenlage die Beine auf, die Fersen sind nah an das Gesäß herangezogen. Die Arme liegen seitlich neben dem Körper am Boden.

❷ Atmen Sie aus, schieben Sie die Füße in den Boden und bringen Sie das Becken nach oben. Die Oberschenkel bilden eine Linie mit den Füßen, die Arme sind lang ausgestreckt und fest mit dem Boden verwurzelt.

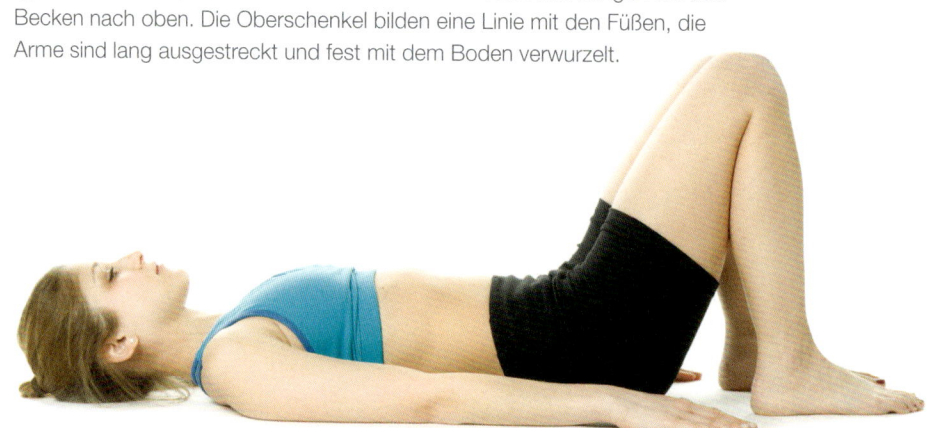

ⓐ

FALSCH
- das Kinn auf die Brust ziehen
- das Becken eher mit den Gesäßmuskeln als mit den hinteren Oberschenkelmuskeln anheben

AUSSPRACHE & BEDEUTUNG
- Setu Bandhasana (SET-tu BAAN-daas-anna)
- *setu* = Damm, Deich, Brücke; *bandha* = halten, zusammenfügen

SCHWIERIGKEITS-GRAD
- Anfänger

TRAININGS-VORTEIL
- kräftigt Oberschenkel und Gesäß
- dehnt Brustkorb und Wirbelsäule
- regt die Verdauung an
- stimuliert die Schildddrüse
- baut Stress ab

NICHT ANGERATEN BEI
- Schulterverlet-zungen
- Rückenverlet-zungen
- Hals-/Nacken-beschwerden

❸ Machen Sie den Nacken lang und heben Sie das Becken höher, sodass der Oberkörper ganz vom Boden gelöst ist.

❹ 30 Sekunden bis 1 Minute halten. Zum Auflösen der Haltung rollen Sie die Wirbelsäule langsam zurück, Wirbel für Wirbel. Atmen Sie dabei aus. Mindestens 1-mal wiederholen.

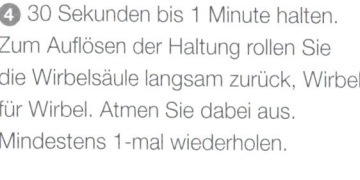

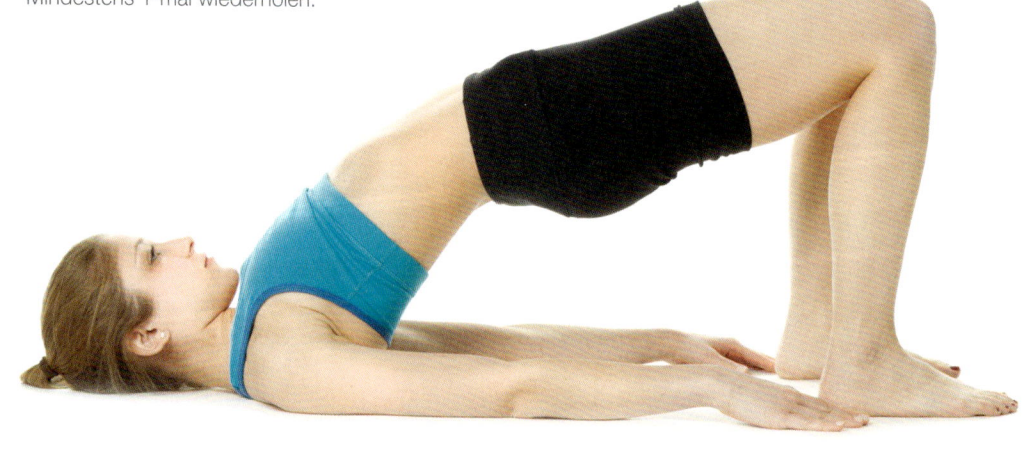

ⓑ

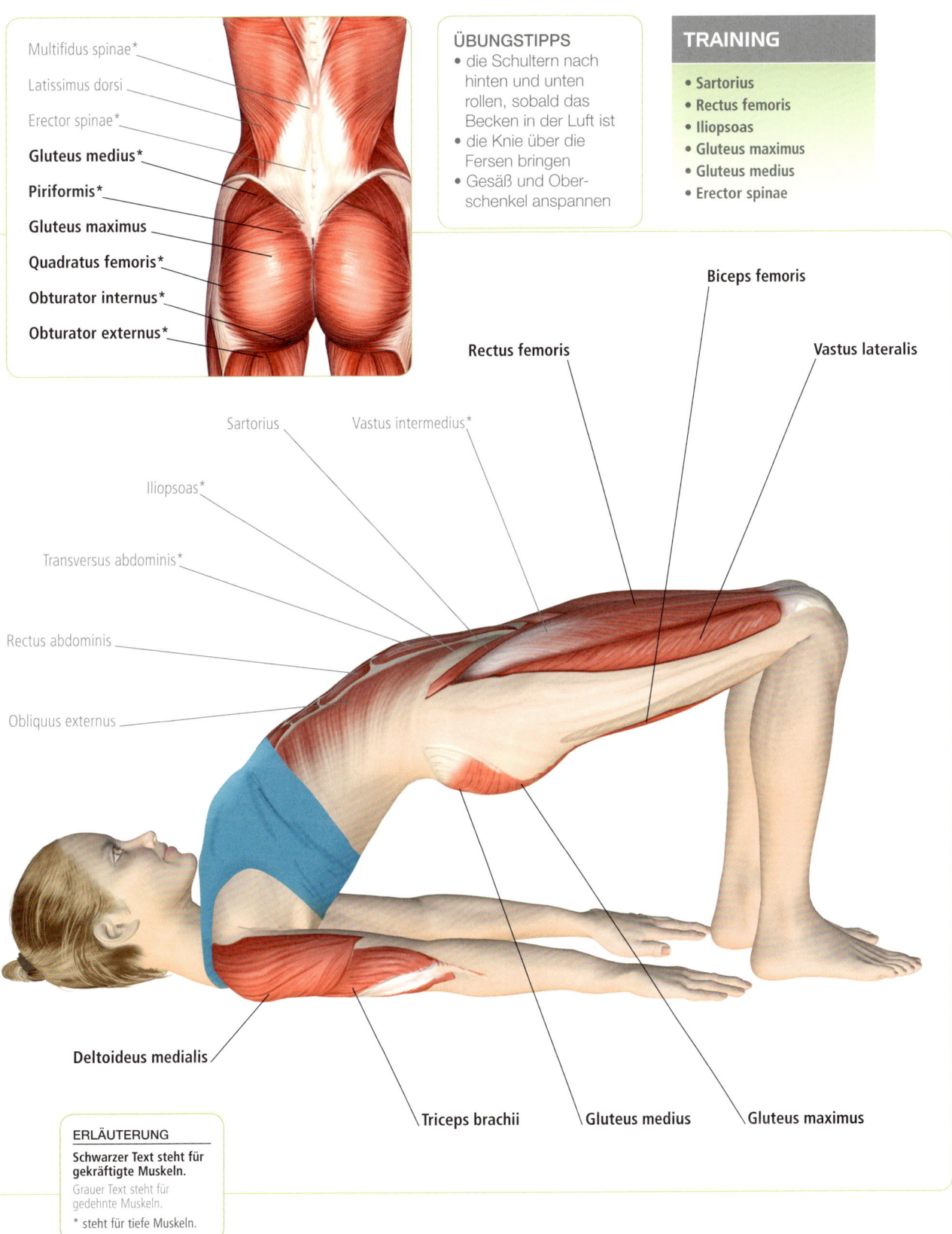

Multifidus spinae*

Latissimus dorsi

Erector spinae*

Gluteus medius*

Piriformis*

Gluteus maximus

Quadratus femoris*

Obturator internus*

Obturator externus*

ÜBUNGSTIPPS
• die Schultern nach
  hinten und unten
  rollen, sobald das
  Becken in der Luft ist
• die Knie über die
  Fersen bringen
• Gesäß und Ober-
  schenkel anspannen

TRAINING
• **Sartorius**
• **Rectus femoris**
• **Iliopsoas**
• **Gluteus maximus**
• **Gluteus medius**
• **Erector spinae**

Biceps femoris

Rectus femoris

Vastus lateralis

Sartorius

Vastus intermedius*

Iliopsoas*

Transversus abdominis*

Rectus abdominis

Obliquus externus

Deltoideus medialis

Triceps brachii

Gluteus medius

Gluteus maximus

ERLÄUTERUNG
**Schwarzer Text steht für
gekräftigte Muskeln.**
Grauer Text steht für
gedehnte Muskeln.
* steht für tiefe Muskeln.

87

UMGEKEHRTER BOGEN
(URDHVA DHANURASANA)

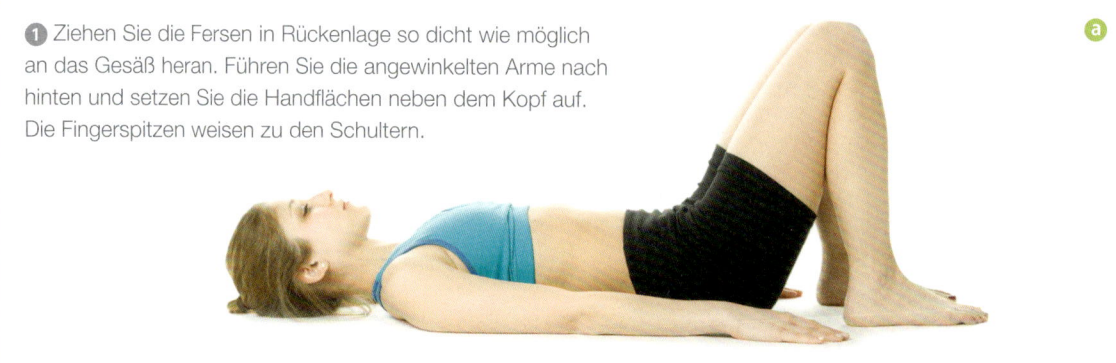

1 Ziehen Sie die Fersen in Rückenlage so dicht wie möglich an das Gesäß heran. Führen Sie die angewinkelten Arme nach hinten und setzen Sie die Handflächen neben dem Kopf auf. Die Fingerspitzen weisen zu den Schultern.

a

2 Heben Sie das Becken, indem Sie ausatmend die Füße in den Boden schieben. Spannen Sie die Oberschenkel an. Die Füße stehen parallel. Drücken Sie sich mit den Händen nach oben, nehmen Sie den Kopf zurück und setzen Sie den Scheitelpunkt auf den Boden.

b

3 Verweilen Sie einige Atemzüge. Schieben Sie das Becken ausatmend über die Hände und Füße Richtung Decke. Strecken Sie Arme und Beine, entspannen Sie den Nacken. Weiten Sie die Schultern und nehmen Sie die Dehnung der Wirbelsäule wahr.

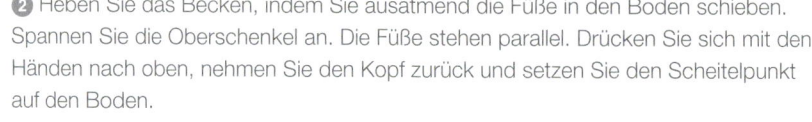

AUSSPRACHE & BEDEUTUNG
- Urdhva Dhanurasana (URD-wa dan-jur-AAS-anna)
- *urdhva* = nach oben; *dhanu* = Bogen
- auch: das Rad

SCHWIERIGKEITS-GRAD
- fortgeschrittene Anfänger / Fortgeschrittene

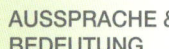

TRAININGS-VORTEIL
- kräftigt Oberschenkel und Gesäß
- dehnt Brust und Wirbelsäule
- verdauungsfördernd
- stimuliert die Schilddrüse
- baut Stress ab

NICHT ANGERATEN BEI
- Rückenverletzungen
- Karpaltunnelsyndrom
- hohem oder niedrigem Blutdruck
- Kopfschmerzen

4 5 bis 30 Sekunden halten. Atmen Sie aus, wenn Sie die Arme wieder beugen und lösen Sie die Haltung langsam. Mindestens 1-mal wiederholen.

c

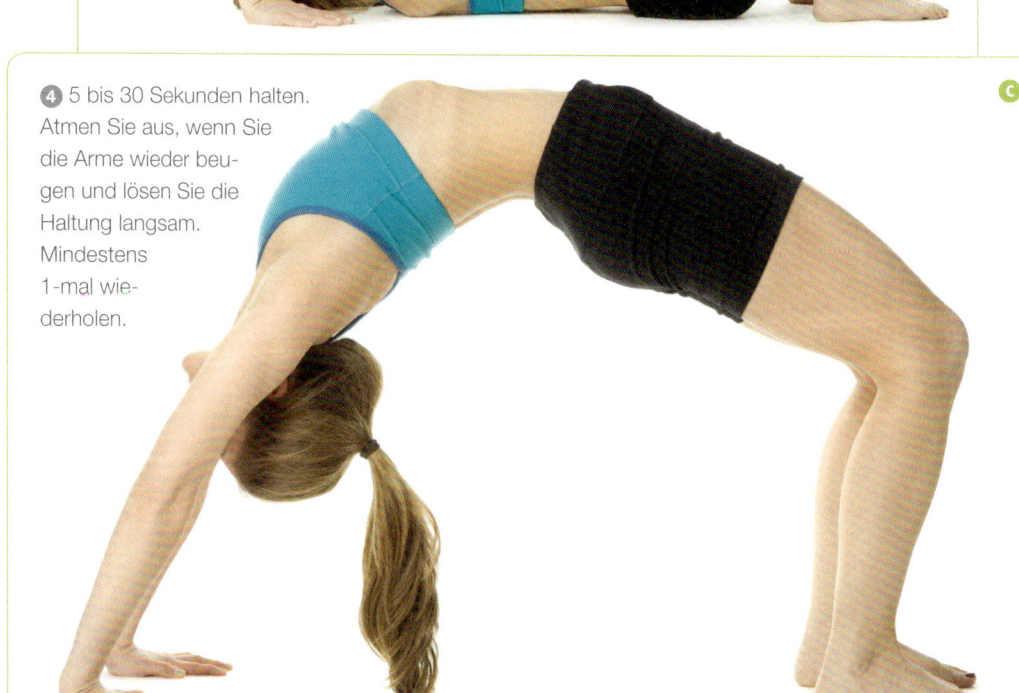

ÜBUNGSTIPPS
- Die Aufwärtsbewegung erfolgt über Schultern, Wirbelsäule und Quadrizeps. Achten Sie darauf, dass die Streckung nicht nur im unteren Rücken stattfindet.
- Die Knie sollten nicht weiter als hüftbreit auseinander stehen.

FALSCH
- die Füße nach außen drehen
- die Ellbogen zur Seite nehmen, um sich in die Haltung zu drücken

TRAINING
- Deltoideus medialis
- Serratus anterior
- Infraspinatus
- Rhomboideus
- Flexor carpi radialis
- Latissimus dorsi
- Trapezius
- Erector spinae
- Gluteus maximus
- Vastus lateralis
- Teres major
- Teres minor

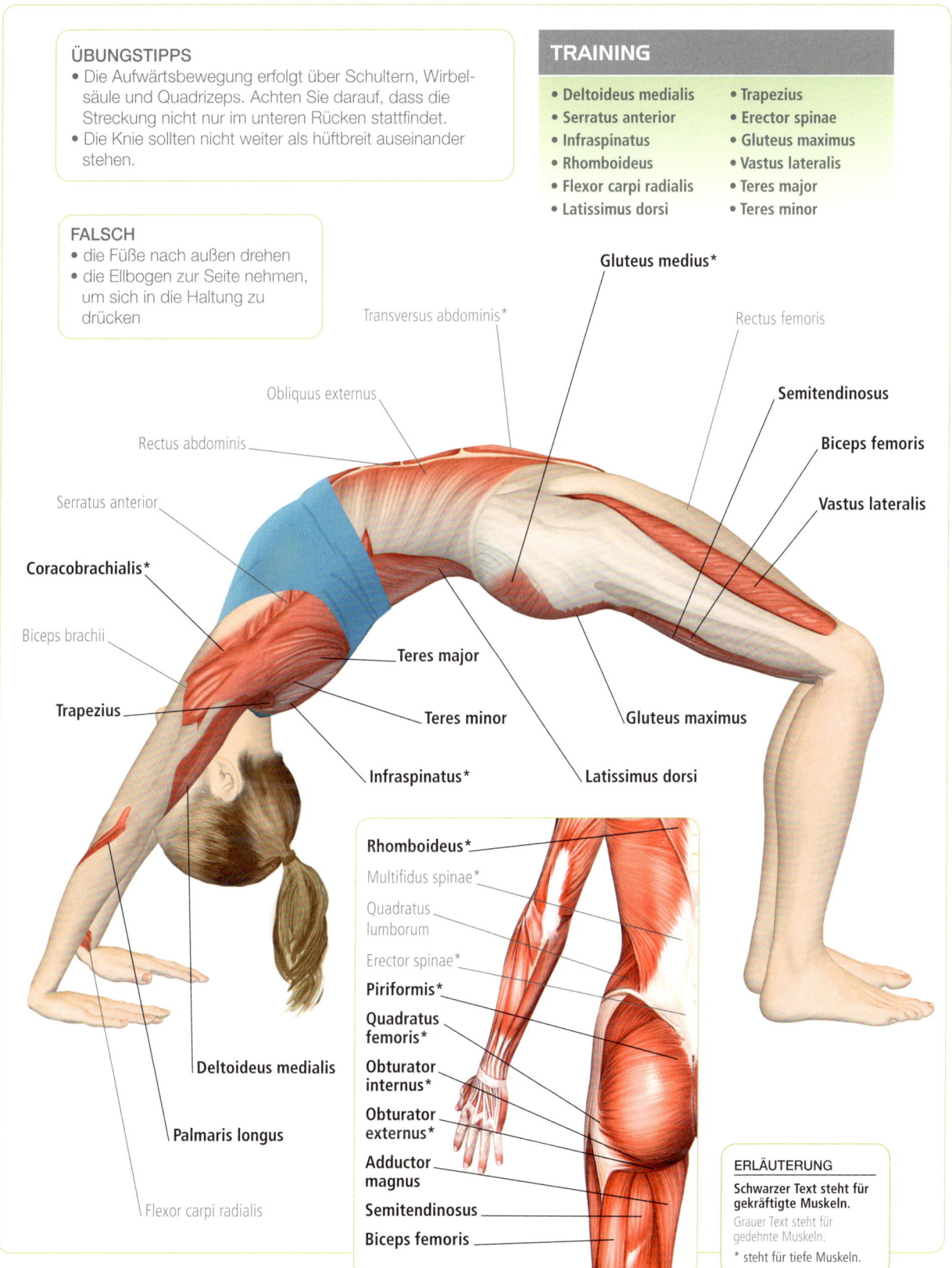

Transversus abdominis*

Gluteus medius*

Rectus femoris

Obliquus externus

Semitendinosus

Rectus abdominis

Biceps femoris

Serratus anterior

Vastus lateralis

Coracobrachialis*

Biceps brachii

Teres major

Trapezius

Teres minor

Gluteus maximus

Infraspinatus*

Latissimus dorsi

Rhomboideus*

Multifidus spinae*

Quadratus lumborum

Erector spinae*

Piriformis*

Quadratus femoris*

Deltoideus medialis

Obturator internus*

Palmaris longus

Obturator externus*

Adductor magnus

Flexor carpi radialis

Semitendinosus

Biceps femoris

ERLÄUTERUNG
Schwarzer Text steht für gekräftigte Muskeln.
Grauer Text steht für gedehnte Muskeln.
* steht für tiefe Muskeln.

DAS KAMEL
(USTRASANA)

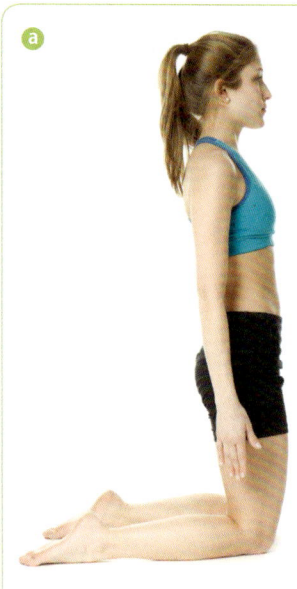

a

❶ Beginnen Sie im Kniestand, die Beine etwa hüftbreit geöffnet. Die Oberschenkel stehen senkrecht zum Boden. Ziehen Sie das Steißbein nach vorne und wachsen Sie mit der Schädeldecke nach oben, um die Wirbelsäule lang zu machen.

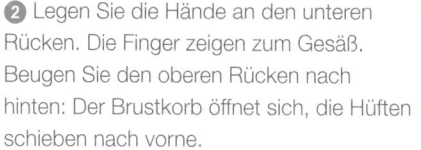

❷ Legen Sie die Hände an den unteren Rücken. Die Finger zeigen zum Gesäß. Beugen Sie den oberen Rücken nach hinten: Der Brustkorb öffnet sich, die Hüften schieben nach vorne.

b

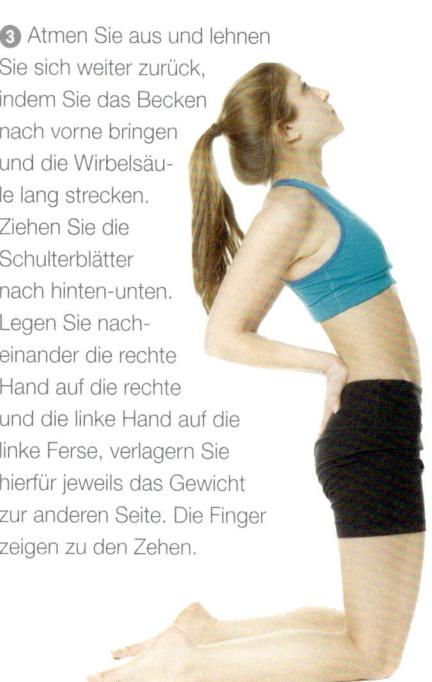

❸ Atmen Sie aus und lehnen Sie sich weiter zurück, indem Sie das Becken nach vorne bringen und die Wirbelsäule lang strecken. Ziehen Sie die Schulterblätter nach hinten-unten. Legen Sie nacheinander die rechte Hand auf die rechte und die linke Hand auf die linke Ferse, verlagern Sie hierfür jeweils das Gewicht zur anderen Seite. Die Finger zeigen zu den Zehen.

AUSSPRACHE & BEDEUTUNG
- Ustrasana (usch-TRAAS-anna)
- *ustra* = Kamel

SCHWIERIGKEITS-GRAD
- fortgeschrittene Anfänger

TRAININGS-VORTEIL
- kräftigt die Wirbelsäule
- dehnt Oberschenkel, Hüftbeuger, Brustkorb und Bauchmuskeln
- regt die Verdauung an

NICHT ANGERATEN BEI
- Rückenverletzungen
- hohem oder niedrigem Blutdruck
- Kopfschmerzen

❹ Halten Sie die Hüfte nach vorne gestreckt und heben Sie die Brust in einem Bogen nach hinten. Lassen Sie den Kopf sanft nach hinten sinken und entspannen Sie den Hals. Das Körpergewicht ruht gleichmäßig auf den Knien.

❺ 20 Sekunden bis 1 Minute halten. Spannen Sie die Bauchmuskeln an, um die Haltung zu lösen, und legen Sie die Hände wieder auf den unteren Rücken. Kehren Sie in die Ausgangsposition zurück.

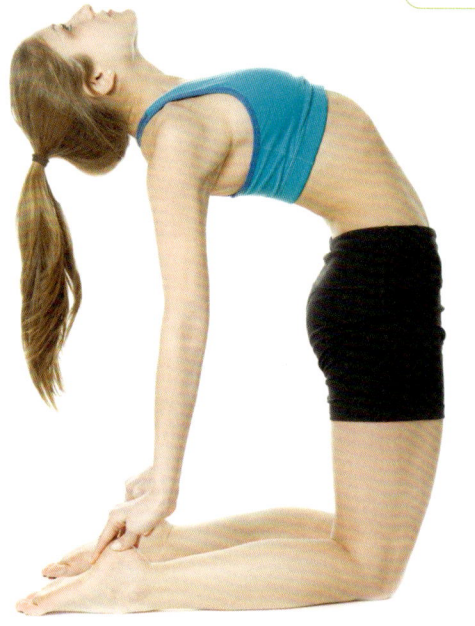

c

FALSCH
- den unteren Rücken komprimieren
- zu schnell in die Rückwärtsbeugung gehen und den Rücken überanstrengen

ÜBUNGSTIPP
- das Becken aktiv nach vorne schieben und die Bauchmuskeln anspannen

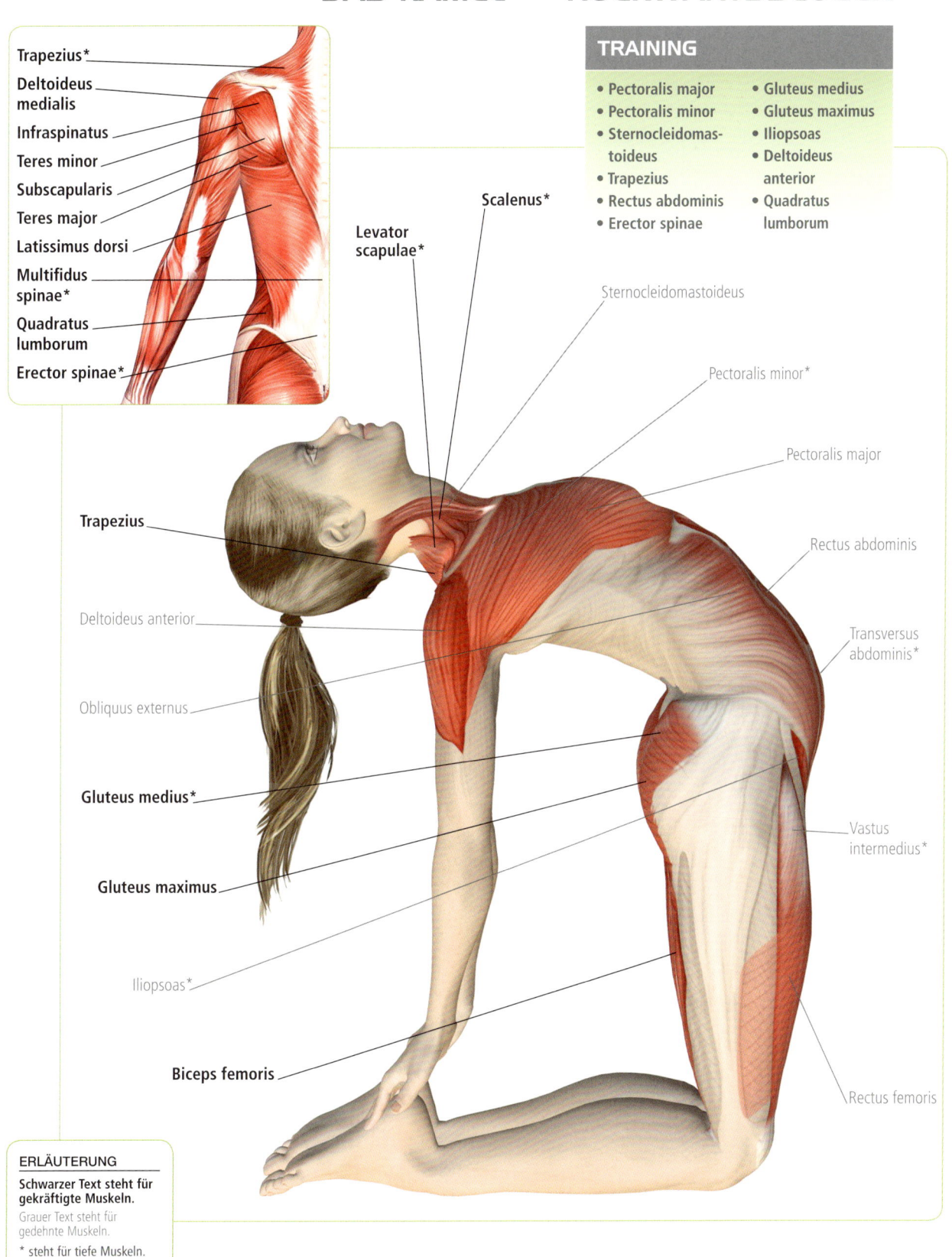

Trapezius*
Deltoideus medialis
Infraspinatus
Teres minor
Subscapularis
Teres major
Latissimus dorsi
Multifidus spinae*
Quadratus lumborum
Erector spinae*

Scalenus*
Levator scapulae*
Sternocleidomastoideus
Pectoralis minor*
Pectoralis major
Rectus abdominis
Transversus abdominis*
Trapezius
Deltoideus anterior
Obliquus externus
Vastus intermedius*
Gluteus medius*
Gluteus maximus
Iliopsoas*
Biceps femoris
Rectus femoris

ERLÄUTERUNG
Schwarzer Text steht für gekräftigte Muskeln.
Grauer Text steht für gedehnte Muskeln.
* steht für tiefe Muskeln.

DER FISCH
(MATSYASANA)

❶ Legen Sie sich auf den Rücken und strecken Sie die Arme neben dem Körper aus. Schieben Sie die Fersen nach vorne, heben Sie das Becken an und platzieren Sie die Hände unter dem Gesäß. Die Handflächen weisen zum Boden.

FALSCH
• das Gewicht auf Kopf und Nacken verlagern
• für die Bogenspannung die Hüfte heben

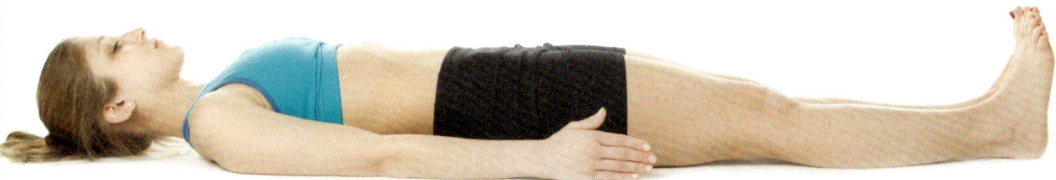

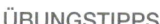

a

ÜBUNGSTIPPS
• Ellbogen und Unterarme dicht am Körper halten
• die Haltung mit gestreckten und angewinkelten Beinen oder im Lotussitz üben (Padmasana, siehe Seite 109)

❷ Legen Sie das Gesäß auf den Händen ab und strecken Sie die Beine. Atmen Sie ein, winkeln Sie die Arme leicht an und schieben Sie die Unterarme in den Boden. Heben Sie Brustkorb und Kopf an, sodass der obere Rücken einen Bogen beschreibt.

❸ Lassen Sie den Kopf sanft nach hinten sinken und setzen Sie den Scheitelpunkt auf den Boden. Die Ellbogen tragen den Hauptteil des Körpergewichts.

❹ 15 bis 30 Sekunden halten.

AUSSPRACHE & BEDEUTUNG
• Matsyasana (mats-JAAS-anna)
• *matsya* = Fisch

SCHWIERIGKEITS-GRAD
• Anfänger / fortgeschrittene Anfänger

TRAININGS-VORTEIL
• dehnt Brustkorb und Bauchmuskeln
• kräftigt Nacken, Schultern und Wirbelsäule
• verbessert die Körperhaltung

NICHT ANGERATEN BEI
• Rückenverletzungen
• hohem oder niedrigem Blutdruck
• Kopfschmerzen

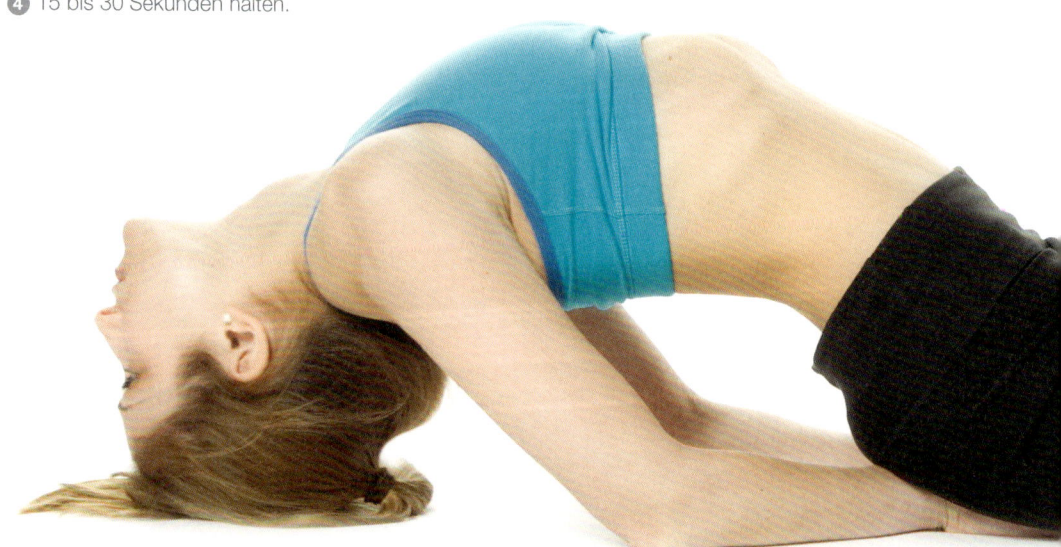

b

c

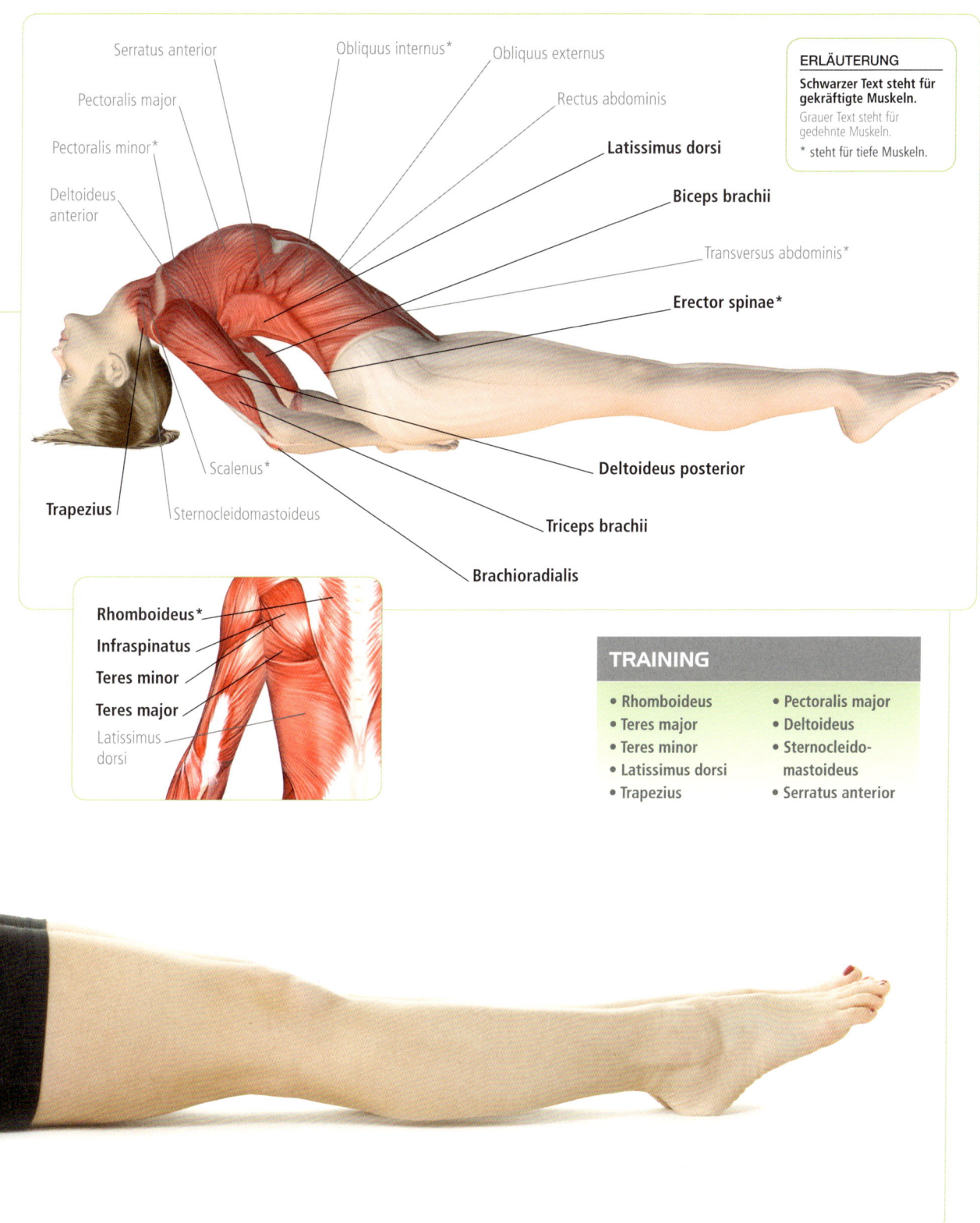

Serratus anterior

Obliquus internus*

Obliquus externus

Pectoralis major

Rectus abdominis

Pectoralis minor*

Latissimus dorsi

Deltoideus
anterior

Biceps brachii

Transversus abdominis*

Erector spinae*

Scalenus*

Deltoideus posterior

Trapezius

Sternocleidomastoideus

Triceps brachii

Brachioradialis

ERLÄUTERUNG

**Schwarzer Text steht für
gekräftigte Muskeln.**

Grauer Text steht für
gedehnte Muskeln.

* steht für tiefe Muskeln.

Rhomboideus*

Infraspinatus

Teres minor

Teres major

Latissimus
dorsi

TRAINING

- Rhomboideus
- Teres major
- Teres minor
- Latissimus dorsi
- Trapezius
- Pectoralis major
- Deltoideus
- Sternocleido-
  mastoideus
- Serratus anterior

DIE HEUSCHRECKE
(SALABHASANA)

❶ Legen Sie sich auf den Bauch und strecken Sie die Arme neben dem Körper nach hinten aus, die Handflächen liegen auf dem Boden. Drehen Sie die Beine zueinander, sodass die Knie gerade zum Boden zeigen.

ⓐ

❷ Spannen Sie die Gesäßmuskeln an, atmen Sie ein und heben Sie gleichzeitig Kopf, Brust, Arme und Beine. Strecken Sie Arme und Beine nach hinten, die Arme sind parallel zum Boden ausgerichtet. Heben Sie Beine und Brustkorb so hoch wie möglich an. Das Becken und die unteren Bauchmuskeln stabilisieren den Körper am Boden, der Kopf bleibt in Neutralstellung.

❸ 30 Sekunden bis 1 Minute halten. 1- bis 2-mal wiederholen.

AUSSPRACHE & BEDEUTUNG
- Salabhasana (scha-la-BAAS-anna)
- *salabha* = Heuschrecke, Grashüpfer

SCHWIERIGKEITS-GRAD
- Anfänger

TRAININGS-VORTEIL
- kräftigt Wirbel-säule, Gesäß, Arme und Beine
- dehnt Hüftbeuger, Brustkorb und Bauchmuskeln
- regt die Verdauung an

NICHT ANGERATEN BEI
- Rückenverletzungen

FALSCH
- die Knie beugen
- den Atem anhalten
.

ÜBUNGSTIPPS
- den Nacken lang machen
- das Brustbein anheben, um die ganze Wirbelsäule zu strecken

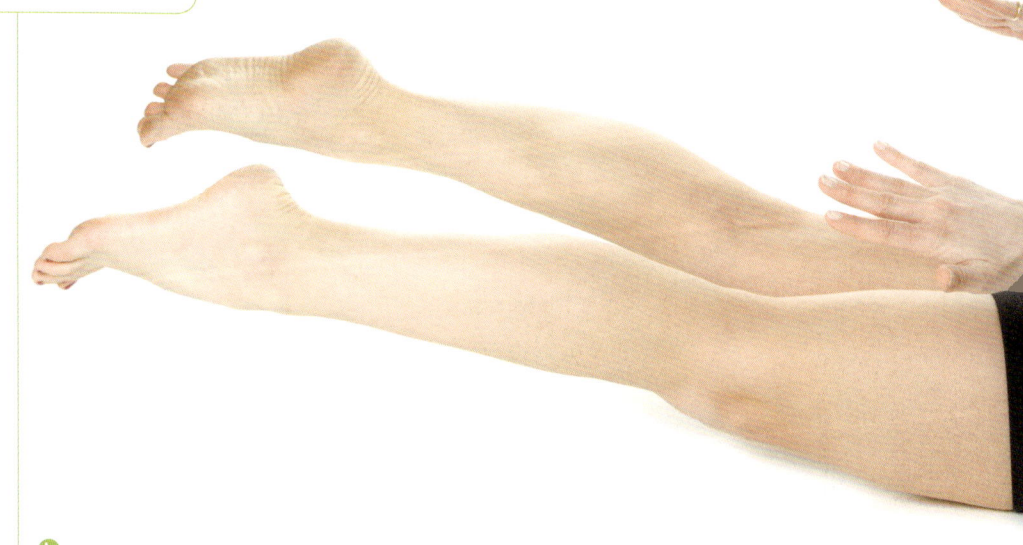

ⓑ

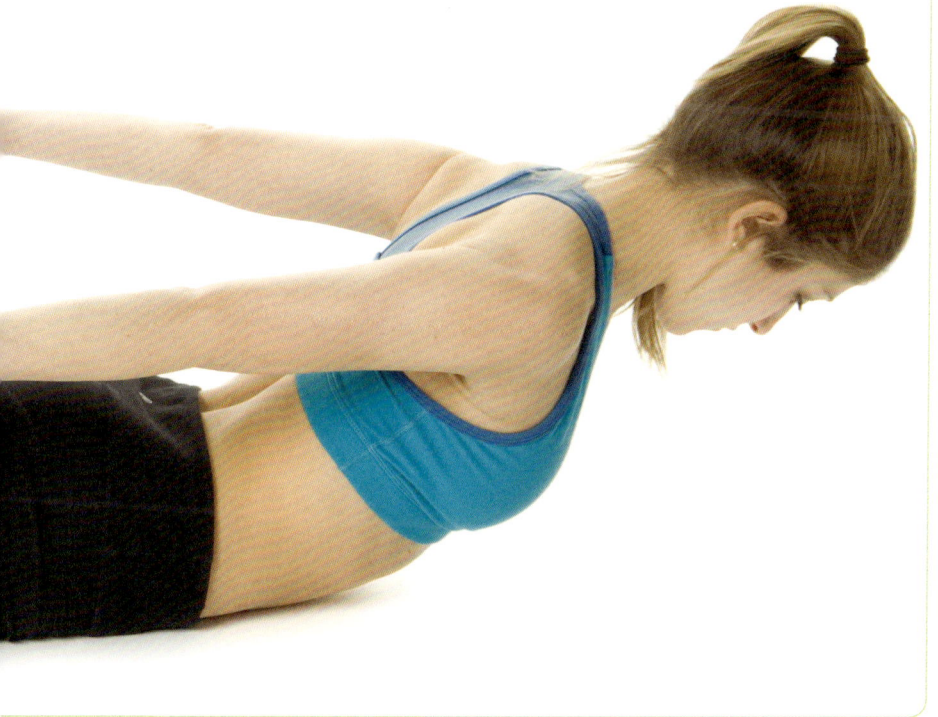

ERLÄUTERUNG

Schwarzer Text steht für gekräftigte Muskeln.

Grauer Text steht für gedehnte Muskeln.

* steht für tiefe Muskeln.

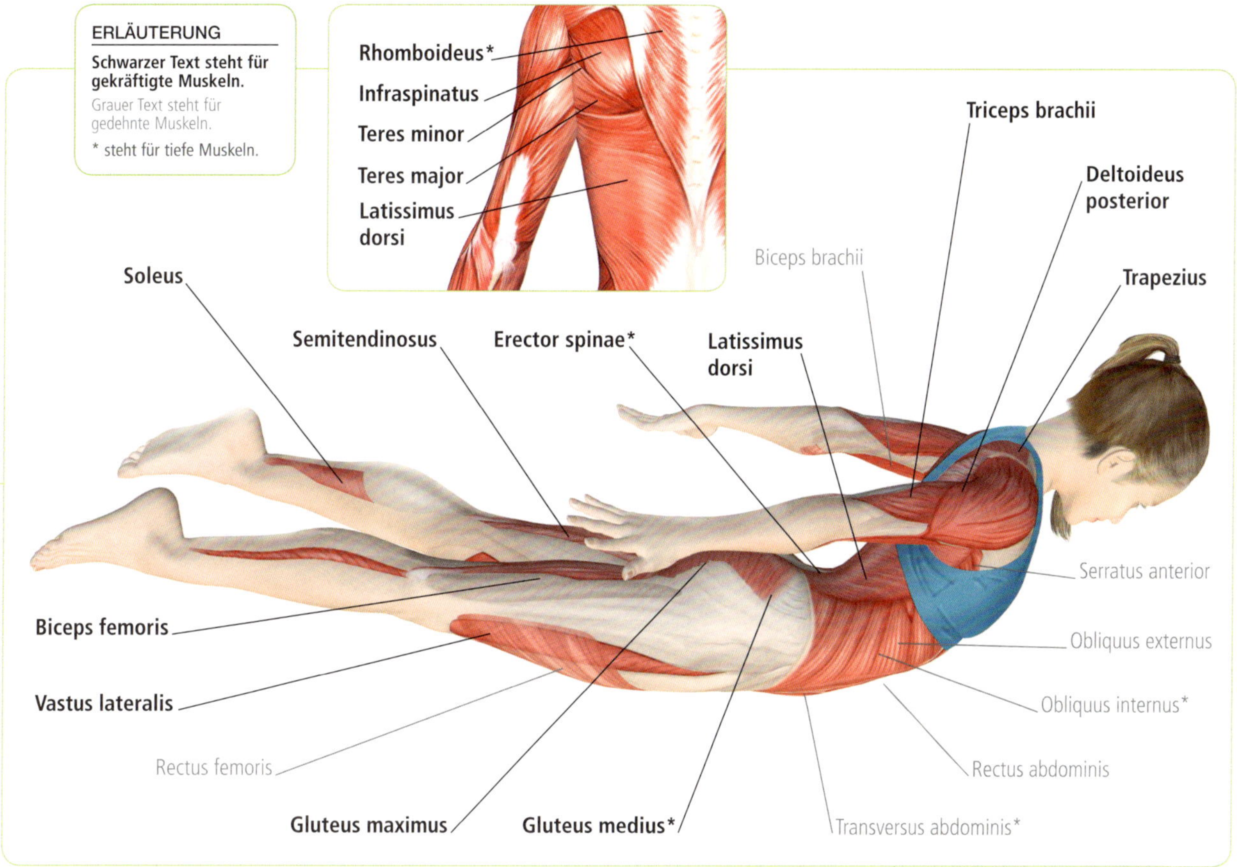

Rhomboideus*

Infraspinatus

Teres minor

Teres major

Latissimus dorsi

Triceps brachii

Deltoideus posterior

Biceps brachii

Trapezius

Soleus

Semitendinosus

Erector spinae*

Latissimus dorsi

Serratus anterior

Obliquus externus

Obliquus internus*

Biceps femoris

Vastus lateralis

Rectus femoris

Rectus abdominis

Gluteus maximus

Gluteus medius*

Transversus abdominis*

TRAINING

- Rhomboideus
- Infraspinatus
- Teres major
- Latissimus dorsi
- Deltoideus
- Erector spinae
- Trapezius
- Gluteus maximus
- Gluteus medius

DIE TAUBE
(EKA PADA RAJAKAPOTASANA)

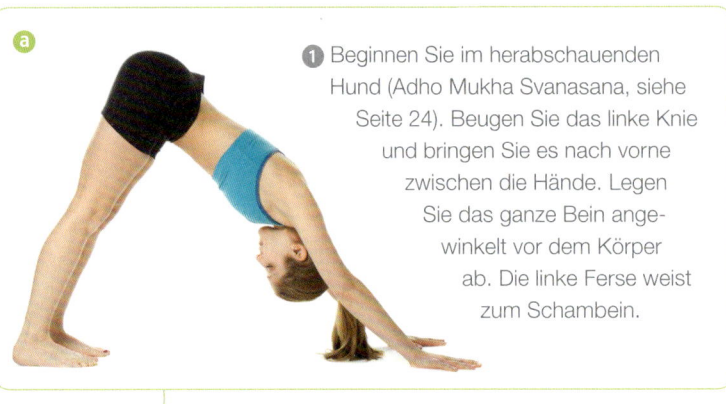

① Beginnen Sie im herabschauenden Hund (Adho Mukha Svanasana, siehe Seite 24). Beugen Sie das linke Knie und bringen Sie es nach vorne zwischen die Hände. Legen Sie das ganze Bein angewinkelt vor dem Körper ab. Die linke Ferse weist zum Schambein.

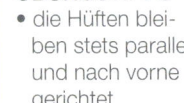

FALSCH
- durch Komprimieren des unteren Rückens einen verspannten Brust- und Schulterbereich ausgleichen
- das hintere Knie seitlich abkippen

② Strecken Sie das rechte Bein nach hinten aus. Die Hüften stehen parallel zum Mattenrand. Das rechte Knie liegt gerade am Boden.

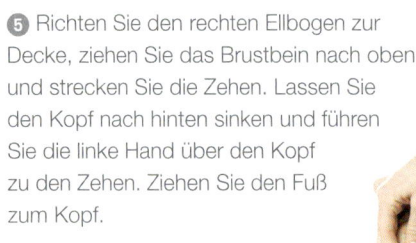

③ Öffnen Sie den Brustkorb weit nach vorne und richten Sie den Rumpf mithilfe der Fingerkuppen auf. Drücken Sie Hüften und Schambein aktiv zu Boden.

④ Beugen Sie das rechte Knie. Führen Sie die rechte Hand nach hinten, umfassen Sie von außen den rechten Fuß und ziehen Sie die Ferse Richtung Gesäß. Mit der anderen Hand können Sie sich für die Balance vor dem Körper am Boden abstützen.

⑤ Richten Sie den rechten Ellbogen zur Decke, ziehen Sie das Brustbein nach oben und strecken Sie die Zehen. Lassen Sie den Kopf nach hinten sinken und führen Sie die linke Hand über den Kopf zu den Zehen. Ziehen Sie den Fuß zum Kopf.

⑥ 10 Sekunden bis 1 Minute halten. Die Haltung lösen und in den herabschauenden Hund zurückkehren. Zur anderen Seite wiederholen.

ÜBUNGSTIPPS
- die Hüften bleiben stets parallel und nach vorne gerichtet
- die Leisten so tief wie möglich Richtung Boden ziehen, um die Sitzposition zu stabilisieren

AUSSPRACHE & BEDEUTUNG
- Eka Pada Rajakapotasana (e-ka pa-DA ra-DSCHAA-ka-po-TAAS-anna)
- *eka* = eins; *pada* = Fuß oder Bein; *raja* = König; *kapota* = Taube

SCHWIERIGKEITS-GRAD
- Fortgeschrittene

TRAININGS-VORTEIL
- dehnt Hüften, Oberschenkel, Wirbelsäule, Brustkorb, Schultern, Hals/Nacken und Bauchmuskeln
- kräftigt die Wirbelsäule

NICHT ANGERATEN BEI
- Hüftverletzungen und -schäden
- Rückenverletzungen
- Knieverletzungen

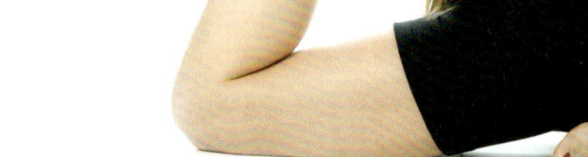

DIE TAUBE • RÜCKWÄRTSBEUGEN

VARIANTEN

Leichter: Die Taube ist eine Übung für Fortgeschrittene, die Beweglichkeit der Hüften, Wirbelsäule und des Brustkorbs erfordert. Man profitiert jedoch auch von dieser Haltung, ohne mit beiden Händen über den Kopf zu reichen: Winkeln Sie das linke Bein vor dem Körper an und strecken Sie das rechte nach hinten aus. Winkeln Sie den rechten Unterschenkel an, die Zehen weisen zur Decke. Halten Sie den Rumpf aufrecht, stützen Sie sich mit den Fingerkuppen der linken Hand ab. Umfassen Sie den rechten Fuß von innen mit der rechten Hand. Wachsen Sie in der Wirbelsäule nach oben und heben Sie das Brustbein an. 10 Sekunden bis 1 Minute halten, die Seite wechseln.

Leichter: Führen Sie Schritte 1 und 2 aus. Legen Sie den Oberkörper ausatmend auf dem linken Schienbein ab, die Arme sind ausgestreckt.

TRAINING

- **Quadratus lumborum**
- **Latissimus dorsi**
- **Sartorius**
- **Vastus intermedius**
- **Iliopsoas**
- **Serratus anterior**
- **Obliquus externus**
- **Pectoralis major**
- **Pectoralis minor**
- **Rectus abdominis**

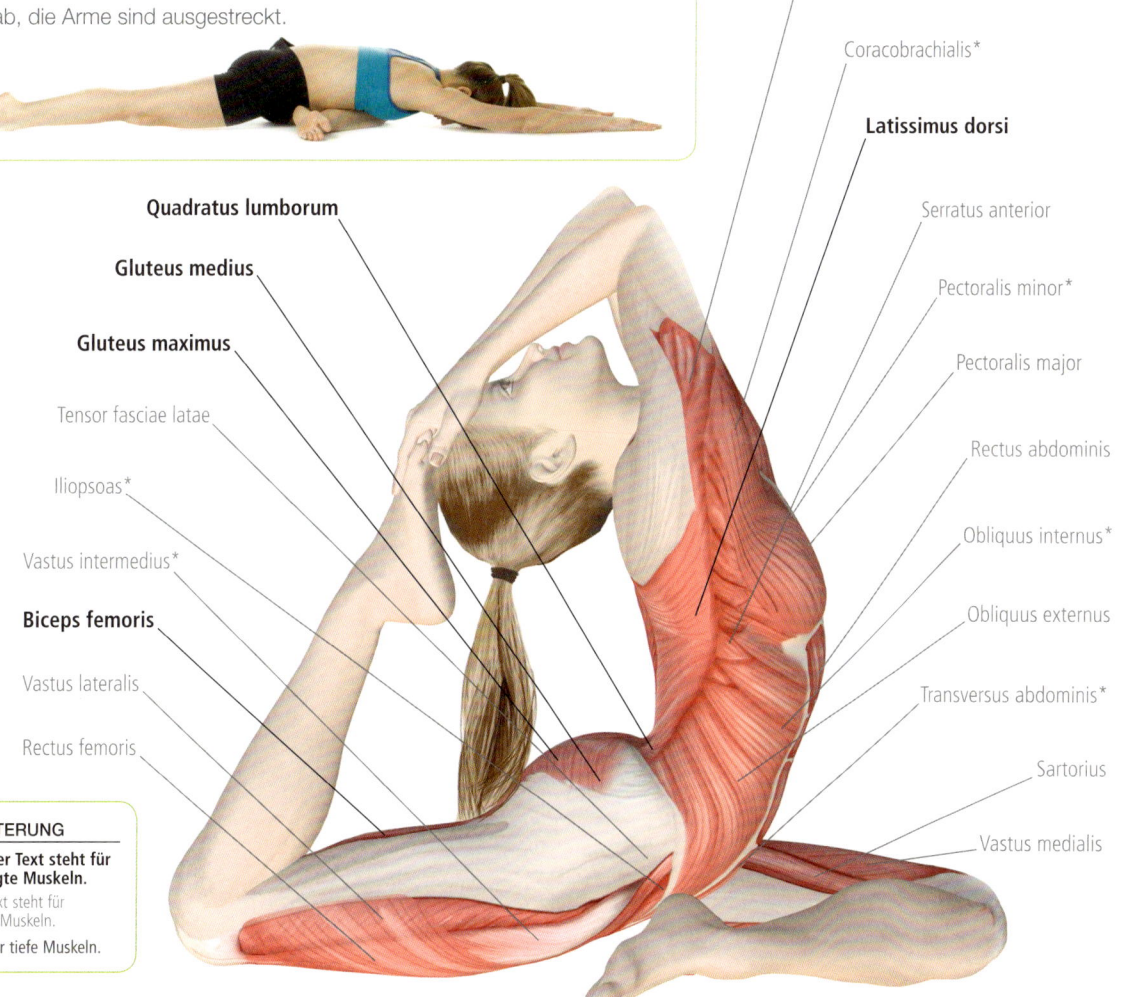

Deltoideus medialis

Coracobrachialis*

Latissimus dorsi

Serratus anterior

Pectoralis minor*

Pectoralis major

Rectus abdominis

Obliquus internus*

Obliquus externus

Transversus abdominis*

Sartorius

Vastus medialis

Quadratus lumborum

Gluteus medius

Gluteus maximus

Tensor fasciae latae

Iliopsoas*

Vastus intermedius*

Biceps femoris

Vastus lateralis

Rectus femoris

ERLÄUTERUNG

Schwarzer Text steht für gekräftigte Muskeln.

Grauer Text steht für gedehnte Muskeln.

* steht für tiefe Muskeln.

DER TÄNZER
(NATARAJASANA)

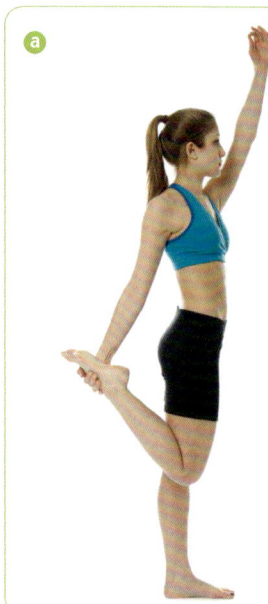

a

❶ Beginnen Sie in der Berghaltung (Tadasana, siehe Seite 32). Winkeln Sie das rechte Knie an und ziehen Sie die rechte Ferse zum Gesäß. Spannen Sie die Oberschenkelmuskeln des linken Beins an. Halten Sie die Hüften gerade und parallel, die Sitzbeinhöcker zeigen nach unten.

❷ Drehen Sie die rechte Handfläche nach außen und umfassen Sie den angewinkelten Fuß von innen. Ziehen Sie die Wirbelsäule vom Steißbein bis zum Nacken in die Länge.

❸ Strecken Sie den rechten Fuß gegen den Widerstand der Hand nach oben und hinten. Richten Sie gleichzeitig den linken Arm zur Decke und heben Sie das Brustbein an. So vermeiden Sie, dass der Oberkörper nach vorne kippt.

FALSCH
• nach unten schauen – dadurch verliert man leicht die Balance
• den unteren Rücken komprimieren

AUSSPRACHE & BEDEUTUNG
• Natarajasana (na-ta-radsch-AAS-anna)
• *nata* = Tänzer; *raja* = König
• auch: König des Tanzes

SCHWIERIGKEITS-GRAD
• Fortgeschrittene

TRAININGS-VORTEIL
• dehnt Oberschenkel, Leisten, Bauchmuskeln, Schultern und Brustkorb
• kräftigt die Wirbelsäule, Oberschenkel, Hüften und Sprunggelenke
• verbessert das Gleichgewicht

NICHT ANGERATEN BEI
• Rückenverletzungen
• niedrigem Blutdruck

❹ 20 Sekunden bis 1 Minute halten. Die Haltung lösen und zur anderen Seite wiederholen.

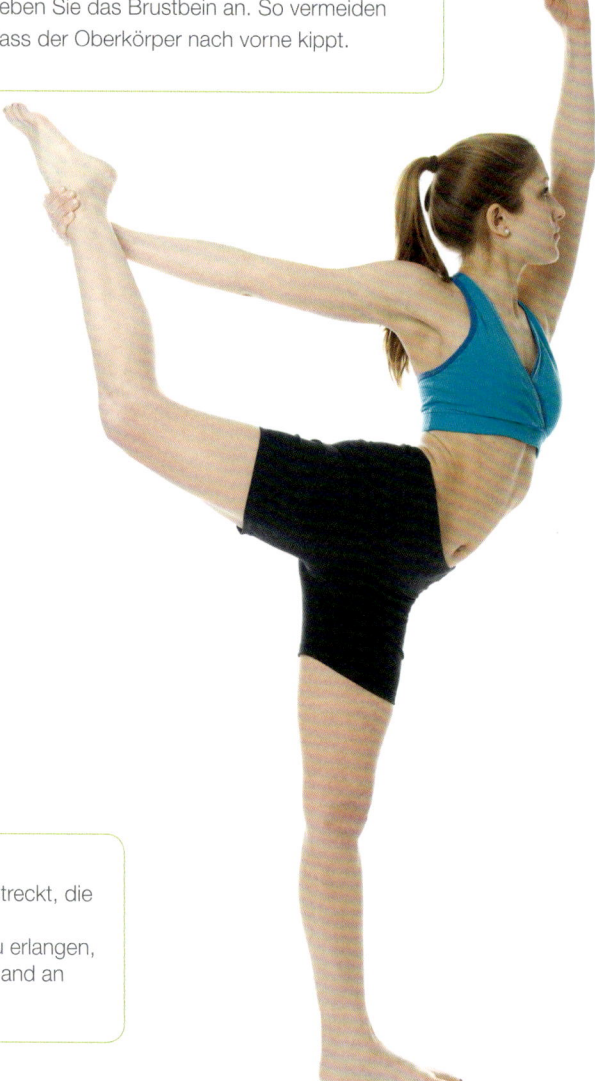

b

ÜBUNGSTIPPS
• das Standbein bleibt gestreckt, die Muskulatur aktiv
• um das Gleichgewicht zu erlangen, zunächst mit der freien Hand an einer Wand abstützen

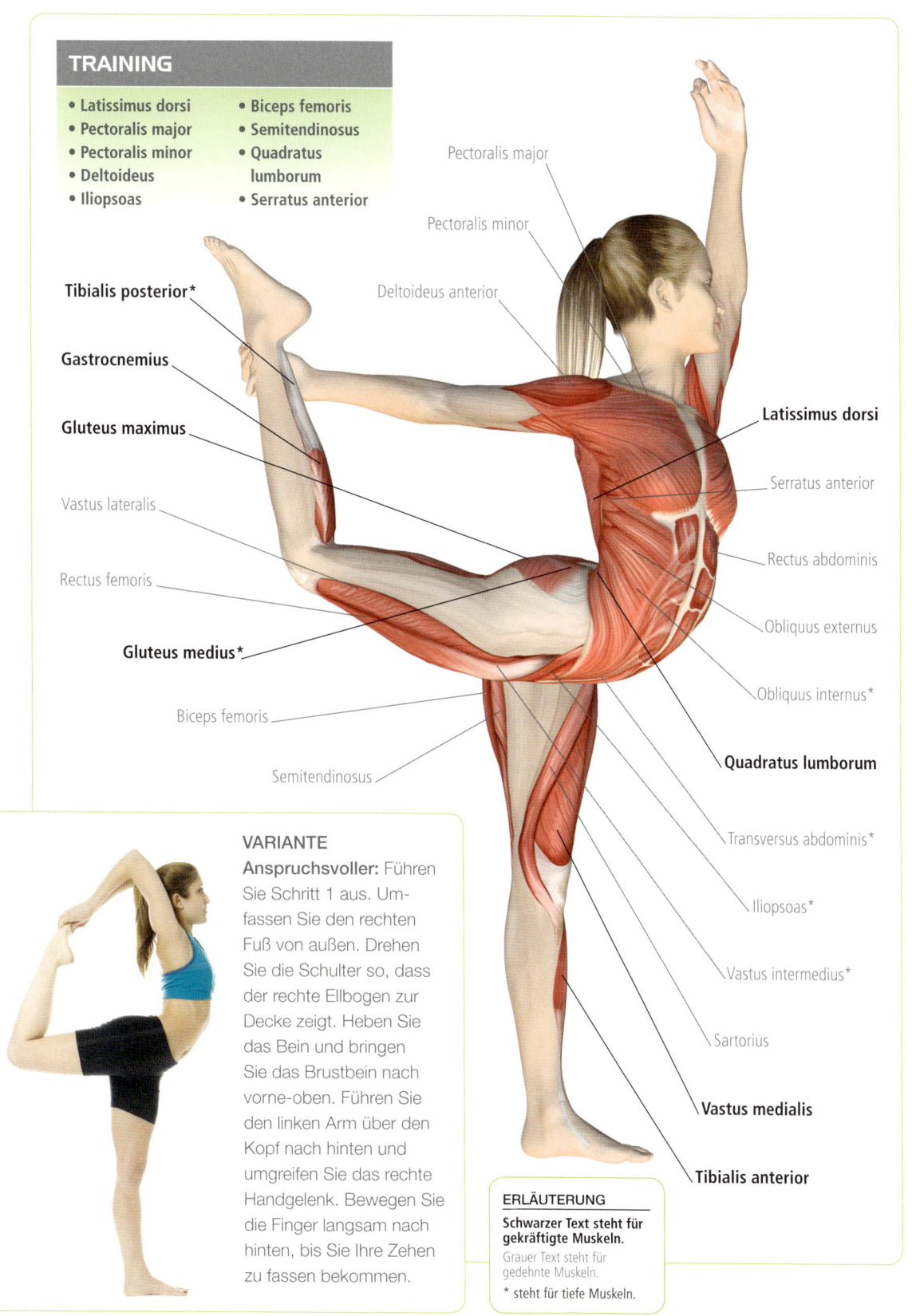

TRAINING

- Latissimus dorsi
- Pectoralis major
- Pectoralis minor
- Deltoideus
- Iliopsoas
- Biceps femoris
- Semitendinosus
- Quadratus lumborum
- Serratus anterior

Pectoralis major

Pectoralis minor

Deltoideus anterior

Tibialis posterior*

Gastrocnemius

Gluteus maximus

Vastus lateralis

Rectus femoris

Gluteus medius*

Biceps femoris

Semitendinosus

Latissimus dorsi

Serratus anterior

Rectus abdominis

Obliquus externus

Obliquus internus*

Quadratus lumborum

Transversus abdominis*

Iliopsoas*

Vastus intermedius*

Sartorius

Vastus medialis

Tibialis anterior

VARIANTE

Anspruchsvoller: Führen Sie Schritt 1 aus. Umfassen Sie den rechten Fuß von außen. Drehen Sie die Schulter so, dass der rechte Ellbogen zur Decke zeigt. Heben Sie das Bein und bringen Sie das Brustbein nach vorne-oben. Führen Sie den linken Arm über den Kopf nach hinten und umgreifen Sie das rechte Handgelenk. Bewegen Sie die Finger langsam nach hinten, bis Sie Ihre Zehen zu fassen bekommen.

ERLÄUTERUNG

Schwarzer Text steht für gekräftigte Muskeln.

Grauer Text steht für gedehnte Muskeln.

* steht für tiefe Muskeln.

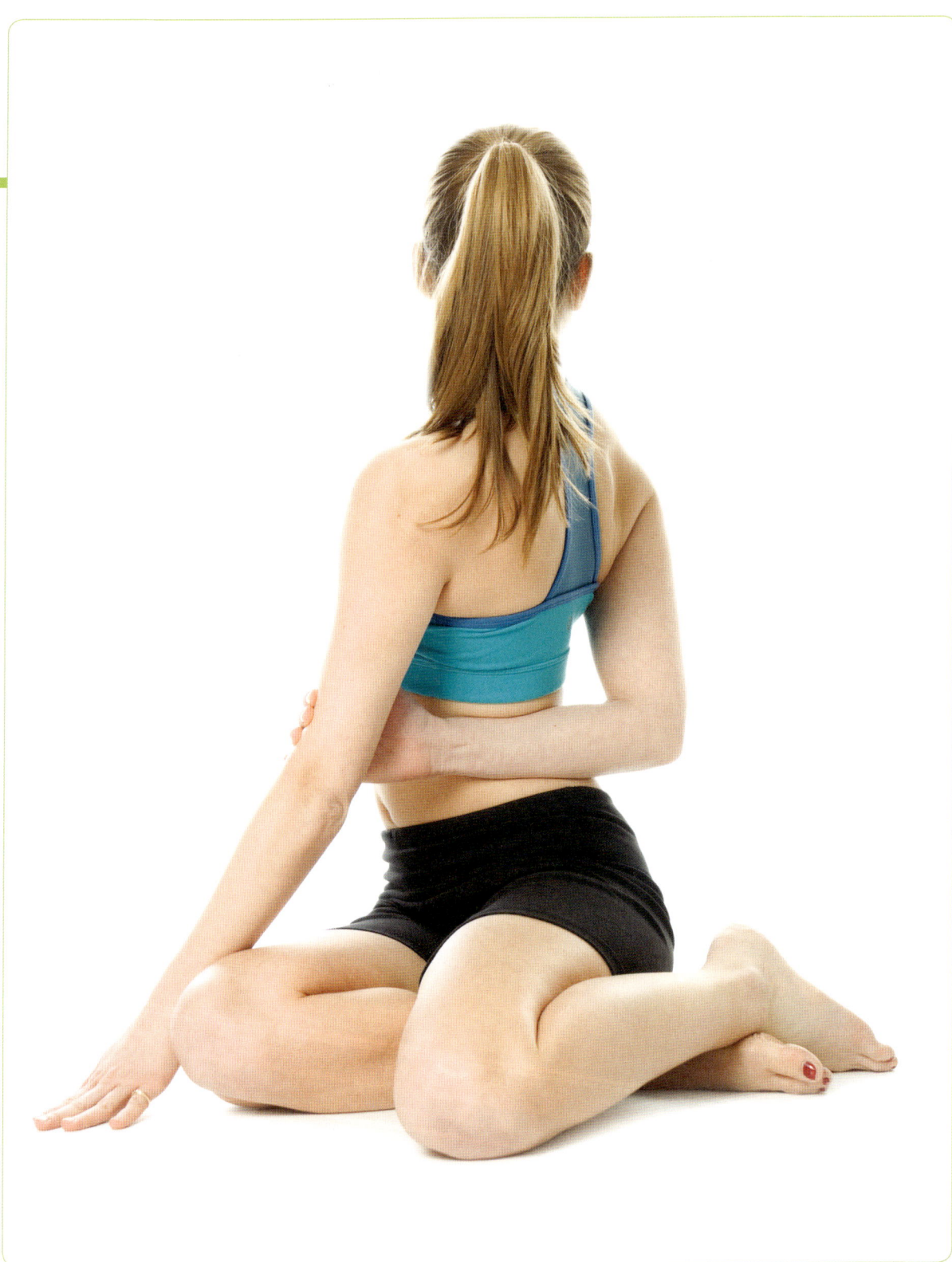

SITZ- UND DREHHALTUNGEN

Sitz- und Drehhaltungen wirken einer vornübergebeugten Körperhaltung wohltuend entgegen und beleben die Rückenmuskulatur. Sitzhaltungen, die mit aufgerichteter Wirbelsäule und gleichmäßig auf den Sitzbeinhöckern verteiltem Körpergewicht geübt werden, öffnen Hüften, Leisten, das Becken und den unteren Rücken. Diese Asanas sind eher statisch, sodass man sich dabei gut auf die Atmung und die Ausrichtung des Körpers konzentrieren kann.

In den Drehhaltungen werden die jeweils gegenüberliegenden Muskelgruppen auf beiden Körperseiten kontrahiert und gedehnt, die inneren Organe werden zunächst komprimiert und beim Lösen der Haltungen aktiviert: Dies hat eine reinigende Wirkung auf den Blutkreislauf, da eingelagerte Giftstoffe beseitigt werden. Achten Sie bei der Ausführung der Drehungen darauf, die Wirbelsäule so lang wie möglich zu machen, dadurch vergrößert sich der Rotationsradius.

HELDENSITZ
(VIRASANA)

❶ Beginnen Sie im Vierfüßlerstand. Die Oberschenkel stehen senkrecht zum Boden, die Knie sind hüftbreit, die Füße etwas weiter geöffnet.

❷ Schließen Sie die Knie, üben Sie Druck auf die Fußrücken aus. Verlagern Sie das Gewicht etwas nach vorn, atmen Sie aus und setzen Sie sich langsam nach hinten ab.

❸ Bringen Sie das Gesäß zwischen den Fersen zum Boden.

❹ Heben Sie das Brustbein an, nehmen Sie die Schultern nach unten und hinten. Richten Sie das Steißbein senkrecht nach unten, um auf beiden Sitzbeinhöckern zu sitzen. Legen Sie die Hände auf die Oberschenkel und ziehen Sie die Bauchmuskeln nach innen zur Wirbelsäule.

❺ 30 Sekunden bis 1 Minute halten.

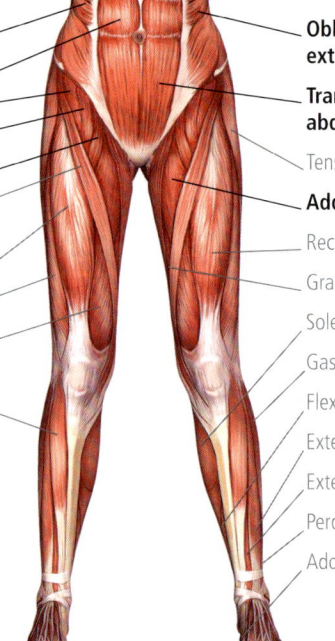

FALSCH
- die Schultern zu den Ohren hochziehen
- die Fußsohlen nach außen drehen
- auf die Fersen setzen

AUSSPRACHE & BEDEUTUNG
- Virasana (wir-AAS-anna)
- *vira* = Mann, Held, Anführer

SCHWIERIGKEITS-GRAD
- Anfänger

TRAININGS-VORTEIL
- lockert Oberschenkel, Knie und Sprunggelenke
- Gegenhaltung zu hüftöffnenden Stellungen wie dem Lotussitz (Padmasana, siehe Seite109)
- bringt als Meditationshaltung den Geist zur Ruhe
- wirkt gegen hohen Blutdruck

NICHT ANGERATEN BEI
- Knieverletzungen
- Sprunggelenksverletzungen

ÜBUNGSTIPP
- Wer zu Knieschmerzen neigt, setzt sich auf eine gefaltete Decke, um das Becken höher zu stellen. Drehen Sie die großen Zehen etwas nach innen, damit die Fußrücken flach aufliegen.

ERLÄUTERUNG
Schwarzer Text steht für gekräftigte Muskeln.
Grauer Text steht für gedehnte Muskeln.
* steht für tiefe Muskeln.

Obliquus internus
Rectus abdominis
Iliopsoas*
Iliacus*
Pectineus*
Sartorius
Vastus intermedius*
Vastus lateralis
Vastus medialis
Tibialis anterior

Obliquus externus
Transversus abdominis*
Tensor fasciae latae
Adductor longus
Rectus femoris
Gracilis*
Soleus
Gastrocnemius
Flexor digitorum
Extensor digitorum
Extensor hallucis
Peroneus
Adductor hallucis

TRAINING
- Rectus femoris
- Vastus intermedius
- Tensor fasciae latae
- Sartorius
- Vastus medialis
- Vastus lateralis
- Tibialis anterior
- Extensor hallucis
- Peroneus

LIEGENDER HELD
(SUPTA VIRASANA)

1 Beginnen Sie im Heldensitz (Virasana, siehe links). Sie sollten bequem mit dem ganzen Gesäß am Boden verweilen können.

2 Neigen Sie den Oberkörper langsam nach hinten. Atmen Sie dabei aus und stützen Sie sich zunächst mit den Händen hinter dem Körper ab. Kommen Sie dann auf die Ellbogen hinunter.

3 Legen Sie sich auf den Rücken. Legen Sie die Arme seitlich und mit nach oben weisenden Handflächen ab. Machen Sie den unteren Rücken lang und schieben Sie die Knie zueinander und zum Boden.

4 30 Sekunden bis 1 Minute halten.

TRAINING

• Iliopsoas	• Vastus intermedius
• Pectineus	• Vastus medialis
• Sartorius	• Tibialis anterior
• Biceps femoris	• Rectus femoris

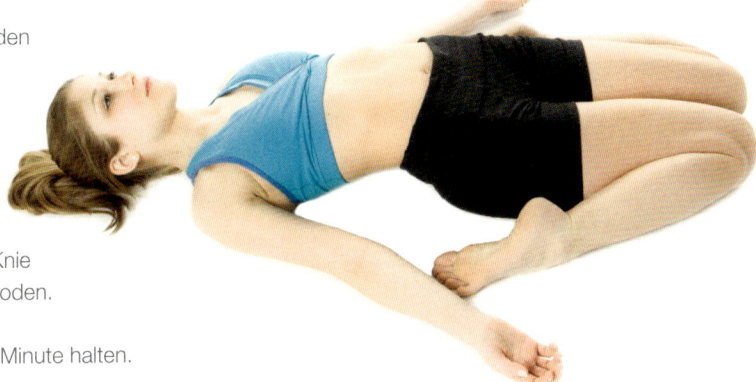

ÜBUNGSTIPP
• gefaltete Decken als Unterlage für Rücken und Nacken erleichtern es, den Rumpf aus dem Heldensitz nach hinten bis auf den Boden abzusenken

FALSCH
• die Knie weiter als hüftbreit öffnen
• sich mit Schwung nach hinten legen, anstatt den Rücken mit jedem Atemzug entspannt tiefer sinken zu lassen

AUSSPRACHE & BEDEUTUNG
• Supta Virasana (sup-ta wir-AAS-anna)
• *supta* = rückwärts-neigen, hinlegen; *vira* = Mann, Held, Anführer

SCHWIERIGKEITS-GRAD
• fortgeschrittene Anfänger

TRAININGS-VORTEIL
• lockert Ober-schenkel, Knie, Hüftbeuger und Sprunggelenke
• regt die Verdauung an
• lindert Arthritis
• lindert Atem-probleme

NICHT ANGERATEN BEI
• Knieverletzungen
• Sprunggelenks-verletzungen
• Rücken-beschwerden

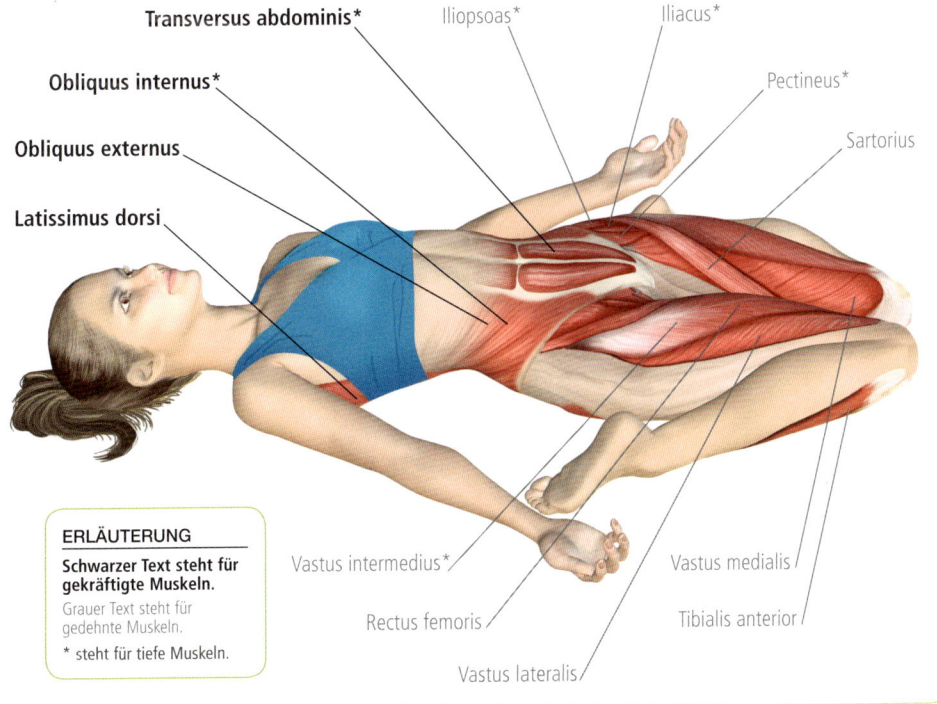

Transversus abdominis*
Iliopsoas*
Iliacus*
Obliquus internus*
Pectineus*
Obliquus externus
Sartorius
Latissimus dorsi
Vastus intermedius*
Vastus medialis
Rectus femoris
Tibialis anterior
Vastus lateralis

ERLÄUTERUNG
Schwarzer Text steht für gekräftigte Muskeln.
Grauer Text steht für gedehnte Muskeln.
* steht für tiefe Muskeln.

DER SCHMETTERLING
(BADDHA KONASANA)

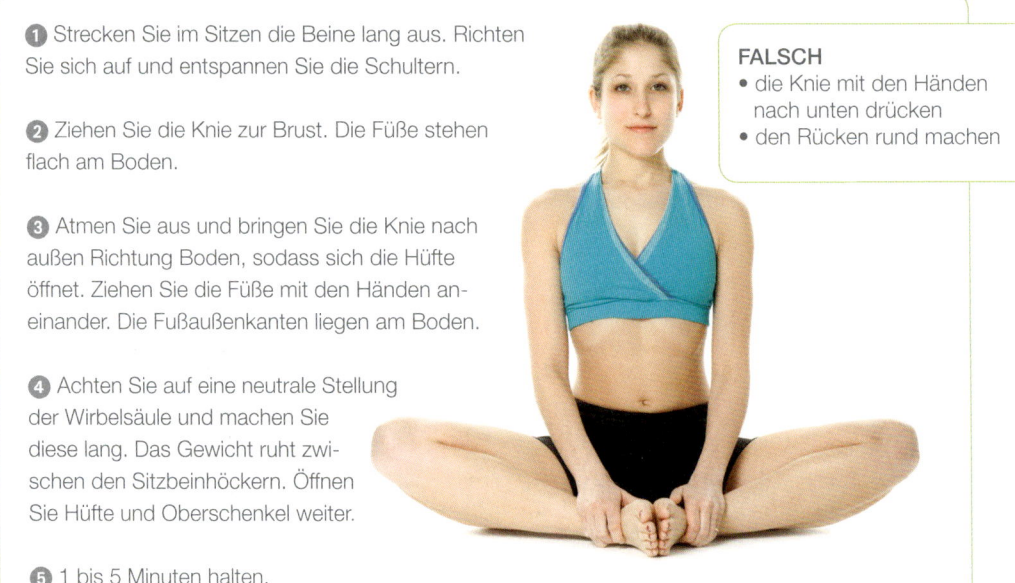

① Strecken Sie im Sitzen die Beine lang aus. Richten Sie sich auf und entspannen Sie die Schultern.

② Ziehen Sie die Knie zur Brust. Die Füße stehen flach am Boden.

③ Atmen Sie aus und bringen Sie die Knie nach außen Richtung Boden, sodass sich die Hüfte öffnet. Ziehen Sie die Füße mit den Händen an-einander. Die Fußaußenkanten liegen am Boden.

④ Achten Sie auf eine neutrale Stellung der Wirbelsäule und machen Sie diese lang. Das Gewicht ruht zwischen den Sitzbeinhöckern. Öffnen Sie Hüfte und Oberschenkel weiter.

⑤ 1 bis 5 Minuten halten.

FALSCH
• die Knie mit den Händen nach unten drücken
• den Rücken rund machen

AUSSPRACHE & BEDEUTUNG
• Baddha Konasana (BA-da kon-AAS-anna)
• *baddha* = geschlossen; *kona* = Winkel
• auch: geschlossener Winkelsitz

SCHWIERIGKEITSGRAD
• Anfänger

TRAININGSVORTEIL
• dehnt die inneren Oberschenkel, Leisten und Knie
• lindert Menstruationsbeschwerden

NICHT ANGERATEN BEI
• Knieverletzungen
• Leistenverletzungen

ÜBUNGSTIPPS
• die Wirbelsäule aufrichten, das Brustbein anheben und die Schultern nach hinten rollen, sodass der Rücken eine gerade Linie von den Sitzbeinhöckern bis zu den Schultern bildet
• bei Verhärtungen der inneren Oberschenkelmuskeln und der Leisten auf den Rand einer gefalteten Decke setzen
• wenn die Haltung leicht fällt – die Dehnung durch Vorbeugen verstärken, wobei das Brustbein die Bewegung führt

TRAINING
• Iliopsoas
• Tensor fasciae latae
• Adductor magnus
• Adductor longus
• Iliacus

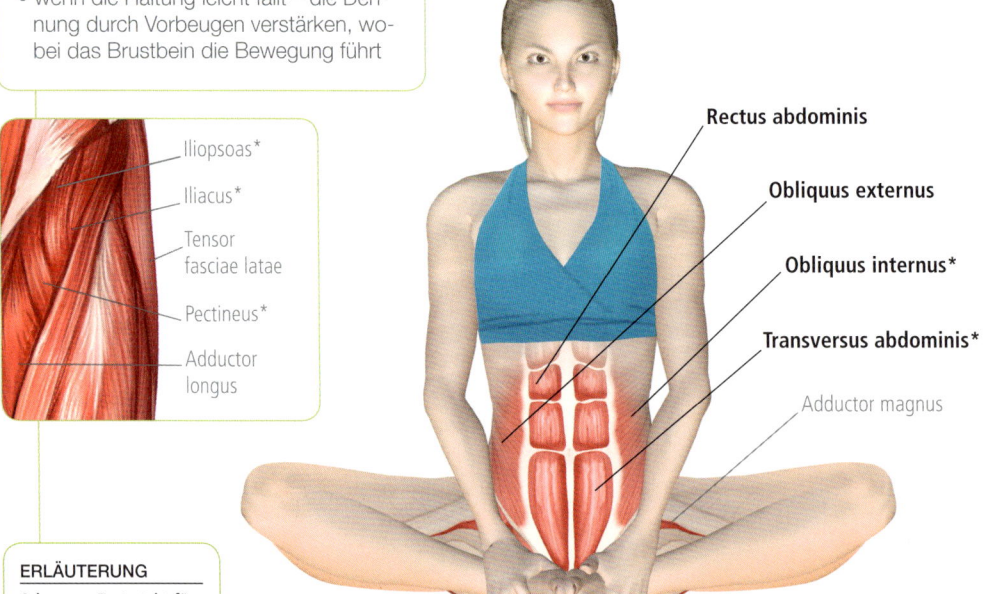

Iliopsoas*
Iliacus*
Tensor fasciae latae
Pectineus*
Adductor longus

Rectus abdominis
Obliquus externus
Obliquus internus*
Transversus abdominis*
Adductor magnus

ERLÄUTERUNG
Schwarzer Text steht für gekräftigte Muskeln.
Grauer Text steht für gedehnte Muskeln.
* steht für tiefe Muskeln.

DOPPELTE TAUBE
(AGNISTAMBHASANA)

1 Beginnen Sie im Schneidersitz (Sukhasana, siehe Seite 22) mit aufgerichtetem Oberkörper.

2 Legen Sie das rechte Sprunggelenk auf das linke Knie.

3 Schieben Sie das linke Sprunggelenk unter das rechte Knie. Die Schienbeine liegen übereinander. Ziehen Sie die Zehen hoch.

4 Machen Sie die Wirbelsäule lang, die Schädeldecke strebt nach oben. Das Gewicht liegt auf den Sitzbeinhöckern. Atmen Sie aus und dehnen Sie die Hüften nach außen.

5 1 bis 3 Minuten halten, dann lösen und mit umgekehrter Beinstellung wiederholen.

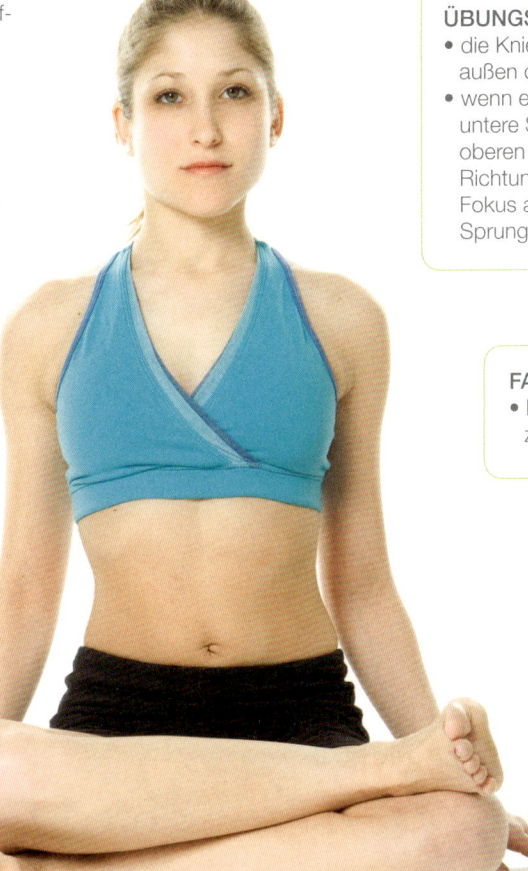

ÜBUNGSTIPPS
- die Knie aus den Hüften nach außen drehen
- wenn es unangenehm ist, das untere Sprunggelenk unter dem oberen Knie zu halten – weiter Richtung Hüfte schieben und den Fokus auf die Stellung des oberen Sprunggelenks richten

FALSCH
- Füße und Sprunggelenke zu weit nach innen ziehen

AUSSPRACHE & BEDEUTUNG
- Agnistambhasana (AG-ni-stam-BAAS-anna)
- *agni* = Feuer; *stambha* = Säule, Pfeiler

SCHWIERIGKEITS-GRAD
- fortgeschrittene Anfänger

TRAININGS-VORTEIL
- dehnt Hüften und Leisten

NICHT ANGERATEN BEI
- Knieverletzungen
- Leistenverletzungen

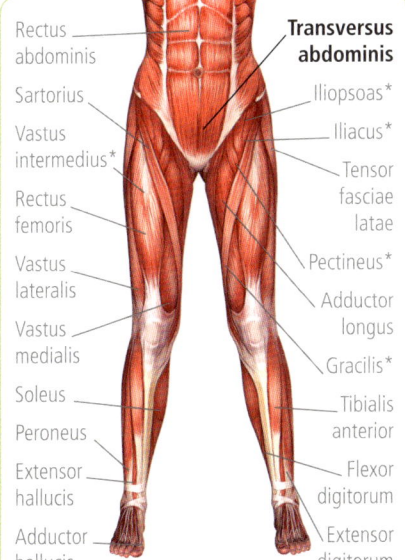

Rectus abdominis
Sartorius
Vastus intermedius*
Rectus femoris
Vastus lateralis
Vastus medialis
Soleus
Peroneus
Extensor hallucis
Adductor hallucis

Transversus abdominis
Iliopsoas*
Iliacus*
Tensor fasciae latae
Pectineus*
Adductor longus
Gracilis*
Tibialis anterior
Flexor digitorum
Extensor digitorum

TRAINING

- Iliopsoas
- Iliacus
- Adductor magnus
- Adductor longus
- Tensor fasciae latae
- Pectineus
- Vastus lateralis
- Iliacus
- Vastus medialis
- Gracilis
- Sartorius

ERLÄUTERUNG
Schwarzer Text steht für gekräftigte Muskeln.
Grauer Text steht für gedehnte Muskeln.
* steht für tiefe Muskeln.

KUHGESICHT
(GOMUKHASANA)

① Beginnen Sie in der doppelten Taube (Agnistambhasana, siehe Seite 105). Das rechte Bein ist über das linke geschlagen.

② Schieben Sie das linke Sprunggelenk nach rechts, das rechte nach links, sodass die Knie übereinander zu liegen kommen. Die Fersen beider Beine liegen etwa im gleichen Abstand und Winkel zu den Hüften.

③ Richten Sie die Wirbelsäule auf und sitzen Sie auf den Sitzbeinhöckern. Atmen Sie ein und strecken Sie den rechten Arm gerade zur Seite aus.

④ Beugen Sie den Ellbogen und führen Sie die rechte Hand durch eine Drehung der Schulter nach unten. Die Handfläche zeigt jetzt nach hinten. Bringen sie den Arm mit nach außen weisender Handfläche hinter den Rücken, der rechte Ellbogen schmiegt sich an die rechte Körperseite. Die rechte Hand liegt zwischen den Schulterblättern.

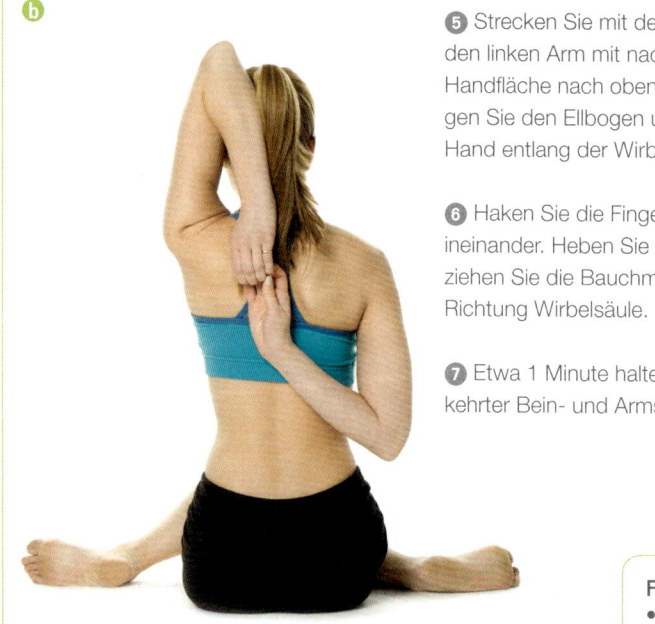

a

ÜBUNGSTIPPS
- die Schwerkraft hilft bei der Öffnung der Hüften
- der zum oberen Bein gegengleiche Ellbogen zeigt nach oben
- wenn die Hände sich hinter dem Rücken nicht berühren können: ein Band zu Hilfe nehmen und den Abstand nach und nach verkleinern

AUSSPRACHE & BEDEUTUNG
- Gomukhasana (go-mu-KAAS-anna)
- *go* = Kuh; *mukha* = Gesicht

SCHWIERIGKEITS-GRAD
- fortgeschrittene Anfänger

TRAININGS-VORTEIL
- dehnt Hüften, Oberschenkel, Schultern und Trizeps

NICHT ANGERATEN BEI
- Schulterverletzungen

b

⑤ Strecken Sie mit dem nächsten Einatmen den linken Arm mit nach hinten gedrehter Handfläche nach oben. Atmen Sie aus, beugen Sie den Ellbogen und führen Sie die linke Hand entlang der Wirbelsäule nach unten.

⑥ Haken Sie die Finger hinter dem Rücken ineinander. Heben Sie das Brustbein an ziehen Sie die Bauchmuskeln nach innen Richtung Wirbelsäule.

⑦ Etwa 1 Minute halten, dann mit umgekehrter Bein- und Armstellung wiederholen.

FALSCH
- das Gesäß einseitig vom Boden abheben

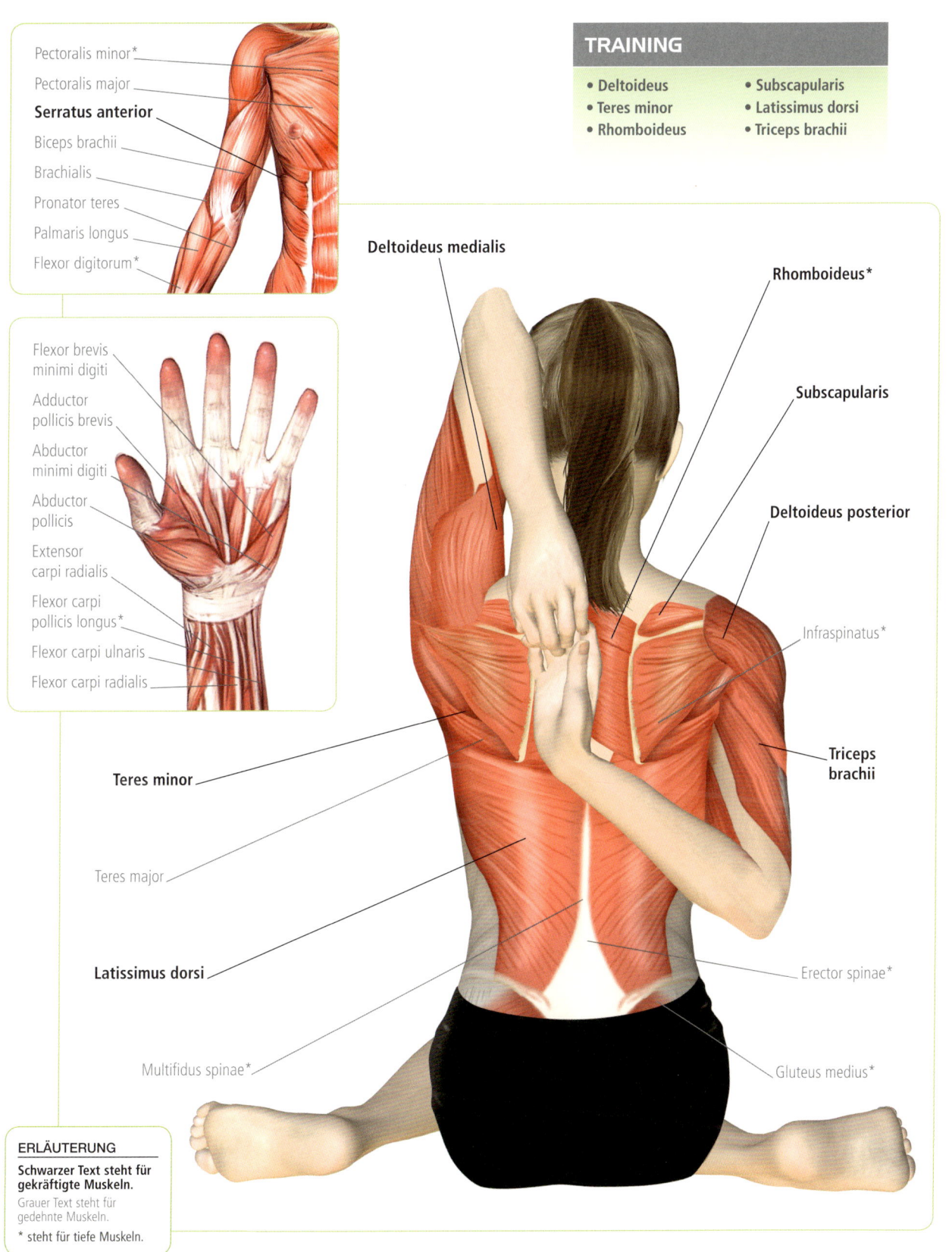

Pectoralis minor*

Pectoralis major

Serratus anterior

Biceps brachii

Brachialis

Pronator teres

Palmaris longus

Flexor digitorum*

Flexor brevis
minimi digiti

Adductor
pollicis brevis

Abductor
minimi digiti

Abductor
pollicis

Extensor
carpi radialis

Flexor carpi
pollicis longus*

Flexor carpi ulnaris

Flexor carpi radialis

TRAINING

- **Deltoideus**
- **Teres minor**
- **Rhomboideus**
- **Subscapularis**
- **Latissimus dorsi**
- **Triceps brachii**

Deltoideus medialis

Rhomboideus*

Subscapularis

Deltoideus posterior

Infraspinatus*

**Triceps
brachii**

Teres minor

Teres major

Latissimus dorsi

Erector spinae*

Multifidus spinae*

Gluteus medius*

ERLÄUTERUNG

**Schwarzer Text steht für
gekräftigte Muskeln.**

Grauer Text steht für
gedehnte Muskeln.

* steht für tiefe Muskeln.

HALBER LOTUSSITZ
(ARDHA PADMASANA)

❶ Beginnen Sie in der Stockhaltung (Dandasana, siehe Seite 23) und richten Sie die Wirbelsäule auf.

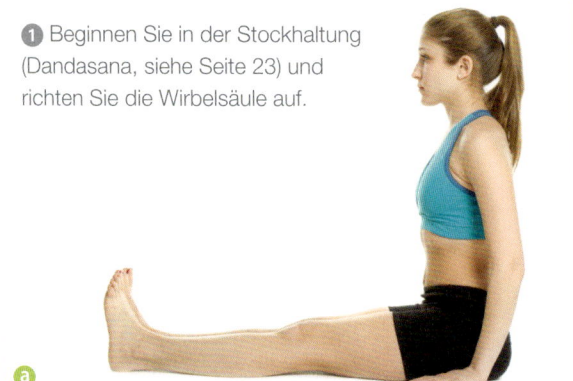

a

TRAINING

- Rectus abdominis
- Transversus abdominis
- Tibialis anterior
- Sartorius
- Rectus femoris

b

❷ Beugen Sie das rechte Knie und führen Sie es nach außen und legen Sie den Oberschenkel am Boden ab.

❸ Verlagern Sie das Gewicht etwas nach vorne und legen Sie den rechten Fuß auf den linken Oberschenkel. Die Ferse liegt in der Leistenbeuge. Achten Sie darauf, dass die Beindrehung aus der Hüfte erfolgt.

❹ Ziehen Sie den linken Fuß vorsichtig unter den rechten Oberschenkel und bringen Sie die Knie näher zusammen. Ziehen Sie die Leisten nach unten und sitzen Sie auf den Sitzbeinhöckern.

❺ Richten Sie den Rumpf auf. Legen Sie die Handrücken auf die Knie und formen Sie mit Zeigefingern und Daumen ein »O«.

❻ 5 Sekunden bis 1 Minute halten, dann mit umgekehrter Beinstellung wiederholen.

AUSSPRACHE & BEDEUTUNG
- Ardha Padmasana (ARD-ha pad-MAAS-anna)
- *ardha* = halb; *padma* = Lotus

SCHWIERIGKEITS-GRAD
- fortgeschrittene Anfänger

TRAININGS-VORTEIL
- dehnt Hüften, Oberschenkel, Knie und Sprunggelenke
- aktiviert die Bauchmuskeln und wirkt dadurch verdauungsfördernd

NICHT ANGERATEN BEI
- Knieverletzungen

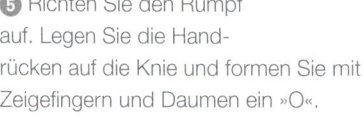

ÜBUNGSTIPP
- die Stellung auf beiden Seiten gleichlang halten

FALSCH
- das oben liegende Fußgelenk überdehnen

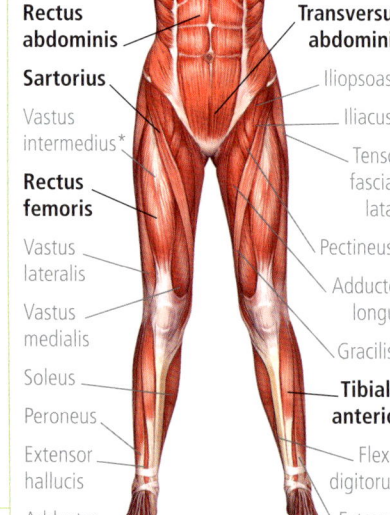

Rectus abdominis
Transversus abdominis
Sartorius
Iliopsoas*
Vastus intermedius*
Iliacus*
Tensor fasciae latae
Rectus femoris
Vastus lateralis
Pectineus*
Vastus medialis
Adductor longus
Gracilis*
Soleus
Tibialis anterior
Peroneus
Extensor hallucis
Flexor digitorum
Adductor hallucis
Extensor digitorum

LOTUSSITZ
(PADMASANA)

1 Beginnen Sie im halben Lotussitz (Ardha Padmasana, siehe links), das rechte Bein liegt oben.

2 Bringen Sie den linken Fuß vor das rechte Schienbein. Verlagern Sie das Gewicht leicht nach hinten, winkeln Sie das Knie an und legen Sie das linke Schienbein mithilfe der Hände über das rechte. Der linke Fuß liegt auf dem rechten Oberschenkel, die Ferse schmiegt sich in die Leistenbeuge.

3 Ziehen Sie die Leisten nach unten und drücken Sie die Oberschenkel zu Boden, indem Sie die Hüften nach außen aufdrehen. Belasten Sie beide Sitzbeinhöcker gleichmäßig.

4 Machen Sie die Wirbelsäule lang und legen Sie die Handrücken auf die Oberschenkel. Zeigefinger und Daumen formen ein »O«.

5 5 Sekunden bis 1 Minute halten, dann mit umgekehrter Beinstellung wiederholen.

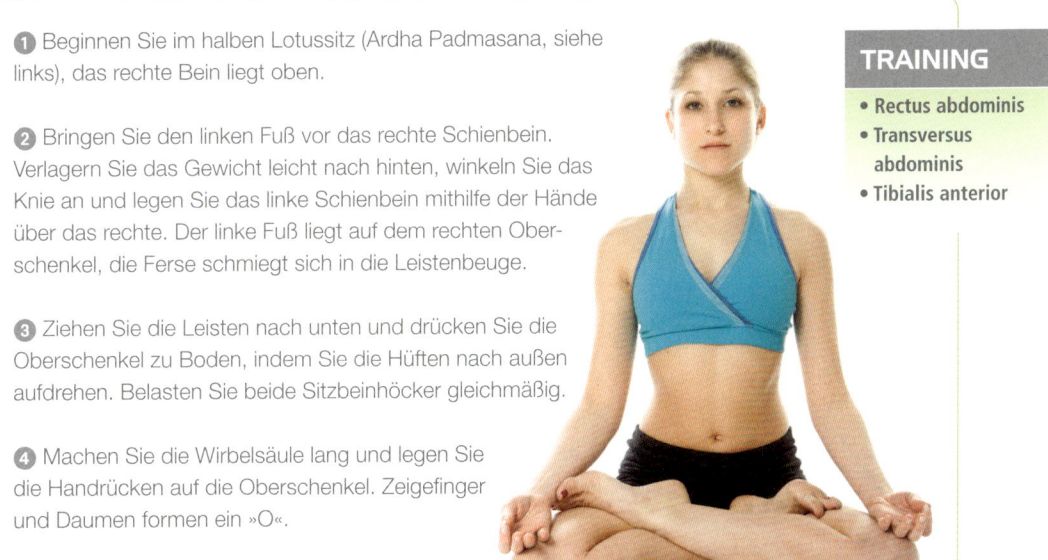

TRAINING
- Rectus abdominis
- Transversus abdominis
- Tibialis anterior

ÜBUNGSTIPPS
- Setzen Sie sich auf den Rand einer gefalteten Decke, sodass das Becken höher positioniert ist als die Knie – so fällt die gerade, neutrale Wirbelsäulenstellung leichter.

FALSCH
- Überbelastung der Knie: Wer in der Haltung Beschwerden hat, übt den halben Lotussitz (Ardha Padmasana, siehe links) oder den Schmetterling (Baddha Konasana, siehe Seite 104), bis die Hüften für den Lotussitz beweglich genug sind.

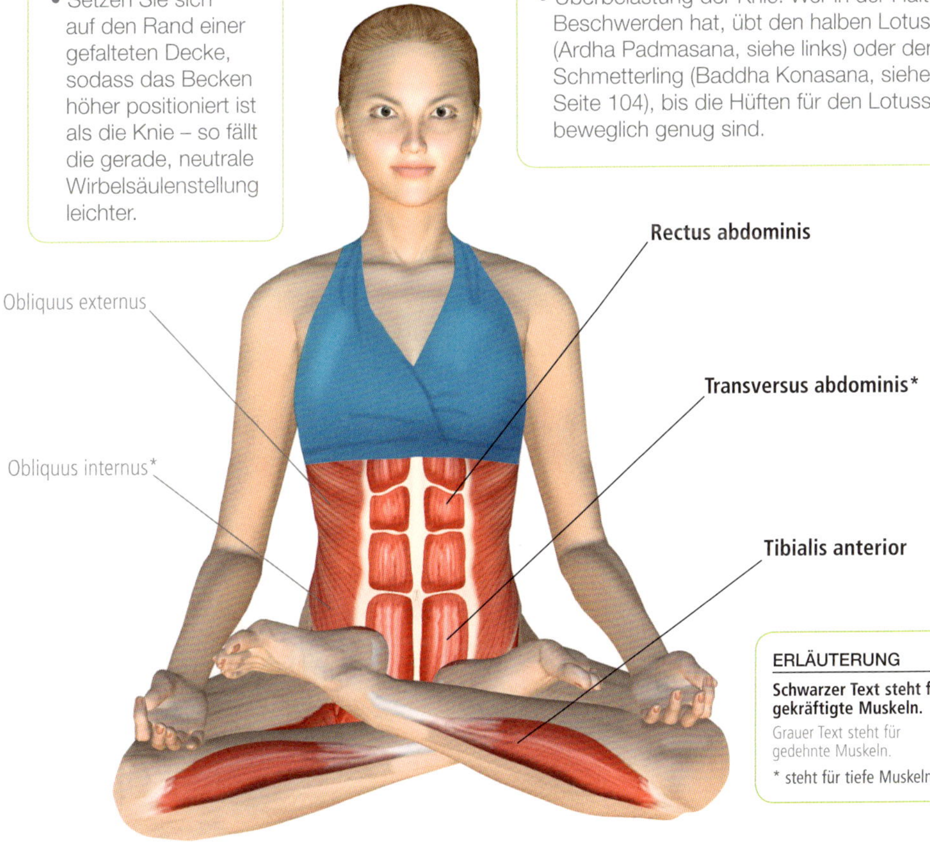

Obliquus externus

Obliquus internus*

Rectus abdominis

Transversus abdominis*

Tibialis anterior

ERLÄUTERUNG
Schwarzer Text steht für gekräftigte Muskeln.
Grauer Text steht für gedehnte Muskeln.
* steht für tiefe Muskeln.

AUSSPRACHE & BEDEUTUNG
- Padmasana (pad-MAAS-anna)
- *padma* = Lotus

SCHWIERIGKEITS-GRAD
- Fortgeschrittene

TRAININGS-VORTEIL
- dehnt Hüften, Oberschenkel, Knie und Sprunggelenke
- regt die Verdauung an
- bringt als Meditationshaltung den Geist zur Ruhe

NICHT ANGERATEN BEI
- Knieverletzungen
- Hüftverletzungen und -schäden
- Sprunggelenksverletzungen

VOLLSTÄNDIGE BOOTHALTUNG
(PARIPURNA NAVASANA)

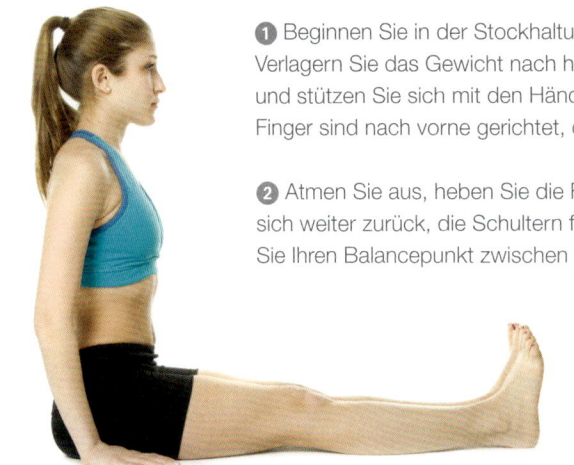

a

❶ Beginnen Sie in der Stockhaltung (Dandasana, siehe Seite 23). Verlagern Sie das Gewicht nach hinten, stellen Sie die Beine auf und stützen Sie sich mit den Händen hinter dem Becken ab. Die Finger sind nach vorne gerichtet, der Rücken ist gerade.

❷ Atmen Sie aus, heben Sie die Füße vom Boden und lehnen Sie sich weiter zurück, die Schultern führen die Bewegung an. Finden Sie Ihren Balancepunkt zwischen Steißbein und Sitzbeinhöckern.

FALSCH
• den Rücken rund machen und dadurch den unteren Rücken belasten

b

❸ Strecken Sie die Beine bis in die Zehen langsam nach vorne aus, sodass sie einen 45-Grad-Winkel zum Rumpf bilden. Heben Sie die Arme seitlich neben den Körper.

❹ Ziehen Sie die Bauchmuskeln, mit denen Sie das Gleichgewicht halten, nach innen. Strecken Sie die Arme bis in die Fingerspitzen und achten Sie auf einen langen Nacken.

❺ 10 bis 20 Sekunden halten.

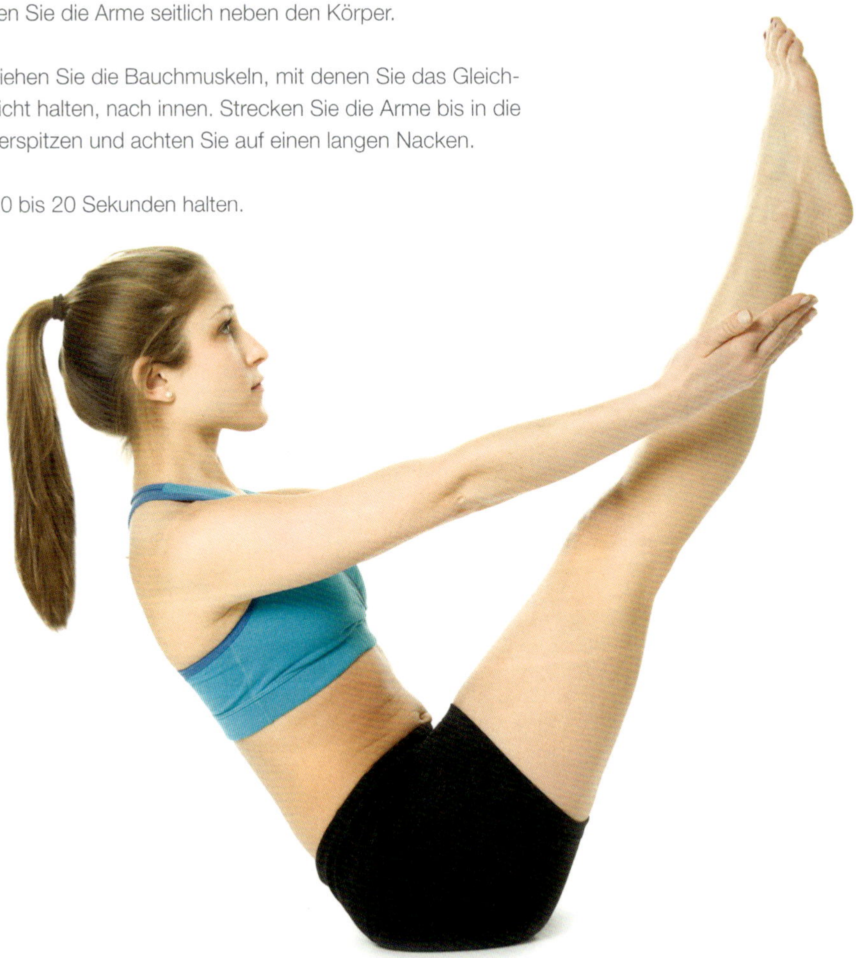

AUSSPRACHE & BEDEUTUNG
• Paripurna Navasana (pa-ri-PUR-na na-WAAS-anna)
• *paripurna* = vollständig; *nava* = Boot

SCHWIERIGKEITS-GRAD
• fortgeschrittene Anfänger

TRAININGS-VORTEIL
• kräftigt Bauchmuskeln, Hüftbeuger, Wirbelsäule und Oberschenkel
• dehnt die hinteren Oberschenkel
• regt die Verdauung an
• lindert Schilddrüsenprobleme

NICHT ANGERATEN BEI
• Verletzungen im Hals-/Nackenbereich
• Kopfschmerzen
• Schmerzen im unteren Rücken

VOLLSTÄNDIGE BOOTHALTUNG • SITZ- UND DREHHALTUNGEN

TRAINING

- Rectus abdominis
- Obliquus internus
- Obliquus externus
- Iliopsoas
- Transversus abdominis
- Vastus intermedius
- Rectus femoris
- Iliacus
- Erector spinae

ÜBUNGSTIPPS

- Der Nacken bleibt lang und entspannt, um den oberen Rücken optimal zu entlasten.
- Falls es nicht gelingt, die Knie zu strecken, können Sie angewinkelt werden.

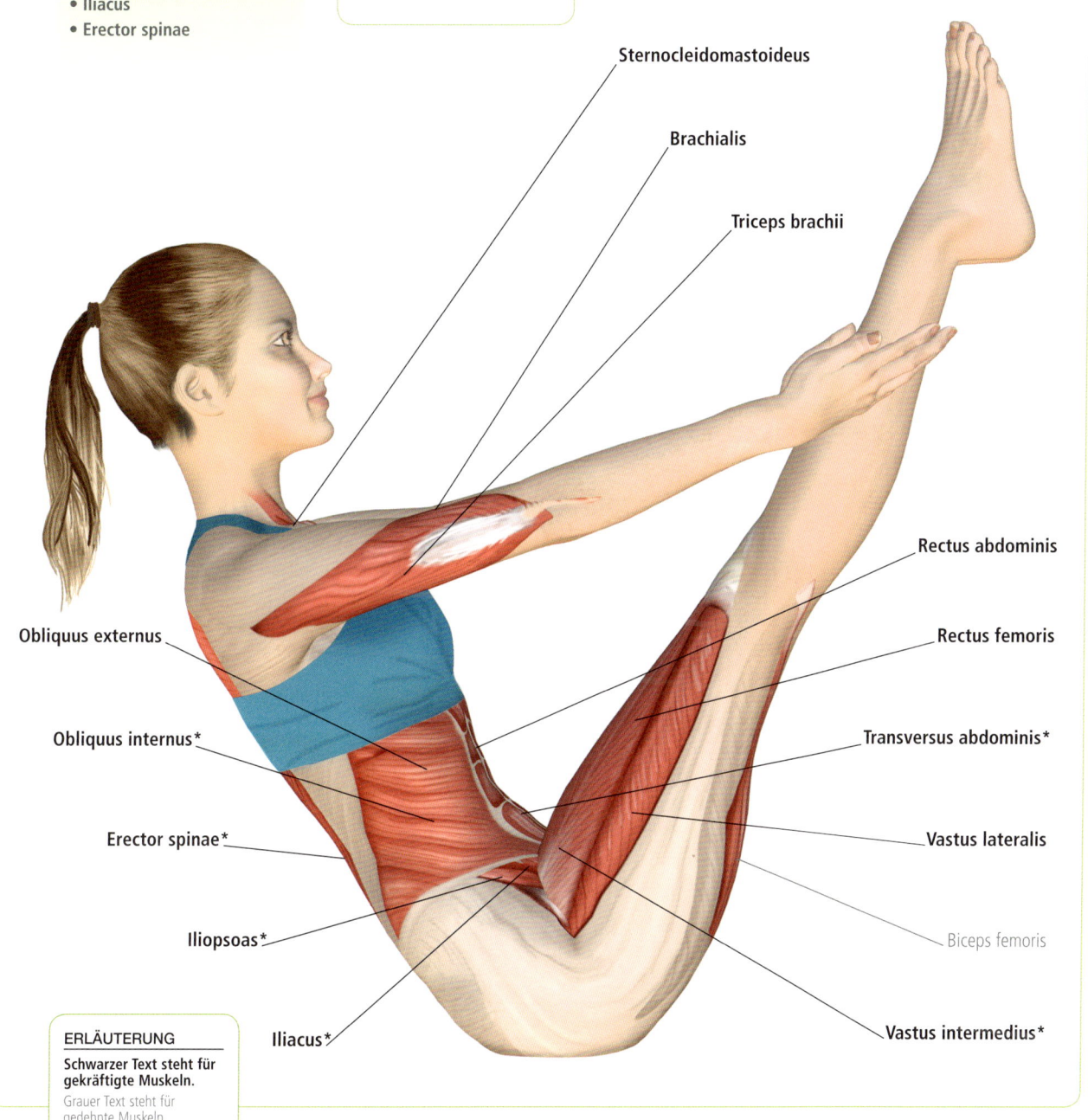

Sternocleidomastoideus

Brachialis

Triceps brachii

Obliquus externus

Obliquus internus*

Erector spinae*

Iliopsoas*

Iliacus*

Rectus abdominis

Rectus femoris

Transversus abdominis*

Vastus lateralis

Biceps femoris

Vastus intermedius*

ERLÄUTERUNG

Schwarzer Text steht für gekräftigte Muskeln.

Grauer Text steht für gedehnte Muskeln.

* steht für tiefe Muskeln.

SPAGAT
(HANUMANASANA)

① Beginnen Sie im Kniestand, mit gerade und nach vorne ausgerichteten Hüften und geradem Rücken.

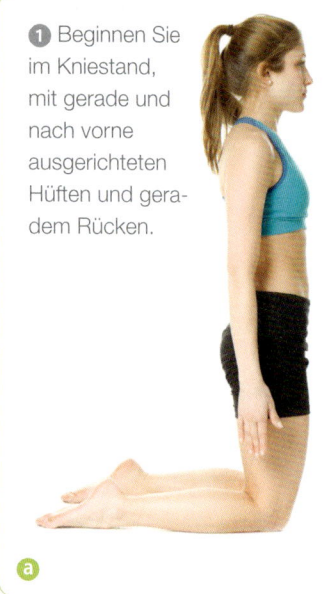

a

② Stellen Sie den linken Fuß im Ausfallschritt nach vorne. Die Hüften stehen weiterhin parallel zum Mattenrand.

③ Verlagern Sie einen Teil des Körpergewichts nach vorne auf die Fingerkuppen. Strecken Sie das rechte Bein langsam nach hinten, das linke gleichzeitig nach vorne aus.

b

AUSSPRACHE & BEDEUTUNG
- Hanumanasana (ha-nu-man-AAS-anna)
- *hanuman* = mit großem Kiefer; Name der Hindu-Gottheit, die in der Form eines Affenführers erscheint

SCHWIERIGKEITS-GRAD
- Fortgeschrittene

TRAININGS-VORTEIL
- dehnt hintere Oberschenkelmuskeln und Leisten

NICHT ANGERATEN BEI
- Verletzungen der Leisten oder hinteren Oberschenkelmuskeln

④ Sobald der Körper komplett auf den Boden abgesenkt ist, strecken Sie beide Beine. Die rechte Knieoberseite hat Bodenkontakt, das linke Knie weist zur Decke. Die Hüften stehen parallel nach vorne gerichtet.

⑤ Heben Sie den Brustkorb und strecken Sie die Arme zur Decke. Gehen Sie in eine leichte Rückwärtsbeuge, ziehen Sie die Schultern dabei nach unten.

⑥ 30 Sekunden bis 1 Minute halten. Mit dem rechten Bein vorne wiederholen.

ÜBUNGSTIPPS
- den Spagat auf einem Boden mit glatter Oberfläche üben, damit man leichter in die Haltung gleiten kann
- beim Absenken die vordere Ferse und den hinteren Fußrücken in den Boden schieben

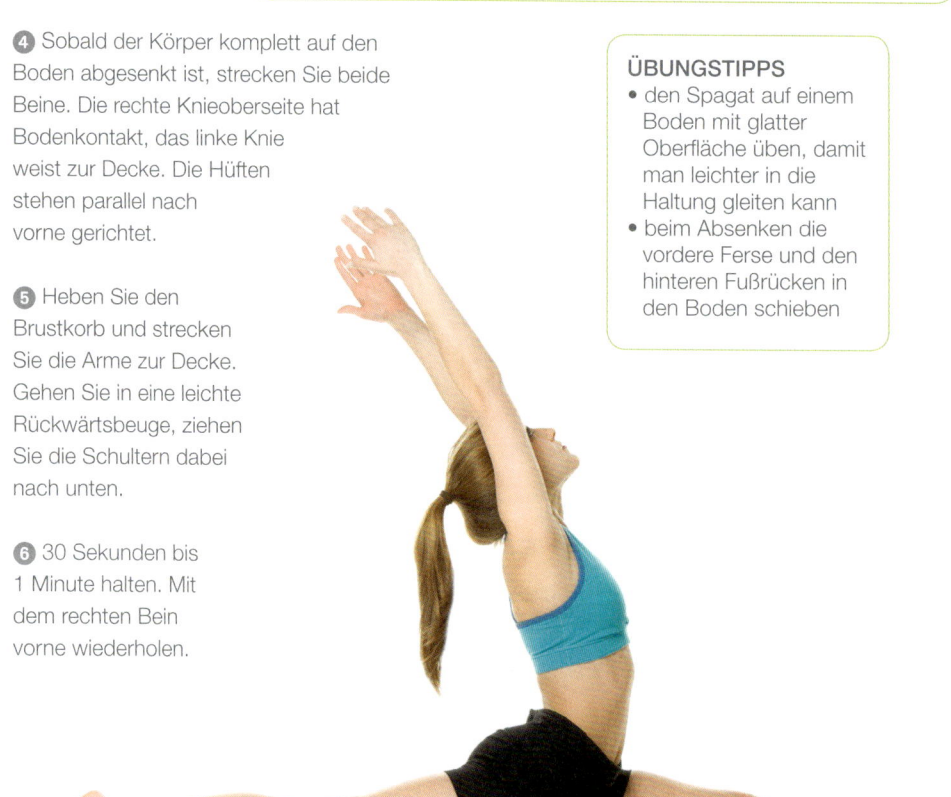

c

FALSCH
- stärker in die Dehnung gehen, als es die hintere Oberschenkelmuskulatur erlaubt
- die Hüften seitlich aufdrehen

TRAINING

- **Iliopsoas**
- **Iliacus**
- **Pectineus**
- **Adductor longus**
- **Sartorius**
- **Vastus intermedius**
- **Rectus femoris**
- **Biceps femoris**
- **Semimembranosus**
- **Semitendinosus**

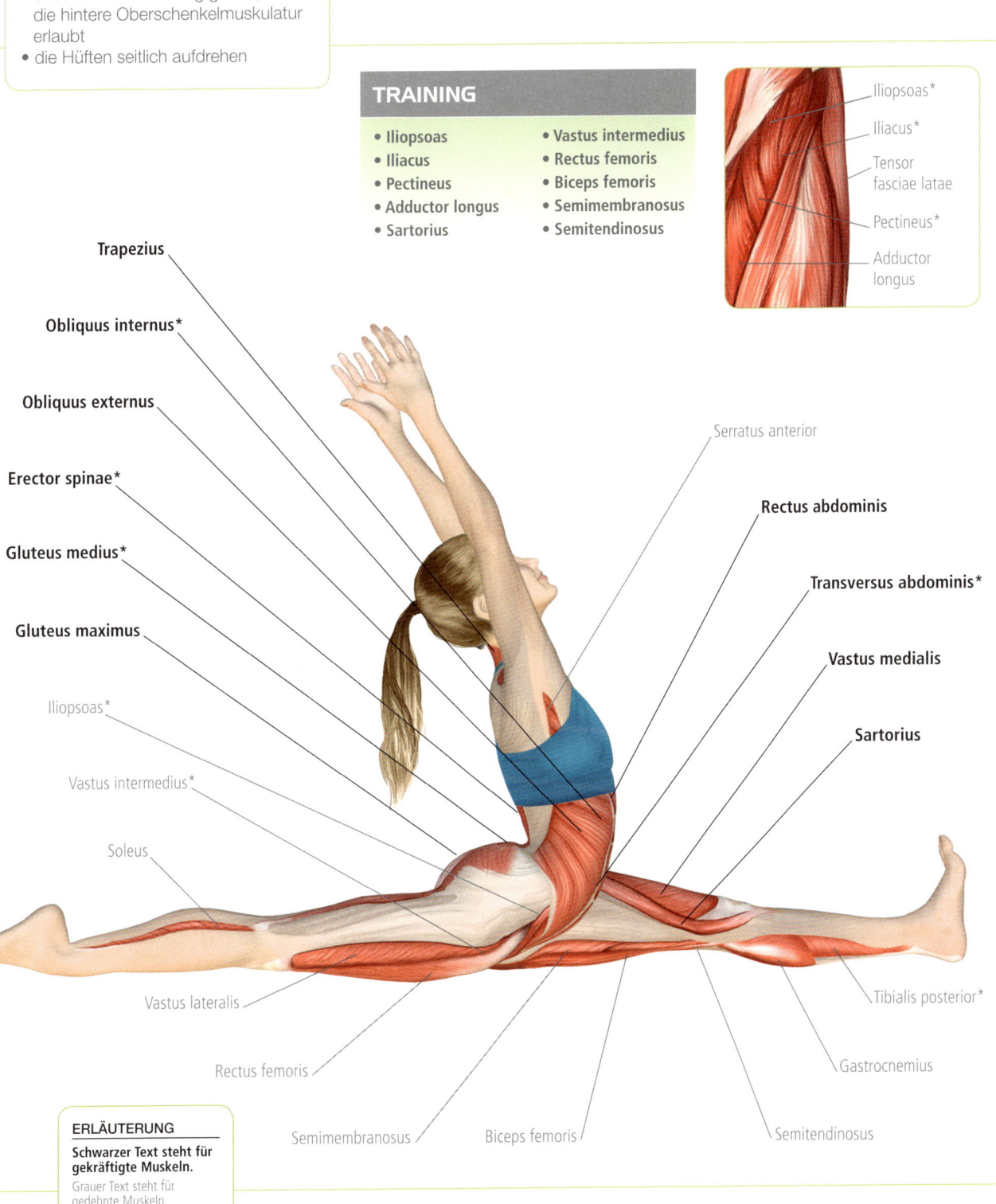

Iliopsoas*
Iliacus*
Tensor fasciae latae
Pectineus*
Adductor longus

Trapezius
Obliquus internus*
Obliquus externus
Erector spinae*
Gluteus medius*
Gluteus maximus
Iliopsoas*
Vastus intermedius*
Soleus
Vastus lateralis
Rectus femoris
Semimembranosus

Serratus anterior
Rectus abdominis
Transversus abdominis*
Vastus medialis
Sartorius
Tibialis posterior*
Gastrocnemius
Semitendinosus
Biceps femoris

ERLÄUTERUNG

Schwarzer Text steht für gekräftigte Muskeln.

Grauer Text steht für gedehnte Muskeln.

* steht für tiefe Muskeln.

BHARADVAJA-DREHSITZ
(BHARADVAJASANA)

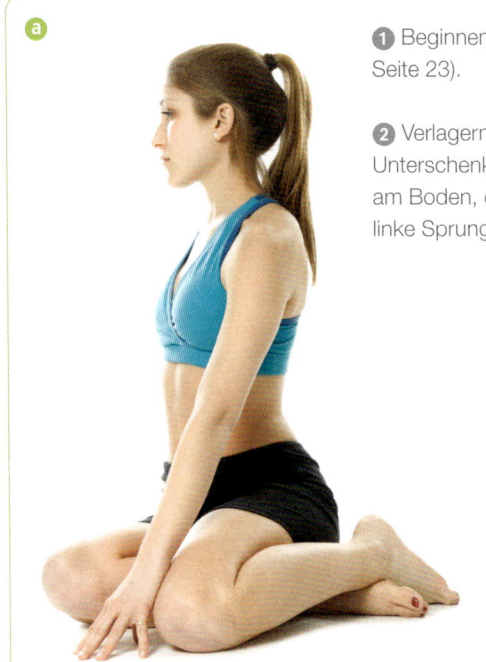

1 Beginnen Sie in der Stockhaltung (Dandasana, siehe Seite 23).

2 Verlagern Sie das Gewicht nach rechts und winkeln Sie die Unterschenkel nach links an. Der rechte Oberschenkel liegt am Boden, der linke Oberschenkel auf der rechten Wade. Das linke Sprunggelenk ruht auf dem rechten Fuß.

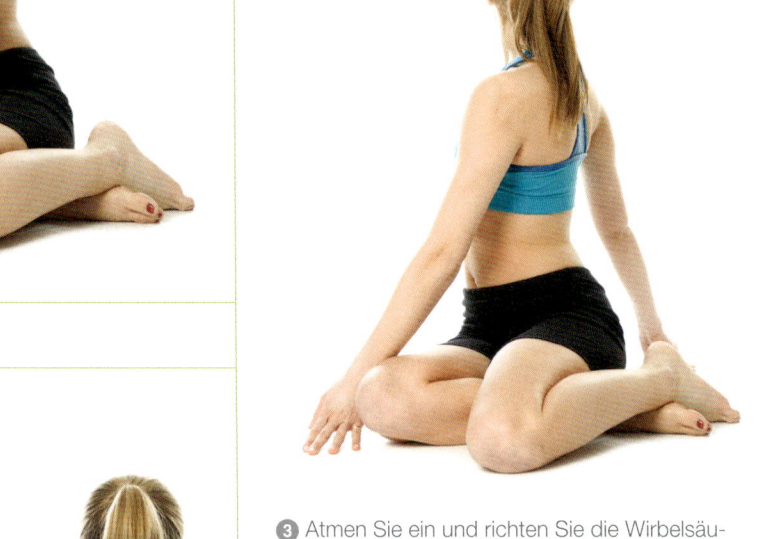

AUSSPRACHE & BEDEUTUNG
- Bharadvajasana (ba-RAD-va-DSCHAAS-anna)
- *Bharadvaja* = Name eines berühmten indischen Weisen

SCHWIERIGKEITS-GRAD
- Anfänger

TRAININGS-VORTEIL
- dehnt Wirbelsäule, Schultern und Hüften
- regt die Verdauung an
- baut Stress ab

NICHT ANGERATEN BEI
- niedrigem oder hohem Blutdruck

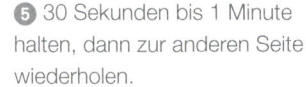

3 Atmen Sie ein und richten Sie die Wirbelsäule auf. Drehen Sie den Rumpf ausatmend nach rechts. Blicken Sie über die rechte Schulter. Platzieren Sie die linke Hand vor dem rechten Knie, die rechte neben der rechten Hüfte.

4 Begeben Sie sich mit jedem Ausatmen tiefer in die Drehung. Der Rumpf bleibt aufrecht, die Schultern sind zurückgerollt. Führen Sie, wenn möglich, den angewinkelten Unterarm hinter den Rücken, um ihn in der linken Oberarmbeuge einzuhaken.

5 30 Sekunden bis 1 Minute halten, dann zur anderen Seite wiederholen.

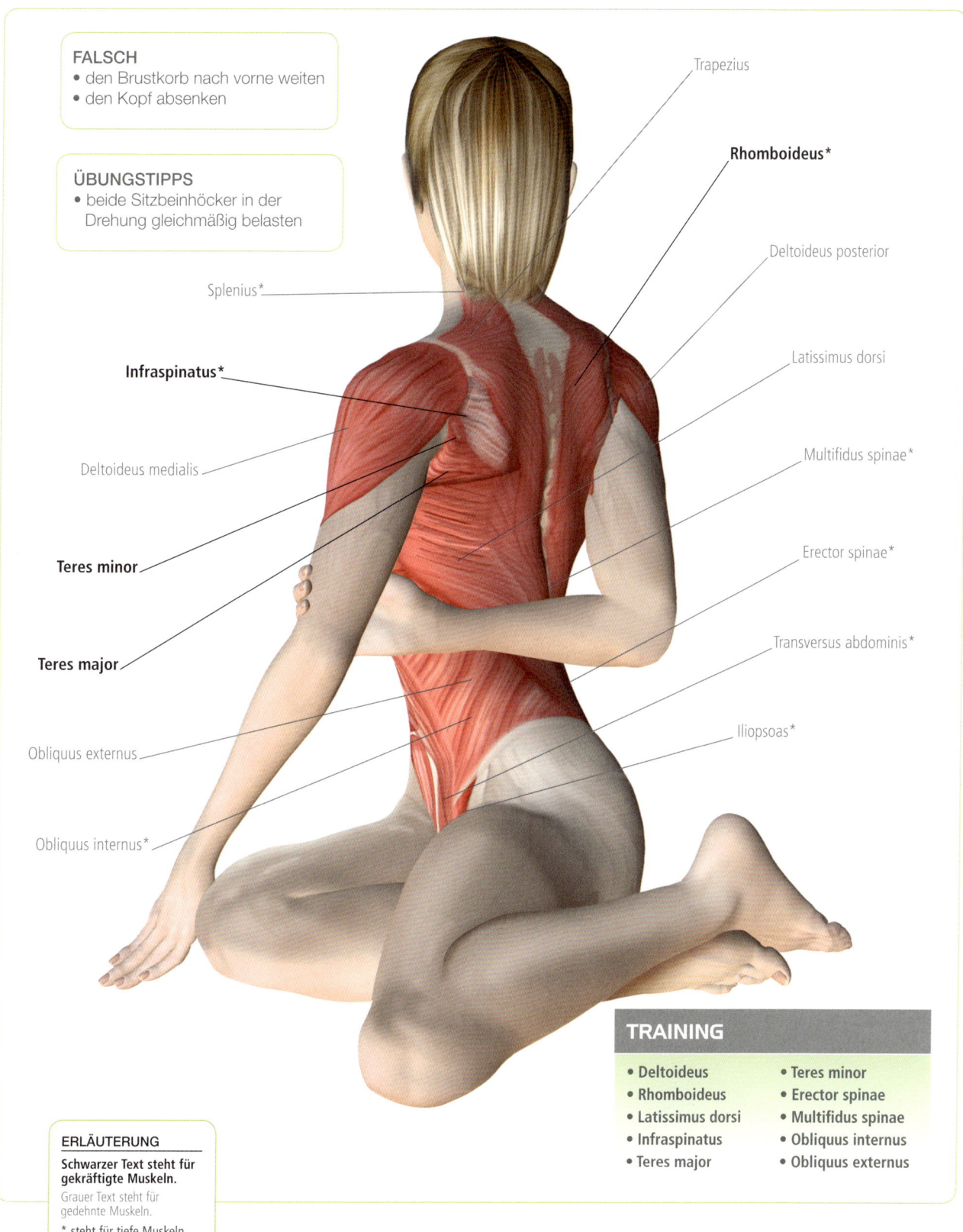

FALSCH
- den Brustkorb nach vorne weiten
- den Kopf absenken

ÜBUNGSTIPPS
- beide Sitzbeinhöcker in der Drehung gleichmäßig belasten

Trapezius

Rhomboideus*

Deltoideus posterior

Splenius*

Latissimus dorsi

Infraspinatus*

Multifidus spinae*

Deltoideus medialis

Erector spinae*

Teres minor

Transversus abdominis*

Teres major

Iliopsoas*

Obliquus externus

Obliquus internus*

TRAINING

- **Deltoideus**
- **Rhomboideus**
- **Latissimus dorsi**
- **Infraspinatus**
- **Teres major**

- **Teres minor**
- **Erector spinae**
- **Multifidus spinae**
- **Obliquus internus**
- **Obliquus externus**

ERLÄUTERUNG

Schwarzer Text steht für gekräftigte Muskeln.
Grauer Text steht für gedehnte Muskeln.
* steht für tiefe Muskeln.

LIEGENDE DREHUNG

❶ Beginnen Sie in der Totenhaltung (Savasana, siehe Seite 29). Stellen Sie die Beine auf, die Füße stehen am Boden. Strecken Sie die Arme gerade zur Seite aus, die Handflächen weisen nach oben.

❷ Atmen Sie ein und machen Sie die Wirbelsäule lang. Heben Sie das Becken leicht an und legen Sie es näher an den Fersen ab, um den unteren Rücken optimal zu strecken und zu entspannen.

❸ Heben Sie die angewinkelten Beine vom Boden ab.

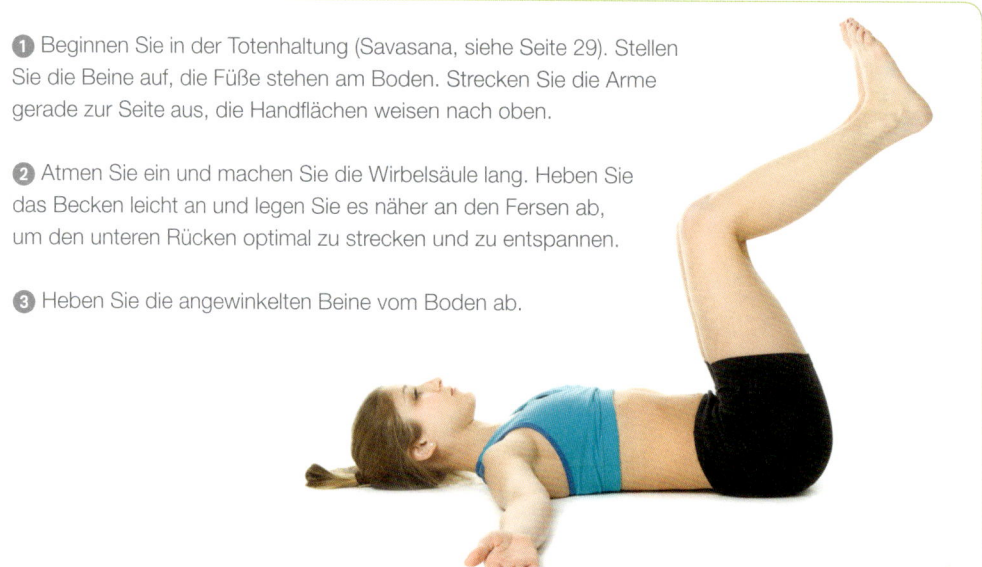

a

AUSSPRACHE & BEDEUTUNG
• für diese Haltung gibt es keinen eindeutigen Sanskrit-Namen
• auch: das Krokodil

SCHWIERIGKEITS-GRAD
• Anfänger

TRAININGS-VORTEIL
• löst Rückenverspannungen
• macht die Hüften locker
• formt die Bauchmuskeln

NICHT ANGERATEN BEI
• Schulterbeschwerden

❹ Atmen Sie aus und lassen Sie die Knie nach links sinken, wodurch sich Wirbelsäule und Hüften drehen. Die Schulterblätter bleiben am Boden. Der linke Oberschenkel sinkt bei jedem Ausatmen mithilfe der Schwerkraft weiter zu Boden. Der Kopf dreht nach rechts.

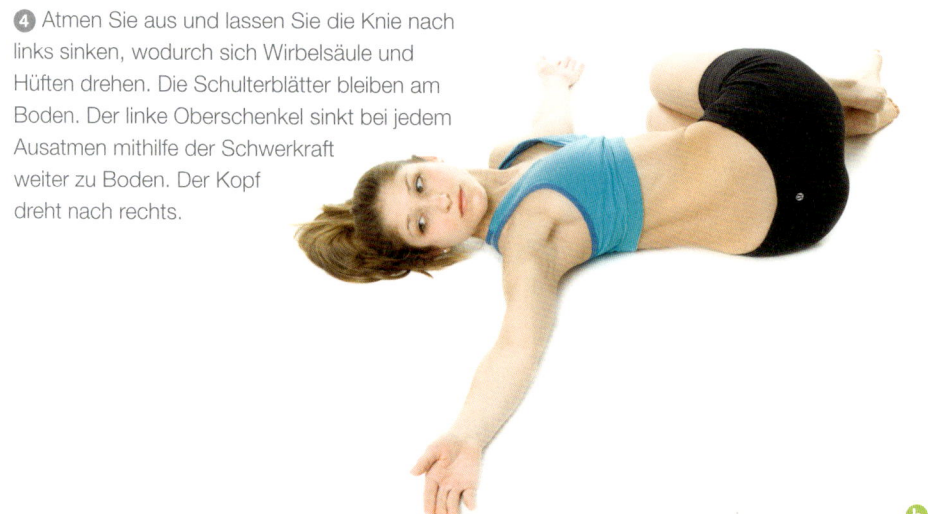

b

❺ 30 Sekunden bis 3 Minuten halten, dann zur anderen Seite wiederholen.

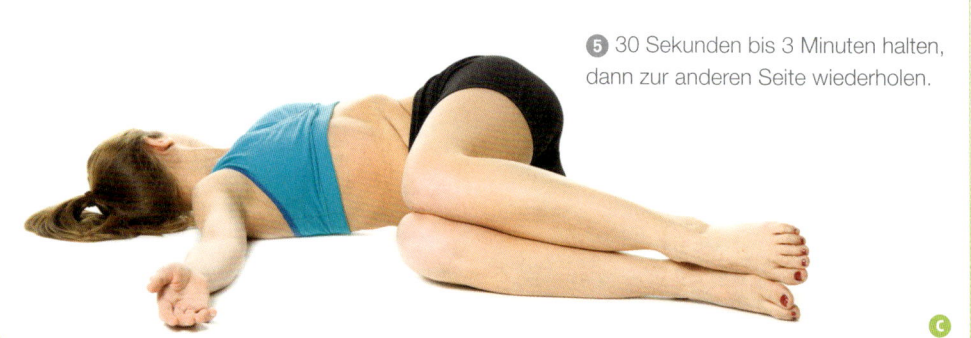

c

ÜBUNGSTIPPS
- den Brustkorb weiten
- falls die Knie den Boden nicht berühren, eine gefaltete Decke unterlegen
- den Kopf versuchsweise auch zur anderen Seite drehen – dadurch empfindet man die Dehnung anders
- die Dehnung nicht forcieren, sondern sich in der Haltung entspannen

FALSCH
- die Schultern zu den Ohren hochziehen
- die Schulterblätter vom Boden abheben (falls dies passiert, den betreffenden Arm anwinkeln und die Hand stabilisierend unter den hinteren Rippen platzieren)

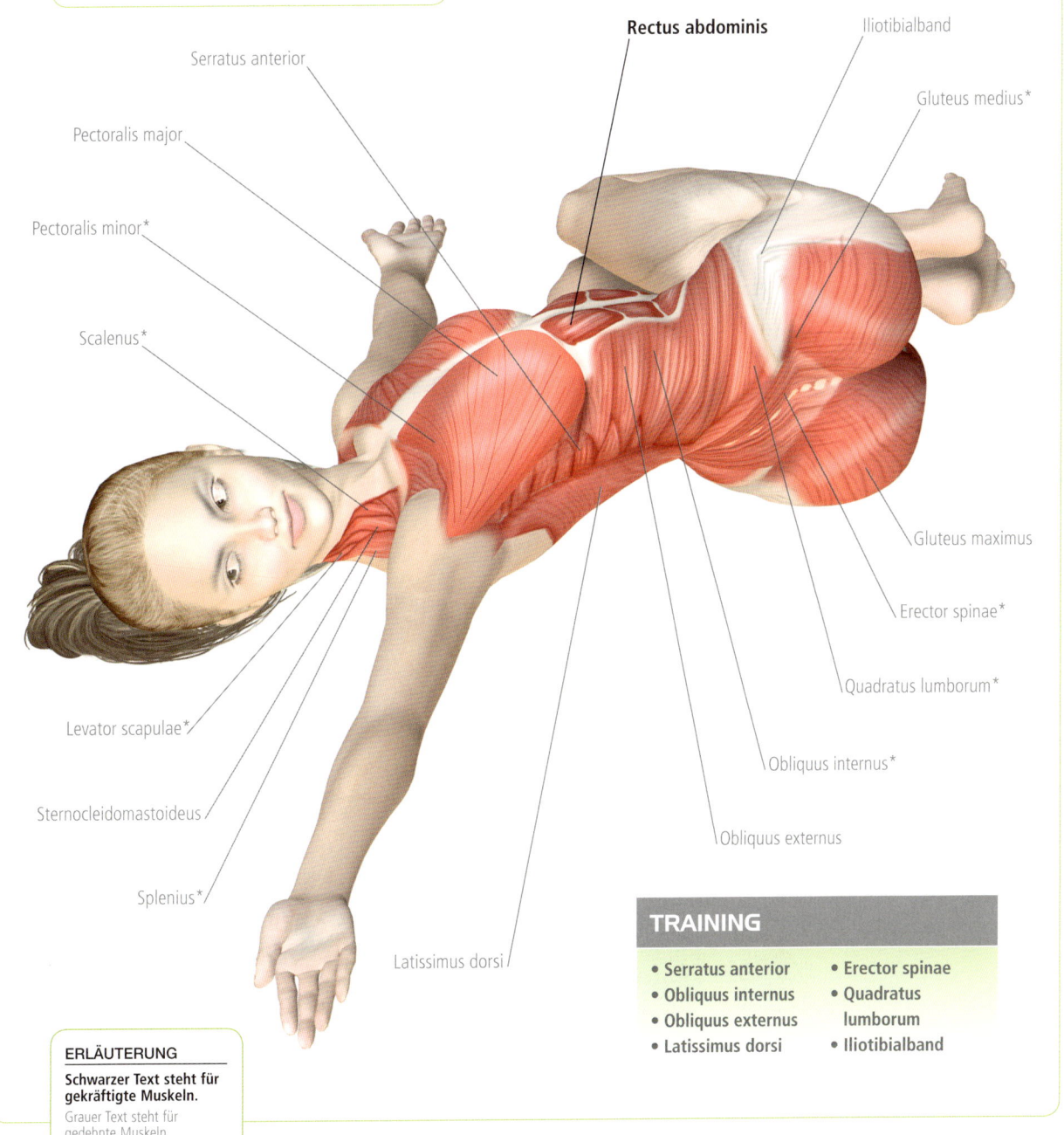

Serratus anterior

Pectoralis major

Pectoralis minor*

Scalenus*

Levator scapulae*

Sternocleidomastoideus

Splenius*

Latissimus dorsi

Rectus abdominis

Iliotibialband

Gluteus medius*

Gluteus maximus

Erector spinae*

Quadratus lumborum*

Obliquus internus*

Obliquus externus

TRAINING
- Serratus anterior
- Obliquus internus
- Obliquus externus
- Latissimus dorsi
- Erector spinae
- Quadratus lumborum
- Iliotibialband

ERLÄUTERUNG
Schwarzer Text steht für gekräftigte Muskeln.
Grauer Text steht für gedehnte Muskeln.
* steht für tiefe Muskeln.

GEDREHTE KOPF-AN-KNIE-HALTUNG
(PARIVRTTA JANU SIRSASANA)

❶ Öffnen Sie die Beine aus der Stockhaltung (Dandasana, siehe Seite 23) zu einer weiten Grätsche. Ziehen Sie die linke Ferse an die Leistenbeuge, sodass sich die Fußsohle an die Innenseite des linken Oberschenkels schmiegt. Legen Sie das linke Knie am Boden ab. Das Körpergewicht ruht auf beiden Sitzbeinhöckern.

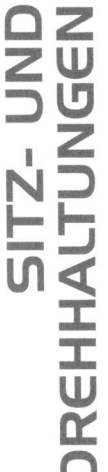

a

ÜBUNGSTIPPS
• den Nacken lang machen
• das Brustbein anheben und die gesamte Wirbelsäule in einen seitlichen Bogen spannen

AUSSPRACHE & BEDEUTUNG
• Parivrtta Janu Sirsasana (par-i-wr-ta SCHA-nu schir-SCHAAS-anna)
• *parivrtta* = gedreht; *janu* = Knie; *shiras* = Kopf

SCHWIERIGKEITS-GRAD
• fortgeschrittene Anfänger

TRAININGS-VORTEIL
• dehnt hintere Oberschenkelmuskeln, Leisten, Schultern und Wirbelsäule
• regt die Verdauung an

NICHT ANGERATEN BEI
• Knieverletzungen
• Schulterverletzungen

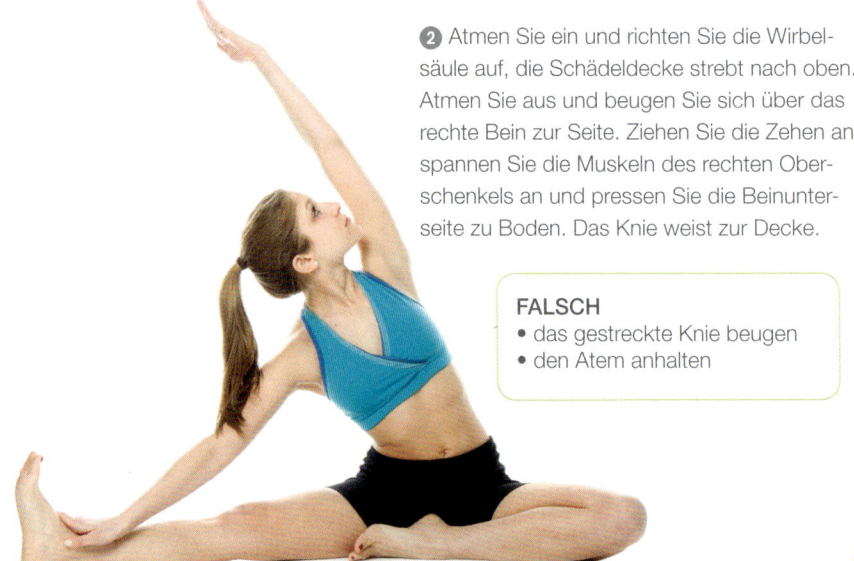

❷ Atmen Sie ein und richten Sie die Wirbelsäule auf, die Schädeldecke strebt nach oben. Atmen Sie aus und beugen Sie sich über das rechte Bein zur Seite. Ziehen Sie die Zehen an, spannen Sie die Muskeln des rechten Oberschenkels an und pressen Sie die Beinunterseite zu Boden. Das Knie weist zur Decke.

FALSCH
• das gestreckte Knie beugen
• den Atem anhalten

b

❸ Lassen Sie die rechte Schulter sanft nach unten sinken und drehen Sie dabei den Oberkörper zur Decke. Umfassen Sie den Fußballen und setzen Sie bei gestrecktem Bein den rechten Ellbogen auf den Boden.

❹ Atmen Sie ein. Führen Sie den linken Arm über den Kopf und greifen Sie die Zehen des rechten Fußes. Dehnen Sie bei jedem Ausatmen die Schulter weiter nach hinten, um die Rumpfdrehung zu verstärken. Der Blick ist zur Decke gerichtet.

❺ 30 Sekunden bis 1 Minute halten, dann mit umgekehrter Beinstellung wiederholen.

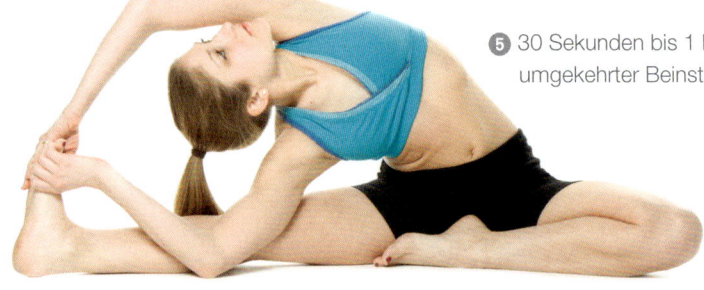

c

Trapezius

Deltoideus medialis

Infraspinatus

Teres minor

Subscapularis

Teres major

Latissimus dorsi

Multifidus spinae*

Quadratus lumborum

Erector spinae*

Gluteus medius

TRAINING

- Gluteus medius
- Obliquus internus
- Adductor longus
- Adductor magnus
- Tibialis anterior
- Gracilis
- Rhomboideus
- Trapezius
- Latissimus dorsi
- Erector spinae
- Infraspinatus
- Soleus
- Gastrocnemius
- Semimembranosus
- Semitendinosus
- Biceps femoris

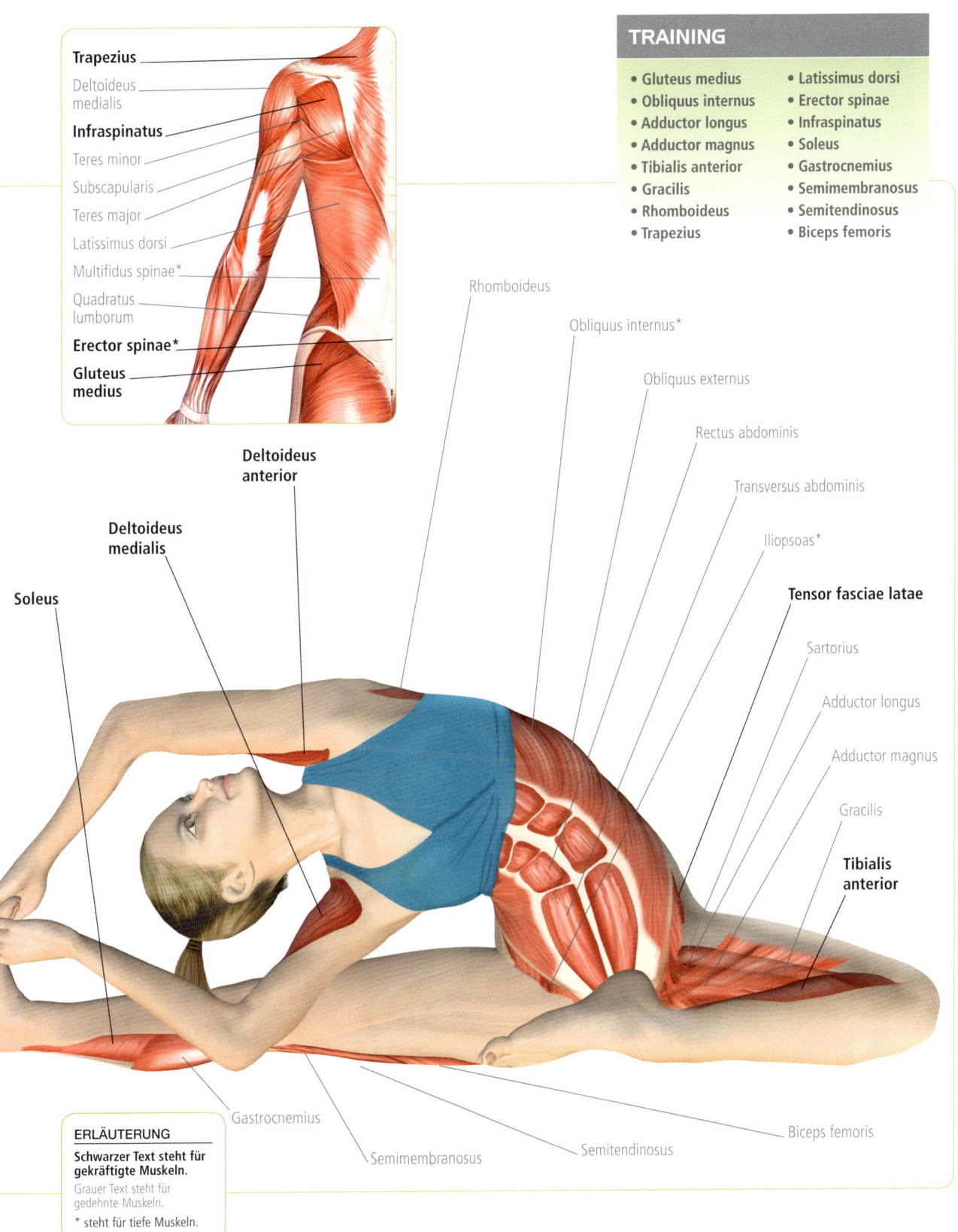

Rhomboideus

Obliquus internus*

Obliquus externus

Rectus abdominis

Transversus abdominis

Iliopsoas*

Tensor fasciae latae

Sartorius

Adductor longus

Adductor magnus

Gracilis

Tibialis anterior

Deltoideus anterior

Deltoideus medialis

Soleus

Gastrocnemius

Semimembranosus

Semitendinosus

Biceps femoris

ERLÄUTERUNG

Schwarzer Text steht für gekräftigte Muskeln.

Grauer Text steht für gedehnte Muskeln.

* steht für tiefe Muskeln.

MARICHI-DREHSITZ
(MARICHYASANA)

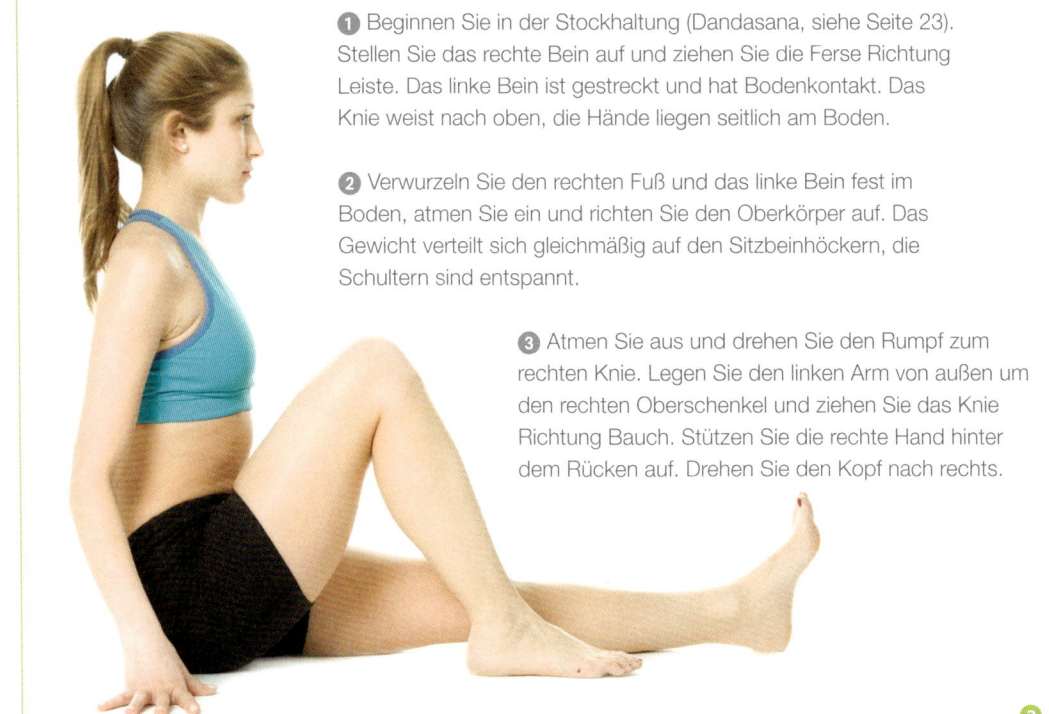

❶ Beginnen Sie in der Stockhaltung (Dandasana, siehe Seite 23). Stellen Sie das rechte Bein auf und ziehen Sie die Ferse Richtung Leiste. Das linke Bein ist gestreckt und hat Bodenkontakt. Das Knie weist nach oben, die Hände liegen seitlich am Boden.

❷ Verwurzeln Sie den rechten Fuß und das linke Bein fest im Boden, atmen Sie ein und richten Sie den Oberkörper auf. Das Gewicht verteilt sich gleichmäßig auf den Sitzbeinhöckern, die Schultern sind entspannt.

❸ Atmen Sie aus und drehen Sie den Rumpf zum rechten Knie. Legen Sie den linken Arm von außen um den rechten Oberschenkel und ziehen Sie das Knie Richtung Bauch. Stützen Sie die rechte Hand hinter dem Rücken auf. Drehen Sie den Kopf nach rechts.

ⓐ

AUSSPRACHE & BEDEUTUNG
- Marichyasana (mar-i-dschi-JAAS-anna)
- *marichi* = Licht-strahl; Name eines hinduistischen Weisen, dem man zuschreibt, das göttliche Gesetz des Universums, *dharma,* sehen zu können

SCHWIERIGKEITS-GRAD
- Anfänger

TRAININGS-VORTEIL
- regt die Verdauung an
- kräftigt und dehnt die Wirbelsäule
- entgiftet die inneren Organe

NICHT ANGERATEN BEI
- hohem oder niedrigem Blutdruck
- Rückenverletzungen

❹ Verstärken Sie die Rumpfdrehung mit jedem Ausatmen. Legen Sie den linken Ellbogen außen an das rechte Knie, wenn möglich. Lehnen Sie den Oberkörper leicht zurück, das erleichtert die Drehung über die gesamte Länge der Wirbelsäule.

❺ 30 Sekunden bis 1 Minute halten. Beim Ausatmen sanft lösen und mit umgekehrter Bein- und Armstellung wiederholen.

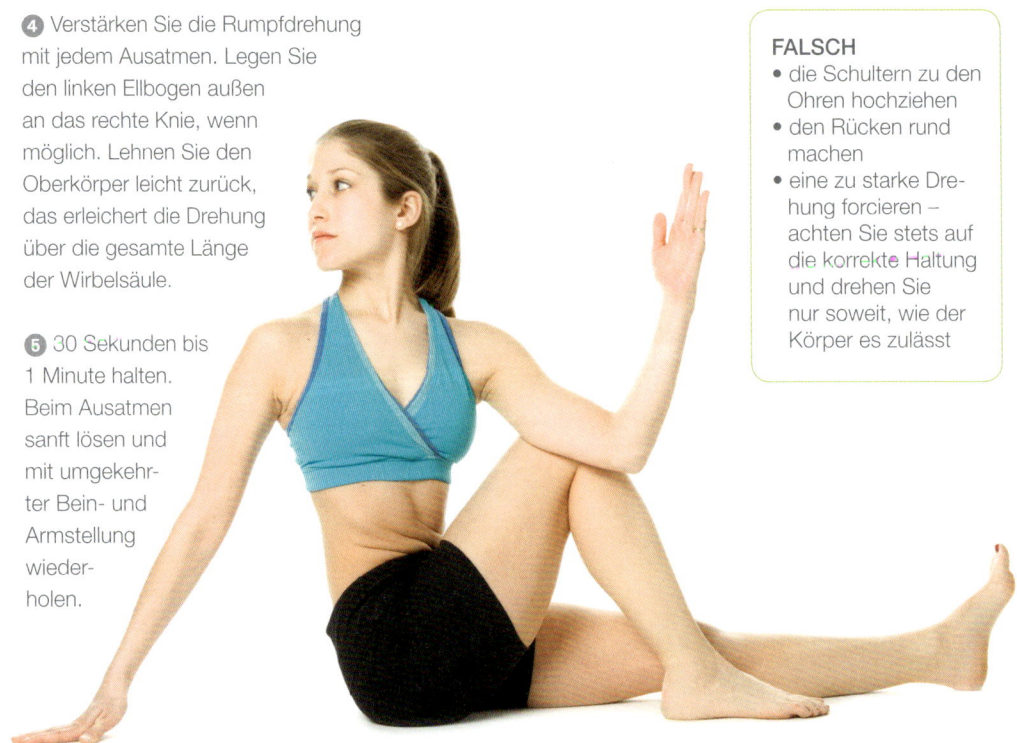

FALSCH
- die Schultern zu den Ohren hochziehen
- den Rücken rund machen
- eine zu starke Drehung forcieren – achten Sie stets auf die korrekte Haltung und drehen Sie nur soweit, wie der Körper es zulässt

ⓑ

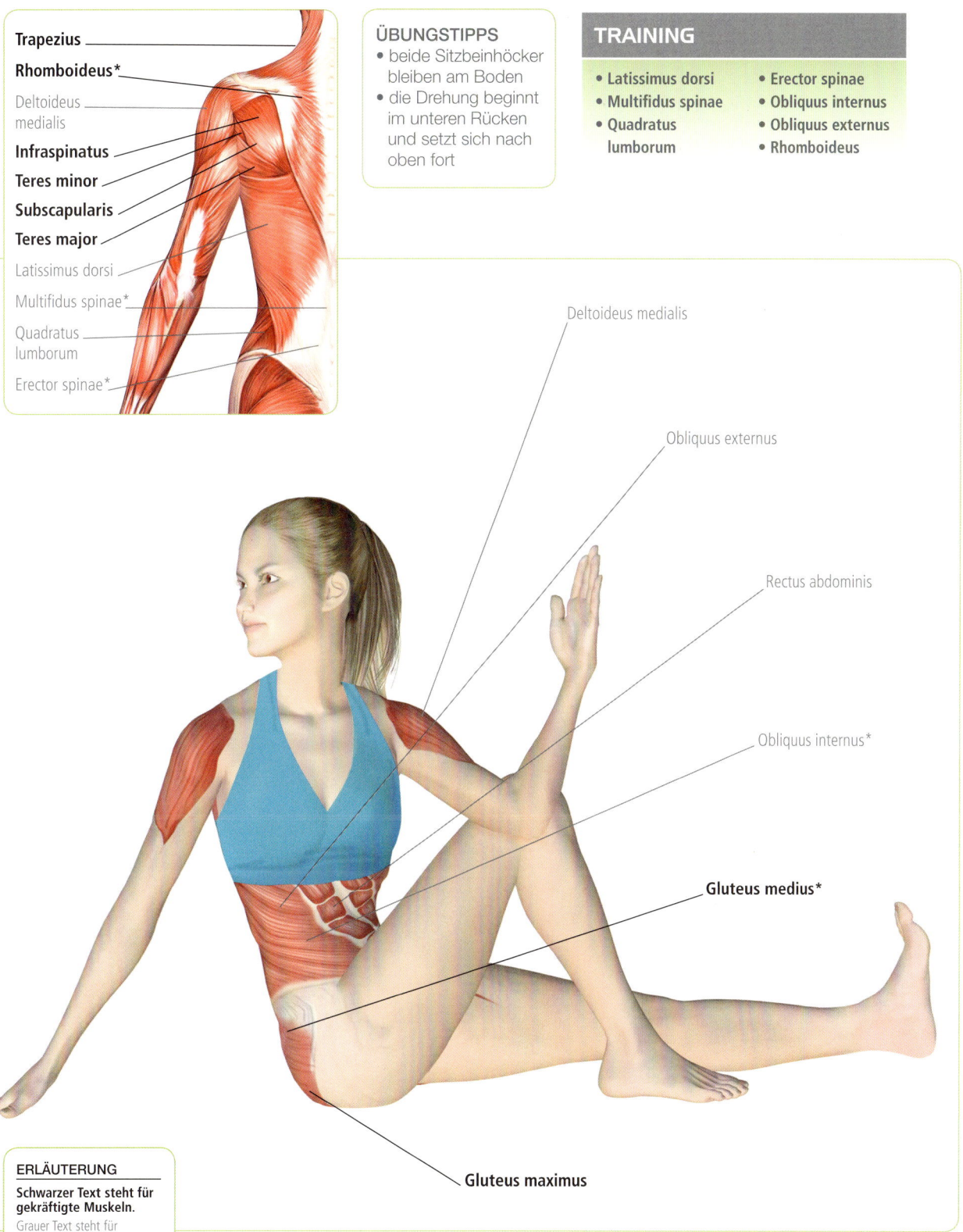

Trapezius

Rhomboideus*

Deltoideus medialis

Infraspinatus

Teres minor

Subscapularis

Teres major

Latissimus dorsi

Multifidus spinae*

Quadratus lumborum

Erector spinae*

ÜBUNGSTIPPS
• beide Sitzbeinhöcker bleiben am Boden
• die Drehung beginnt im unteren Rücken und setzt sich nach oben fort

TRAINING

• **Latissimus dorsi**	• **Erector spinae**
• **Multifidus spinae**	• **Obliquus internus**
• **Quadratus lumborum**	• **Obliquus externus**
	• **Rhomboideus**

Deltoideus medialis

Obliquus externus

Rectus abdominis

Obliquus internus*

Gluteus medius*

Gluteus maximus

ERLÄUTERUNG
Schwarzer Text steht für gekräftigte Muskeln.
Grauer Text steht für gedehnte Muskeln.
* steht für tiefe Muskeln.

HALBER DREHSITZ
(ARDHA MATSYENDRASANA)

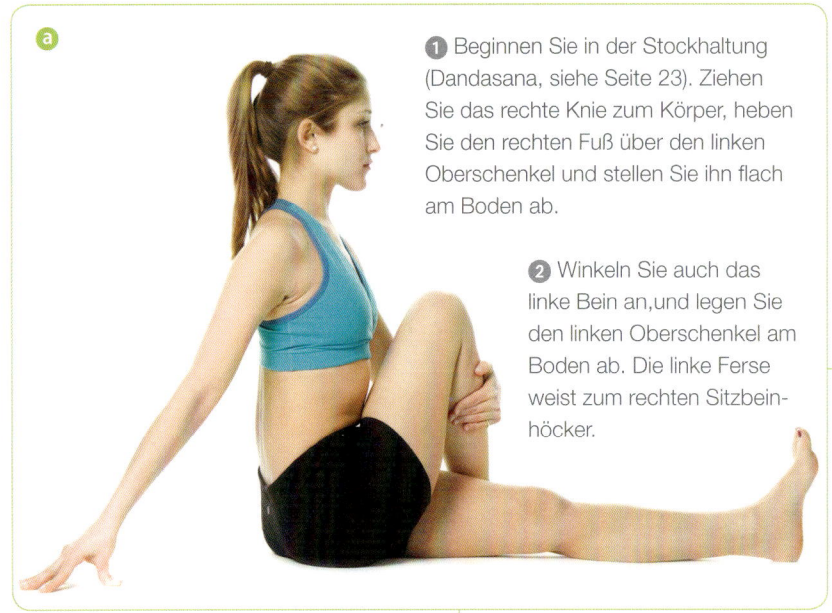

a

❶ Beginnen Sie in der Stockhaltung (Dandasana, siehe Seite 23). Ziehen Sie das rechte Knie zum Körper, heben Sie den rechten Fuß über den linken Oberschenkel und stellen Sie ihn flach am Boden ab.

❷ Winkeln Sie auch das linke Bein an, und legen Sie den linken Oberschenkel am Boden ab. Die linke Ferse weist zum rechten Sitzbeinhöcker.

FALSCH
• die Schultern hochziehen
• den Rücken rund machen
• den Fuß des aufgestellten Beins vom Boden abheben

ÜBUNGSTIPPS
• Ziehen Sie den Oberschenkel des aufgestellten Beins so dicht wie möglich an den Rumpf, machen Sie die Wirbelsäule dabei lang.
• Die hintere Schulter strebt bei der Drehung des Rumpfes nach hinten.

AUSSPRACHE & BEDEUTUNG
• Ardha Matsyendrasana (ARD-ha MATS-jen-DRAAS-anna)
• *ardha* = halb; *matsya* = Fisch; *indra* = Herrscher; *matsyendra* = Name eines Yoga-Lehrmeisters

SCHWIERIGKEITS-GRAD
• fortgeschrittene Anfänger

TRAININGS-VORTEIL
• regt die Verdauung an
• dehnt Hüften, Wirbelsäule und Schultern
• lindert Rücken-schmerzen und Menstruations-beschwerden

NICHT ANGERATEN BEI
• Rückenverlet-zungen

❸ Atmen Sie ein und wachsen Sie in der Wirbelsäule lang nach oben, ohne die Schultern hochzuziehen. Atmen Sie aus und drehen Sie den Rumpf nach rechts. Legen Sie den linken Ellbogen außen an das rechte Knie. Stützen Sie die rechte Hand hinter dem Körper am Boden ab und drehen Sie den Kopf nach rechts.

❹ Gehen Sie mit jedem Ausatmen stärker in die Drehung hinein. Lehnen sie den Oberkörper leicht zurück und ziehen Sie den rechten Oberschenkel mit dem linken Arm näher zum Bauch. Machen Sie die Wirbelsäule noch länger, indem Sie das Steißbein nach unten ziehen. Die rechte Hand unterstützt die Drehbewegung.

❺ 30 Sekunden bis 1 Minute halten. Beim Ausatmen sanft lösen und mit umgekehrter Beinstellung wiederholen.

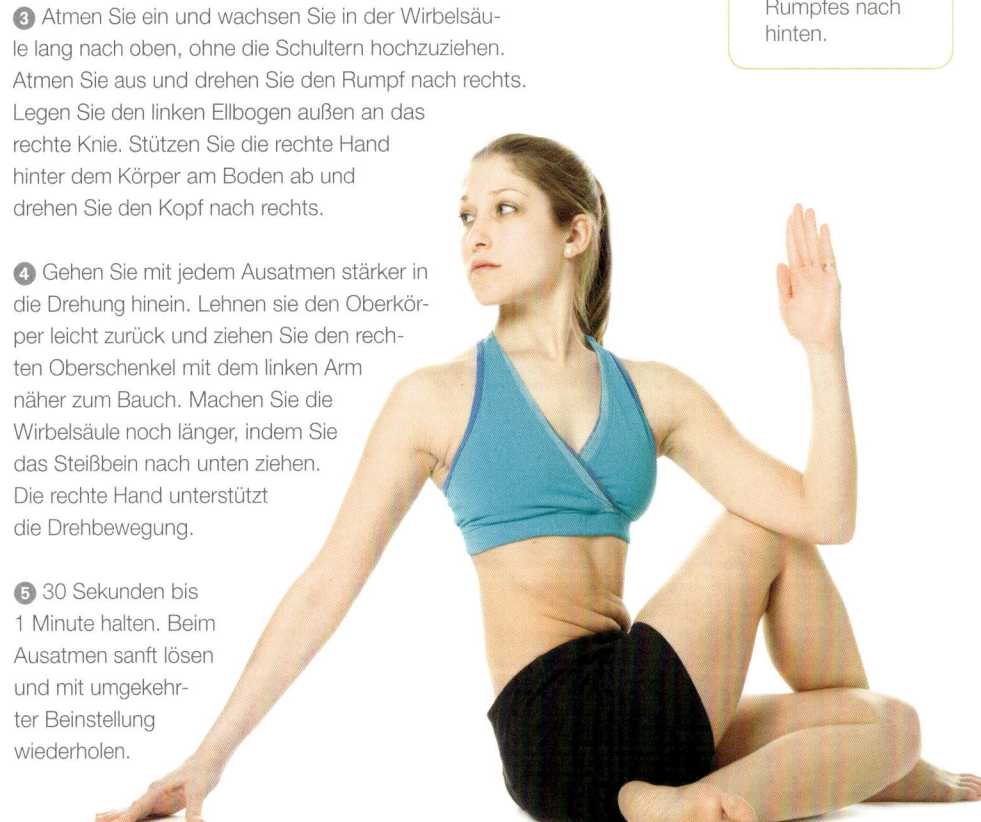

b

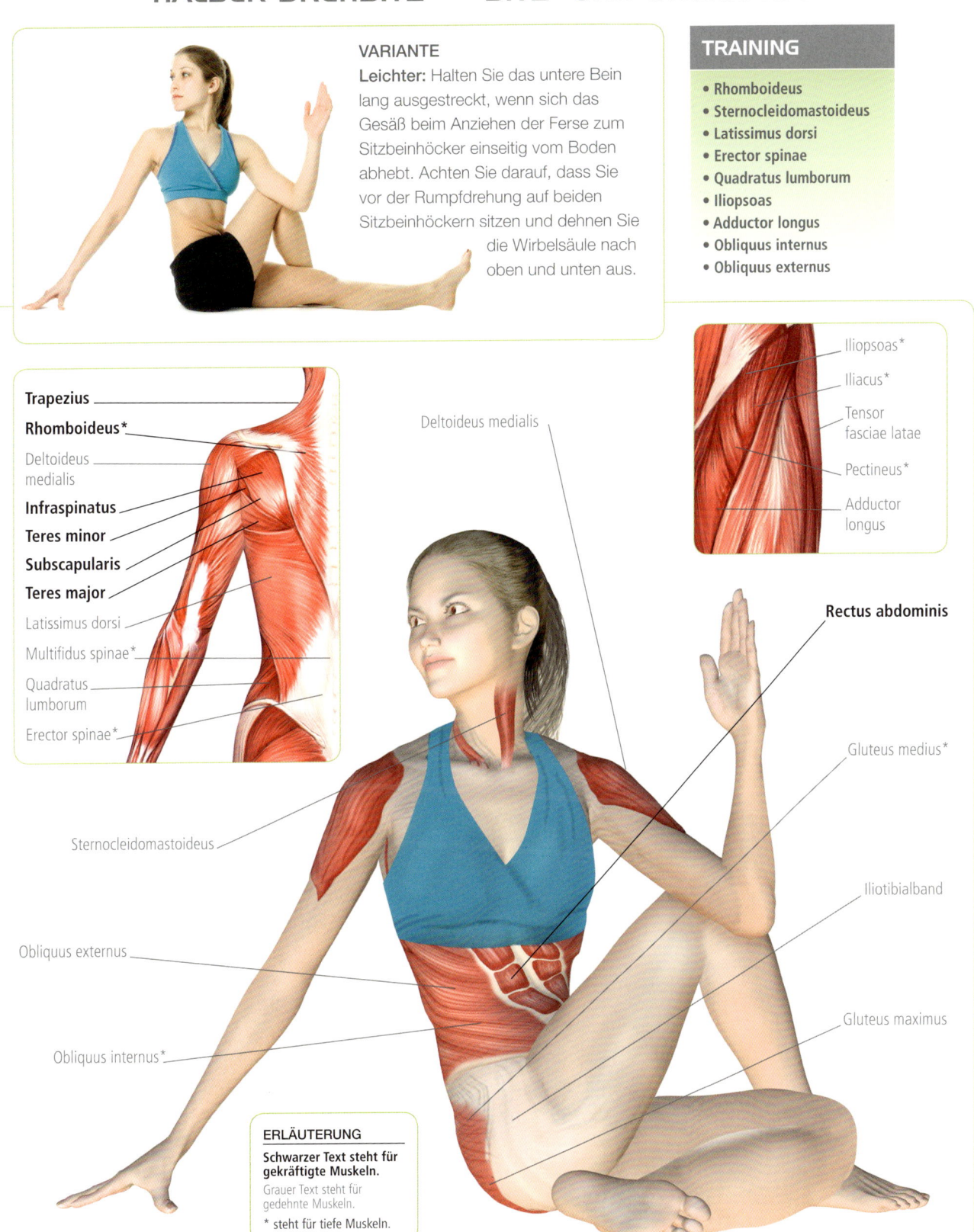

VARIANTE

Leichter: Halten Sie das untere Bein lang ausgestreckt, wenn sich das Gesäß beim Anziehen der Ferse zum Sitzbeinhöcker einseitig vom Boden abhebt. Achten Sie darauf, dass Sie vor der Rumpfdrehung auf beiden Sitzbeinhöckern sitzen und dehnen Sie die Wirbelsäule nach oben und unten aus.

TRAINING

- **Rhomboideus**
- **Sternocleidomastoideus**
- **Latissimus dorsi**
- **Erector spinae**
- **Quadratus lumborum**
- **Iliopsoas**
- **Adductor longus**
- **Obliquus internus**
- **Obliquus externus**

Trapezius

Rhomboideus*

Deltoideus medialis

Infraspinatus

Teres minor

Subscapularis

Teres major

Latissimus dorsi

Multifidus spinae*

Quadratus lumborum

Erector spinae*

Iliopsoas*

Iliacus*

Tensor fasciae latae

Pectineus*

Adductor longus

Deltoideus medialis

Rectus abdominis

Sternocleidomastoideus

Gluteus medius*

Obliquus externus

Iliotibialband

Gluteus maximus

Obliquus internus*

ERLÄUTERUNG

Schwarzer Text steht für gekräftigte Muskeln.

Grauer Text steht für gedehnte Muskeln.

* steht für tiefe Muskeln.

GEDREHTE STUHLHALTUNG
(PARIVRTTA UTKATASANA)

❶ Begeben Sie sich aus der Berghaltung (Tadasana, siehe Seite 32) in die Stuhlhaltung (Utkatasana, siehe Seite 37). Strecken Sie die Arme zur Decke und verlagern Sie das Gewicht nach hinten auf die Fersen.

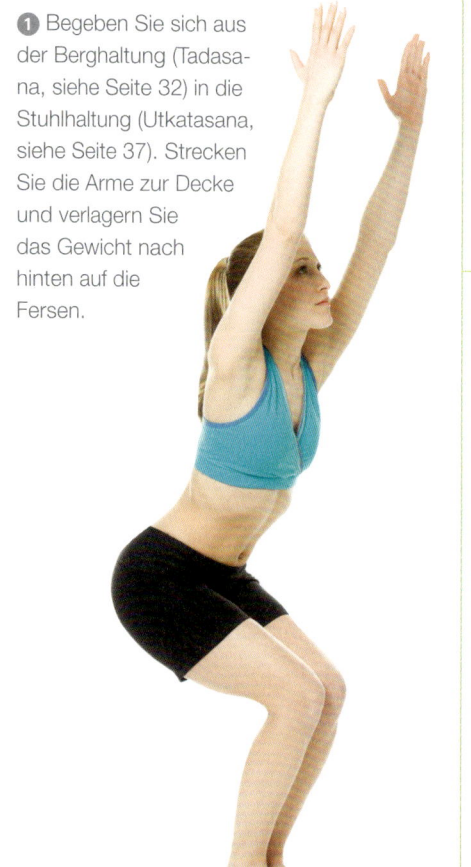

a

TRAINING

- Rectus abdominis
- Obliquus internus
- Transversus abdominis
- Biceps femoris
- Rectus femoris
- Obliquus externus
- Gluteus medius
- Gluteus maximus

❷ Pressen Sie die Innenseiten der Beine aneinander, atmen Sie ein und bringen Sie die Handflächen vor der Brust zur Gebetshaltung zusammen.

❸ Atmen Sie aus und drehen Sie den gesamten Oberkörper vom unteren Rücken bis zu den Schultern nach rechts. Bleiben Sie lang in der Wirbelsäule und legen Sie den linken Ellbogen außen an den rechten Oberschenkel. Der Blick ist zur Decke gerichtet.

❹ Vertiefen Sie die Drehung mit jedem Ausatmen. Der linke Ellbogen führt die Bewegung.

AUSSPRACHE & BEDEUTUNG
- Parivrtta Utkatasana (par-i-wr-ta UT-ka-TAAS-anna)
- *parivrtta* = Drehung; *utkatasana* = Stuhl

SCHWIERIGKEITSGRAD
- Anfänger

TRAININGSVORTEIL
- regt die Verdauung an
- dehnt die Wirbelsäule
- kräftigt Oberschenkel, Gesäß und Bauchmuskeln

NICHT ANGERATEN BEI
- Rückenverletzungen

❺ 10 bis 30 Sekunden halten. Beim Lösen der Haltung einatmen. Gehen Sie über die Berghaltung in die Drehung zur anderen Seite.

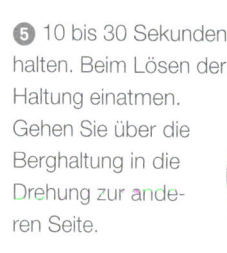

FALSCH
- beim Drehen aus der Hocke nach oben gehen
- mit dem Ellbogen eine zu starke Drehung forcieren

b

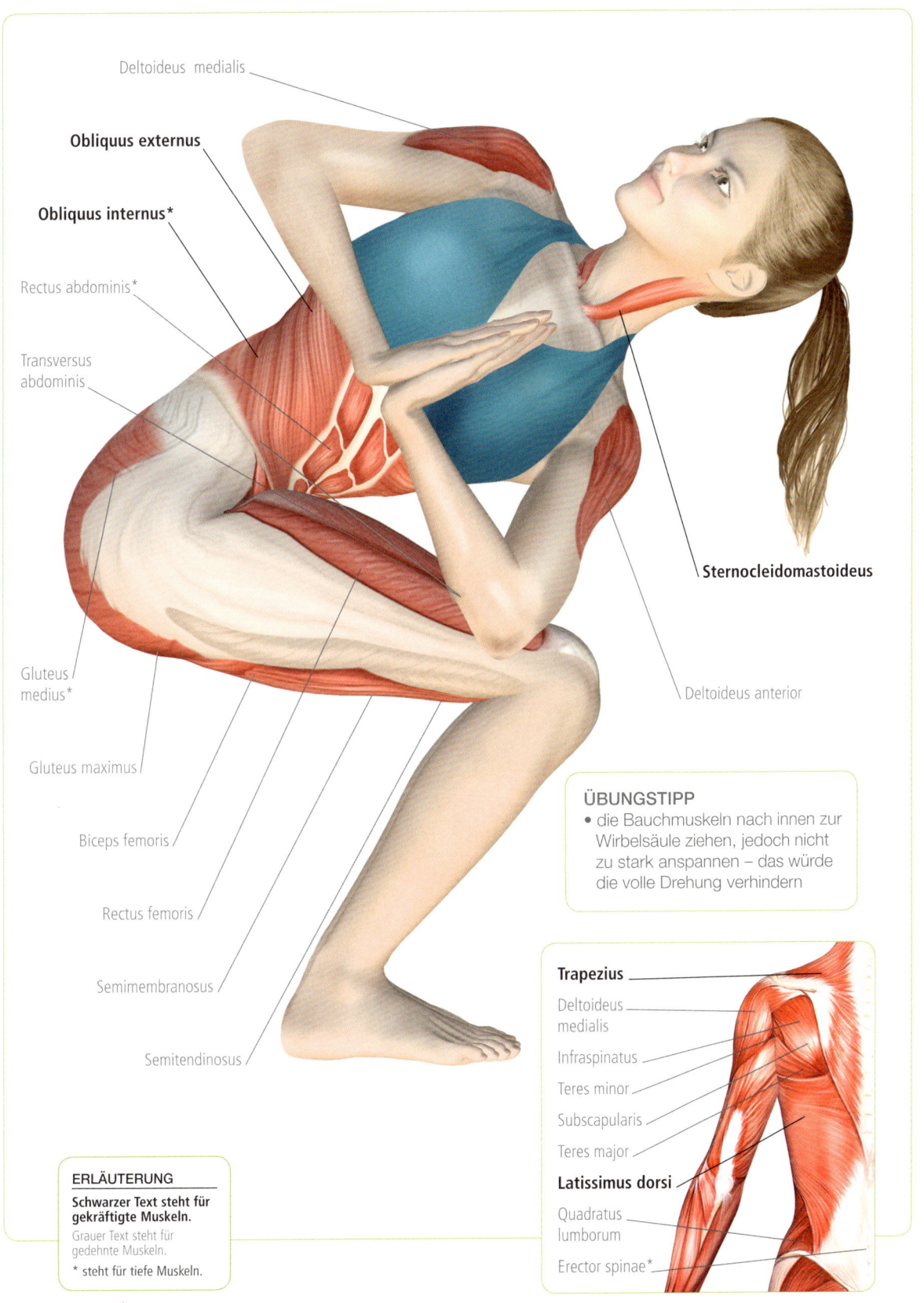

Deltoideus medialis

Obliquus externus

Obliquus internus*

Rectus abdominis*

Transversus abdominis

Gluteus medius*

Gluteus maximus

Biceps femoris

Rectus femoris

Semimembranosus

Semitendinosus

Sternocleidomastoideus

Deltoideus anterior

ÜBUNGSTIPP
• die Bauchmuskeln nach innen zur Wirbelsäule ziehen, jedoch nicht zu stark anspannen – das würde die volle Drehung verhindern

Trapezius

Deltoideus medialis

Infraspinatus

Teres minor

Subscapularis

Teres major

Latissimus dorsi

Quadratus lumborum

Erector spinae*

ERLÄUTERUNG
Schwarzer Text steht für gekräftigte Muskeln.
Grauer Text steht für gedehnte Muskeln.
* steht für tiefe Muskeln.

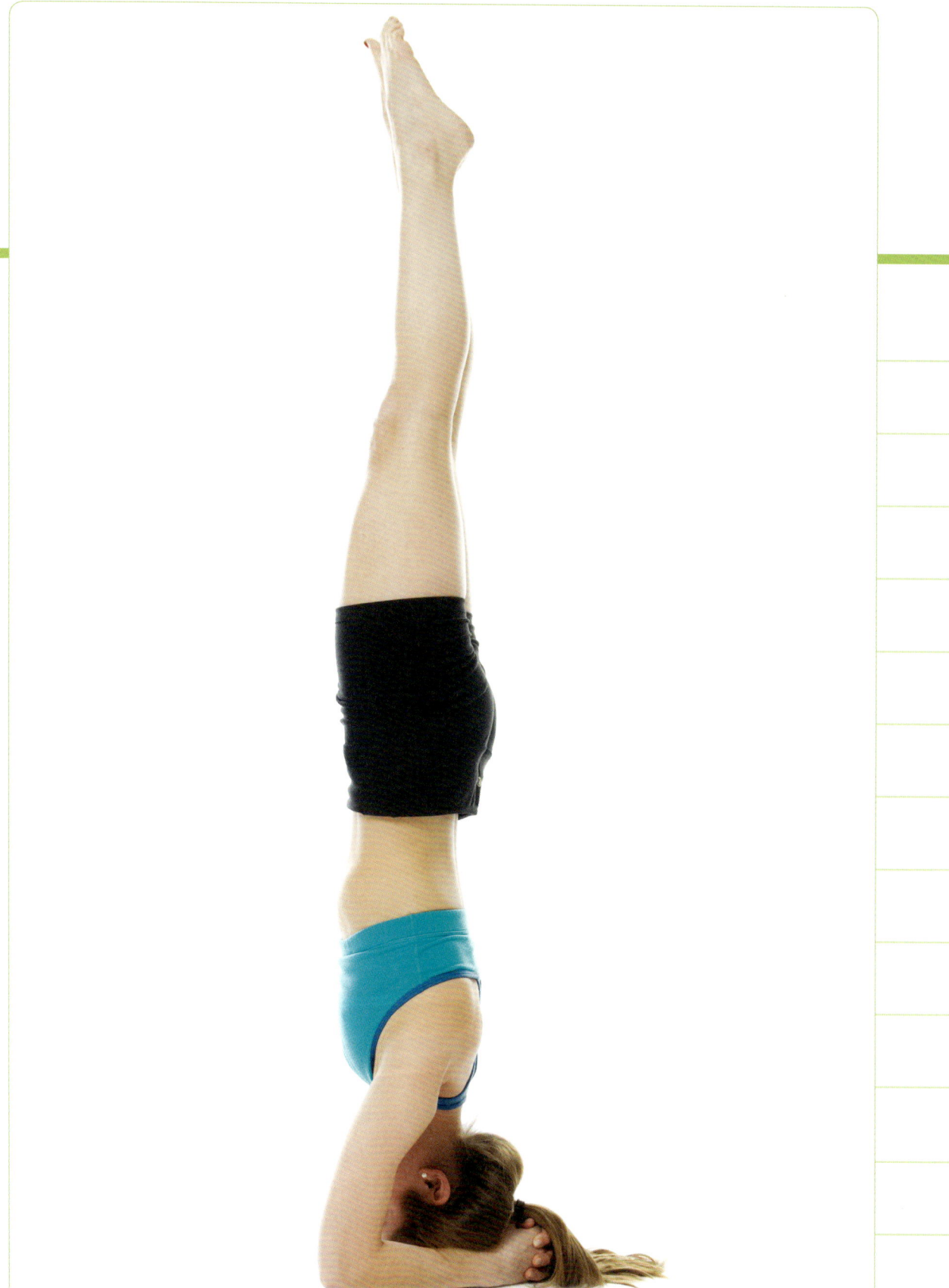

ARMBALANCEN UND UMKEHRHALTUNGEN

Mit dem Älterwerden nimmt die Dichte der Knochen ab, und der Oberkörper verliert an Kraft. Dies erhöht die Verletzungsgefahr, alltägliche Bewegungen fallen schwerer. Armbalancen wirken diesem Effekt entgegen. Sie stärken Arme, Schultern und Brustkorb und helfen, Osteoporose zu vermeiden. Auch die Bauchmuskulatur wird gekräftigt. Armgestützte Haltungen verlangen ein gewisses Maß an Beweglichkeit, insbesondere der Wirbelsäule und Hüften. Die Angst, vornüber auf das Gesicht zu fallen, ist normal und kann durch Üben überwunden werden.

Umkehrhaltungen stellen die Wirkung der Schwerkraft auf den Körper buchstäblich auf den Kopf. Dadurch begünstigen sie das Herzkreislauf-, Lymph-, Nerven- und Hormonsystem, verbessern die Blutzirkulation und tragen dazu bei, gesundes Lungengewebe zu bilden. Anfangs sollten diese Asanas nur kurz gehalten werden. Achten Sie dabei besonders auf Ihren Hals- und Nackenbereich.

UMGEDREHTES BRETT
(PURVOTTANASANA)

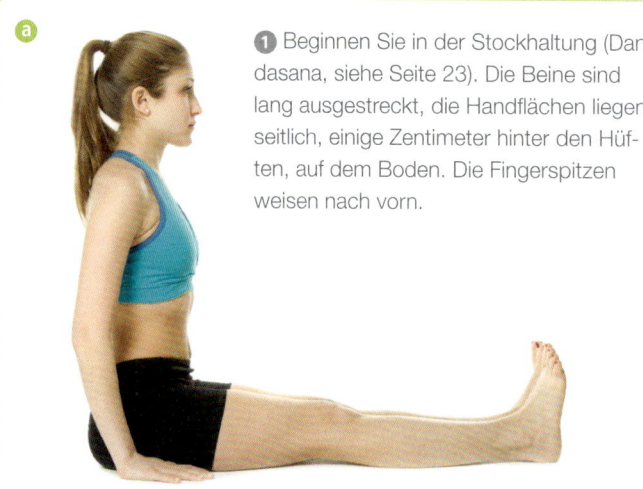

a

1 Beginnen Sie in der Stockhaltung (Dandasana, siehe Seite 23). Die Beine sind lang ausgestreckt, die Handflächen liegen seitlich, einige Zentimeter hinter den Hüften, auf dem Boden. Die Fingerspitzen weisen nach vorn.

ÜBUNGSTIPPS
- eine extreme Rückbeuge vermeiden – die Öffnung des Brustkorbs und der Hüften geschieht aus den hinteren Oberschenkelmuskeln und Schultern heraus (bei schwacher Muskulatur mit aufgestellten Beinen üben)
- gleichmäßig atmen und mit dem Atem die Streckung im oberen Rücken vertiefen

b

AUSSPRACHE & BEDEUTUNG
- Purvottanasana (PUR-vo-tan-AAS-anna)
- *purva* = Vorderseite, Osten; *ut* = intensiv; *tan* = strecken, dehnen

SCHWIERIGKEITS-GRAD
- fortgeschrittene Anfänger

TRAININGS-VORTEIL
- kräftigt Wirbelsäule, Arme und hintere Oberschenkelmuskeln
- dehnt Hüften und Brustkorb

NICHT ANGERATEN BEI
- Verletzungen im Hals-/Nackenbereich
- Handgelenksverletzungen

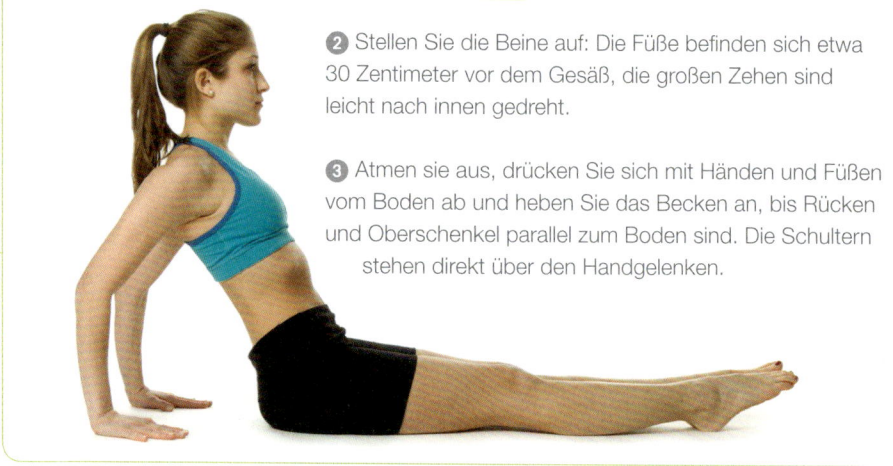

2 Stellen Sie die Beine auf: Die Füße befinden sich etwa 30 Zentimeter vor dem Gesäß, die großen Zehen sind leicht nach innen gedreht.

3 Atmen sie aus, drücken Sie sich mit Händen und Füßen vom Boden ab und heben Sie das Becken an, bis Rücken und Oberschenkel parallel zum Boden sind. Die Schultern stehen direkt über den Handgelenken.

4 Strecken Sie nacheinander die Beine, ohne das Becken dabei abzusenken.

5 Bringen Sie das Becken noch weiter nach oben, indem Sie den Brustkorb anheben und die Schulterblätter zusammenschieben. Es entsteht eine leichte Rückwärtsbeuge, die Gesäßmuskeln bleiben entspannt.

6 Machen Sie den Nacken lang und lassen Sie den Kopf sanft nach hinten sinken.

7 30 Sekunden halten, dann in die Stockhaltung gehen.

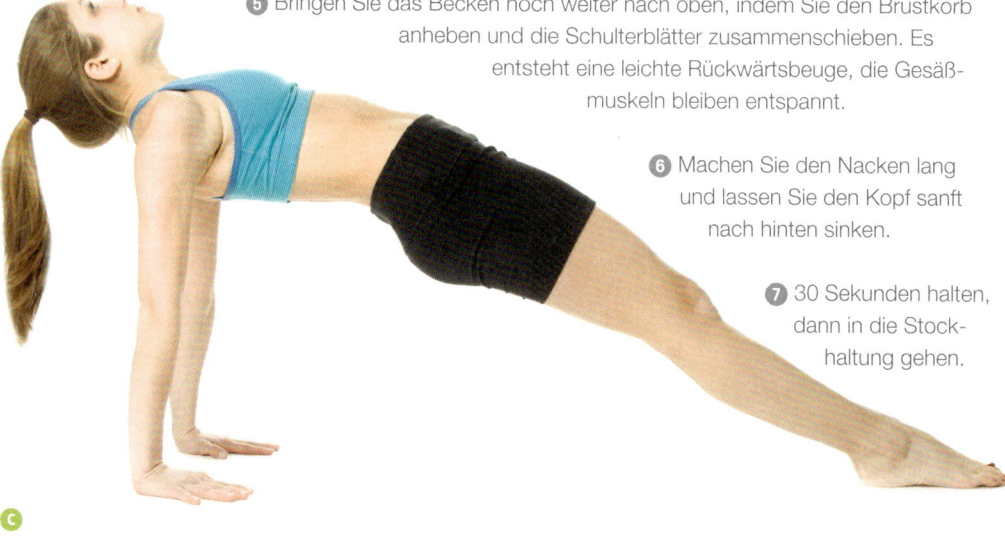

c

TRAINING

- Deltoideus
- Triceps brachii
- Teres major
- Teres minor
- Erector spinae
- Gluteus maximus
- Gluteus medius
- Adductor magnus
- Biceps femoris

FALSCH

- die Stellung mit den Gesäß-muskeln halten
- das Becken nach unten sinken lassen

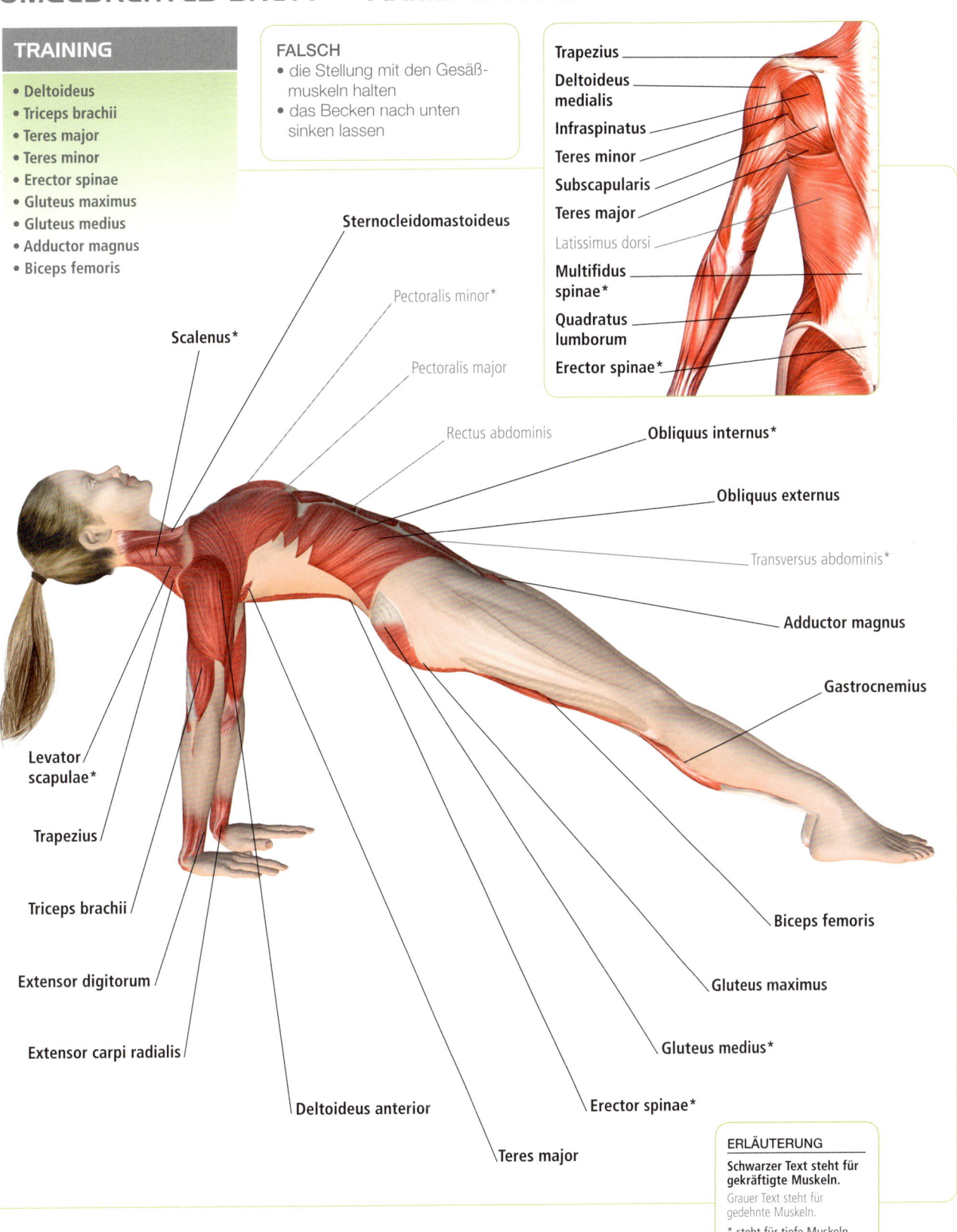

Trapezius

Deltoideus medialis

Infraspinatus

Teres minor

Subscapularis

Teres major

Latissimus dorsi

Multifidus spinae*

Quadratus lumborum

Erector spinae*

Sternocleidomastoideus

Pectoralis minor*

Pectoralis major

Rectus abdominis

Scalenus*

Obliquus internus*

Obliquus externus

Transversus abdominis*

Adductor magnus

Gastrocnemius

Levator scapulae*

Trapezius

Triceps brachii

Biceps femoris

Extensor digitorum

Gluteus maximus

Extensor carpi radialis

Gluteus medius*

Deltoideus anterior

Erector spinae*

Teres major

ERLÄUTERUNG

Schwarzer Text steht für gekräftigte Muskeln.

Grauer Text steht für gedehnte Muskeln.

* steht für tiefe Muskeln.

DIE KRÄHE
(BAKASANA)

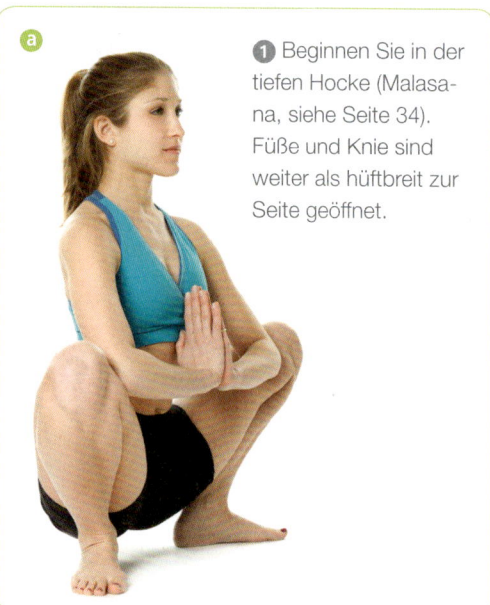

❶ Beginnen Sie in der tiefen Hocke (Malasana, siehe Seite 34). Füße und Knie sind weiter als hüftbreit zur Seite geöffnet.

❷ Verlagern Sie das Gewicht nach vorne und stützen Sie die Hände bei gestreckten Armen vor dem Körper auf, leicht nach innen gedreht und mit gespreizten Fingern.

❸ Beugen Sie die Ellbogen. Gehen Sie auf die Zehenspitzen und lehnen Sie den Oberkörper nach vorne. Bringen Sie die Oberschenkel zum Brustkorb, die Schienbeine zu den Oberarmen. Machen Sie den Rücken rund, sobald sich das Gewicht auf die Hände verlagert.

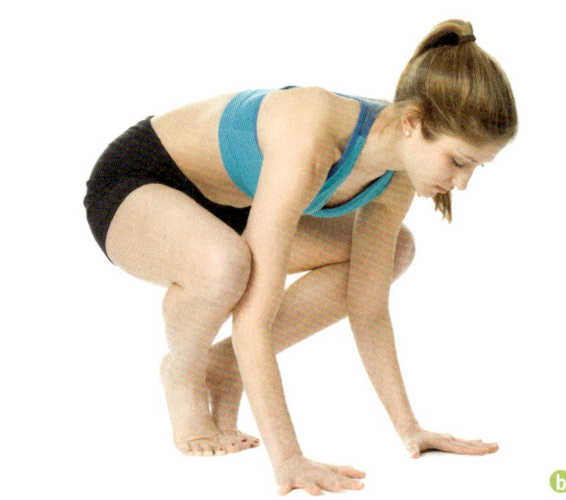

❹ Heben Sie beim Ausatmen die Füße nacheinander vom Boden ab. Halten Sie den Kopf neutral und balancieren Sie die Haltung aus.

❺ 20 Sekunden bis 1 Minute halten.

AUSSPRACHE & BEDEUTUNG
- Bakasana (ba-KAAS-anna)
- *baka* = Kranich, Reiher
- auch: Kranich-Haltung

SCHWIERIGKEITS-GRAD
- fortgeschrittene Anfänger

TRAININGS-VORTEIL
- kräftigt und strafft Arme und Bauch-muskeln
- kräftigt die Hand-gelenke
- verbessert den Gleichgewichtssinn

NICHT ANGERATEN BEI
- Karpaltunnel-syndrom
- Schwangerschaft

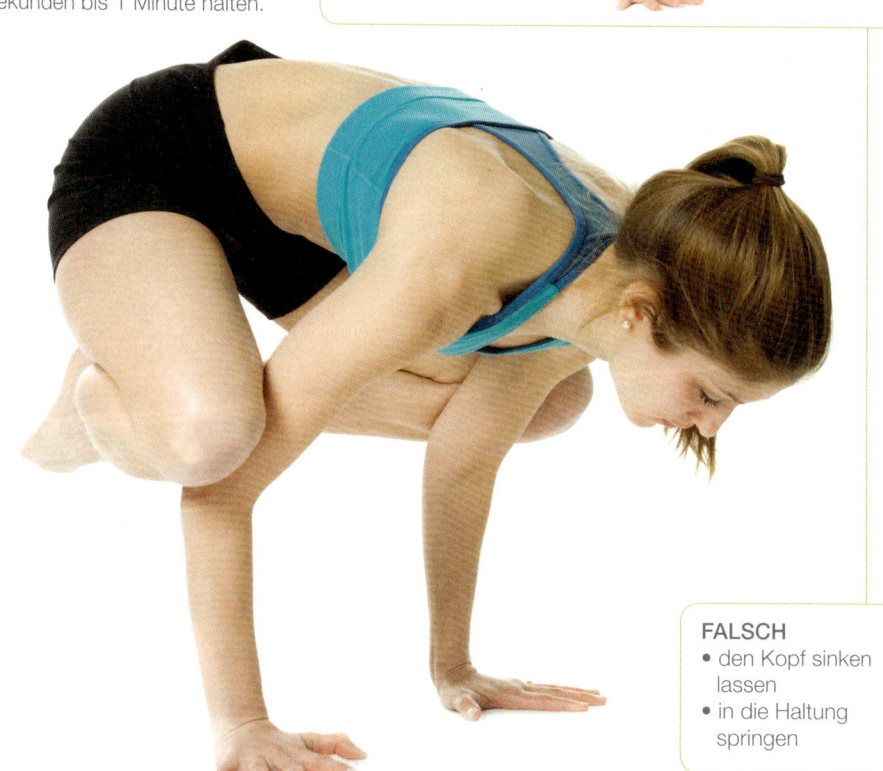

FALSCH
- den Kopf sinken lassen
- in die Haltung springen

DIE KRÄHE • ARMBALANCEN UND UMKEHRHALTUNGEN

ÜBUNGSTIPPS
- gegen die Angst, nach vorne zu fallen, hilft eine gefaltete Decke auf dem Boden
- für die Balance einen Punkt am Boden mit den Augen fixieren

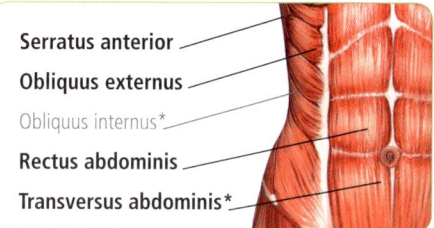

Serratus anterior
Obliquus externus
Obliquus internus*
Rectus abdominis
Transversus abdominis*

TRAINING

- Iliopsoas
- Iliacus
- Trapezius
- Serratus anterior
- Deltoideus
- Triceps brachii
- Biceps brachii
- Coracobrachialis
- Pectoralis major

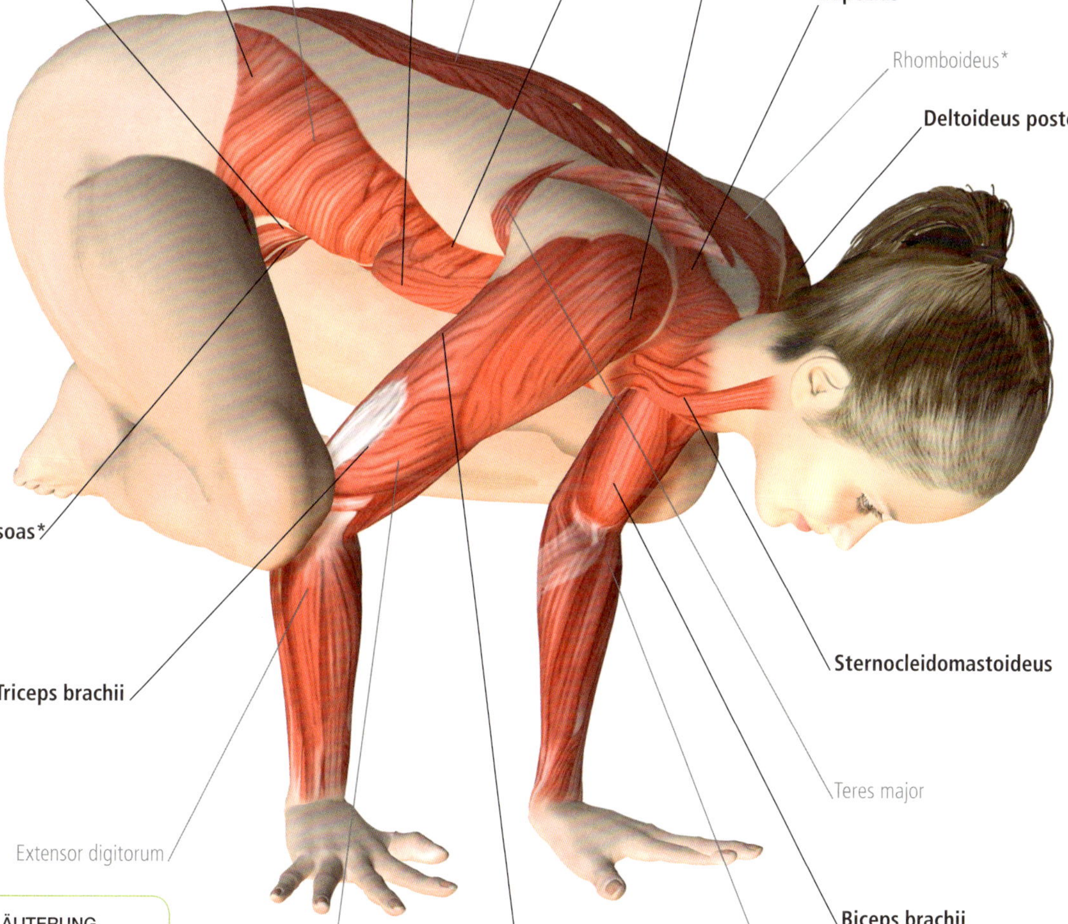

Obliquus internus*

Pectoralis major

Latissimus dorsi

Obliquus externus

Infraspinatus*

Iliacus*

Deltoideus anterior

Trapezius

Rhomboideus*

Deltoideus posterior

Iliopsoas*

Sternocleidomastoideus

Triceps brachii

Teres major

Extensor digitorum

Biceps brachii

ERLÄUTERUNG

Schwarzer Text steht für gekräftigte Muskeln.

Grauer Text steht für gedehnte Muskeln.

* steht für tiefe Muskeln.

Brachialis

Coracobrachialis*

Brachioradialis

SEITLICHE KRÄHE
(PARSVA BAKASANA)

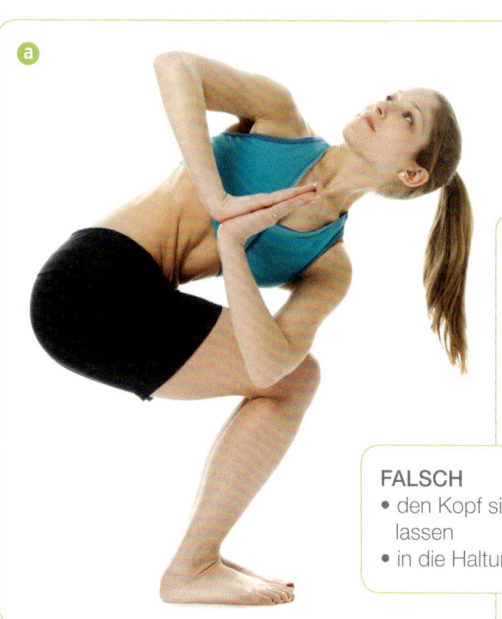

a

1 Beginnen Sie in der Gebetshaltung (Samasthiti, siehe Seite 33). Gehen Sie mit geschlossenen Beinen in die Hocke und drehen Sie den Oberkörper dabei nach rechts.

2 Gehen Sie tiefer in die Hocke und legen Sie die linke Hand flach am Boden ab. Der linke Ellbogen schmiegt sich an den rechten Oberschenkel. Atmen Sie aus und verstärken Sie die Drehung, indem Sie die rechte Schulter zurückziehen.

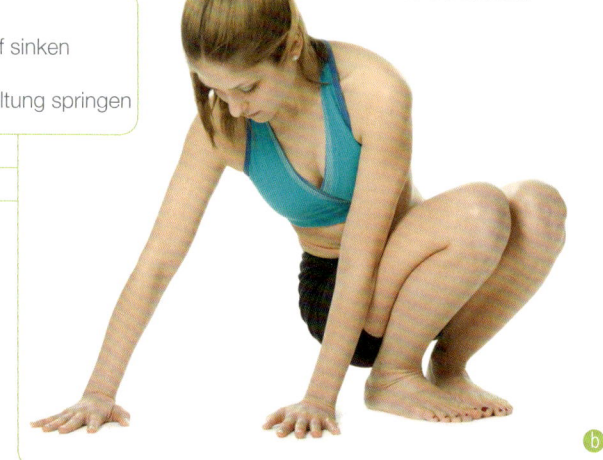

b

FALSCH
- den Kopf sinken lassen
- in die Haltung springen

AUSSPRACHE & BEDEUTUNG
- Parsva Bakasana (parsch-wa ba-KAAS-anna)
- *baka* = Kranich, Reiher; *parsva* = Seite
- auch: seitlicher Kranich

SCHWIERIGKEITS-GRAD
- Fortgeschrittene

TRAININGS-VORTEIL
- kräftigt und strafft Arme und Bauch-muskeln
- kräftigt die Hand-gelenke
- verbessert das Gleichgewicht

NICHT ANGERATEN BEI
- Handgelenks-verletzungen
- Verletzungen im unteren Rücken

3 Verlagern Sie das Gewicht nach rechts, bis Sie die rechte Hand etwa schulterbreit neben der linken am Boden ablegen können. Hüfte und Schultern bleiben gedreht.

4 Heben Sie langsam das Becken und verlagern Sie gleichzeitig das Gewicht auf die Hände. Stützen Sie dabei den rechten Oberschenkel auf dem linken Arm ab. Verlagern Sie den Schwerpunkt weiter nach rechts und ziehen Sie die Bauchmuskeln nach innen. Atmen Sie aus, heben Sie dabei beide Füße geschlossen vom Boden ab und führen Sie sie zur Seite.

5 20 Sekunden bis 1 Minute halten und in der Balance atmen. Beim Absenken der Füße ausatmen und zur anderen Seite wiederholen.

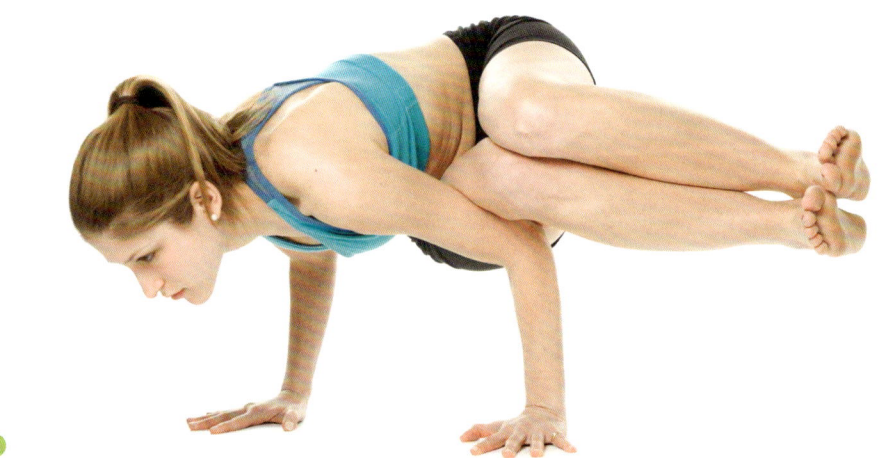

c

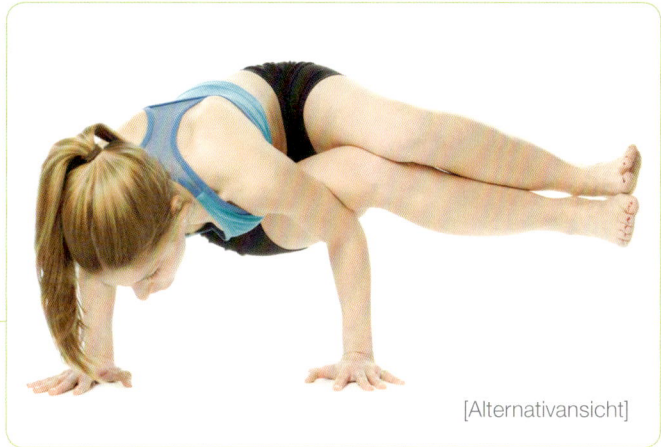

[Alternativansicht]

TRAINING

- Iliopsoas
- Iliacus
- Trapezius
- Serratus anterior
- Deltoideus
- Triceps brachii
- Biceps brachii
- Coracobrachialis
- Pectoralis major
- Obliquus internus

ÜBUNGSTIPPS

- Eine gefaltete Decke, vor dem Körper auf den Boden gelegt, hilft gegen die Angst, nach vorne zu fallen.
- Für die Balance fokussieren Sie mit den Augen einen Punkt am Boden.
- Drehen Sie den Rumpf intensiv, bevor Sie in die Haltung gehen.

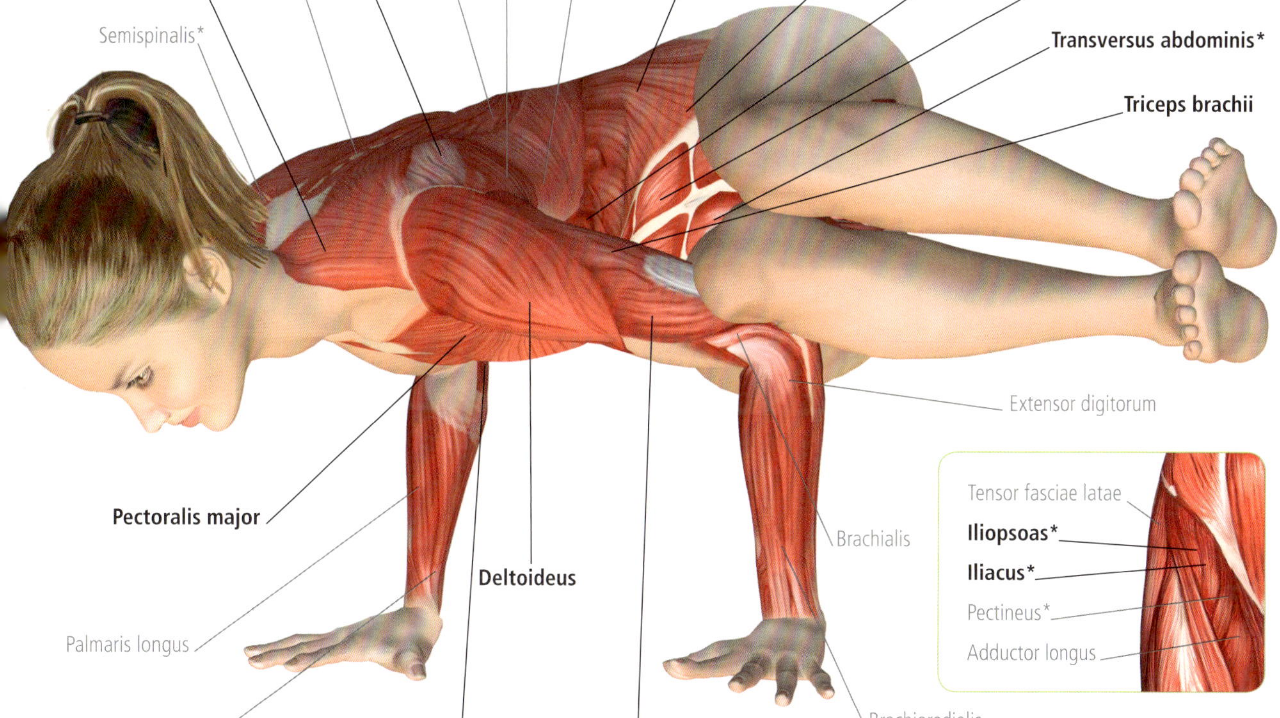

Rhomboideus*

Teres major

Latissimus dorsi

Infraspinatus*

Obliquus externus

Obliquus internus*

Multifidus spinae*

Serratus anterior

Trapezius

Rectus abdominis

Semispinalis*

Transversus abdominis*

Triceps brachii

Extensor digitorum

Tensor fasciae latae

Iliopsoas*

Pectoralis major

Iliacus*

Brachialis

Pectineus*

Deltoideus

Adductor longus

Palmaris longus

Biceps brachii

Pronator teres

Brachioradialis

Coracobrachialis*

ERLÄUTERUNG

Schwarzer Text steht für gekräftigte Muskeln.

Grauer Text steht für gedehnte Muskeln.

* steht für tiefe Muskeln.

AUS DER BRETTHALTUNG
(DANDASANA)

❶ Beginnen Sie im herabschauenden Hund (Adho Mukha Svanasana, siehe Seite 24).

❷ Schieben Sie den Oberkörper einatmend nach vorne, bis die Handgelenke unter den Schultern und im 90-Grad-Winkel zu den Armen stehen. Der Körper bildet von den Fersen bis zum Scheitel eine gerade Linie.

❸ Schieben Sie die Hände in den Boden und die Fersen nach hinten, ohne die Brust abzusenken.

ÜBUNGSTIPPS
• die Beine bis in die Fersen lang strecken, um das Gewicht gleichmäßig zu verteilen
• die Gesäßmuskeln anspannen und die Bauchmuskeln nach innen ziehen, um die Haltung zu stabilisieren

FALSCH
• in den Schultern einsinken
• das Becken absenken oder das Gesäß zu weit nach oben nehmen
• die Schultern zu den Ohren hochziehen

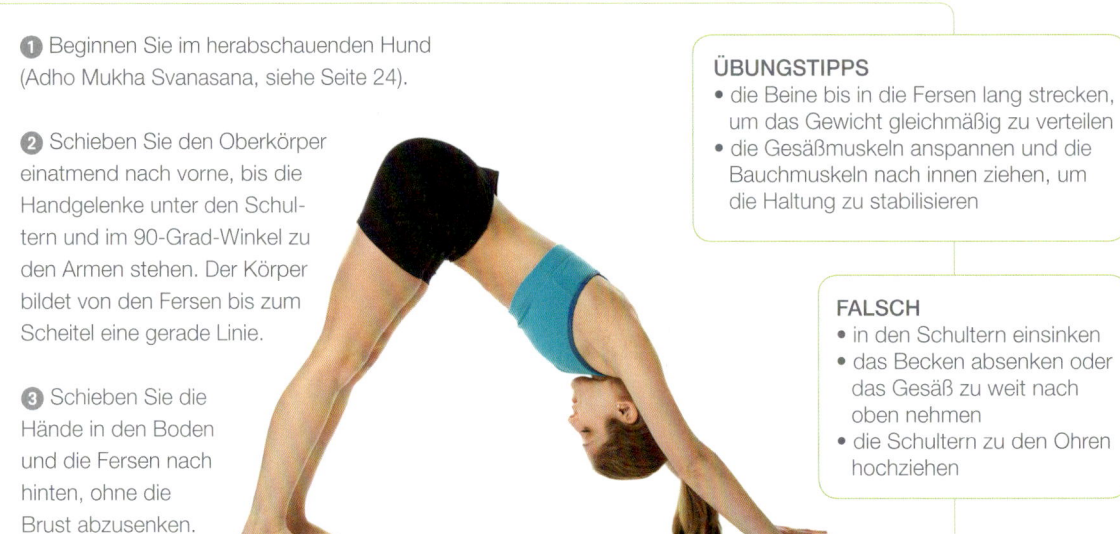

a

AUSSPRACHE & BEDEUTUNG
• Dandasana (dan-DAAS-anna)
• *danda* = Stock, Stab
• Chaturanga Dandasana (tscha-tur-ANG-ga dan-DAAS-anna)
• *chatur* = vier; *anga* = Gliedmaße; *danda* = Stock, Stab
• auch: Bretthaltung mit gebeugten Armen

SCHWIERIGKEITS-GRAD
• Anfänger / fortge-schrittene Anfänger

TRAININGS-VORTEIL
• kräftigt Arme und Bauchmuskeln
• stärkt die Hand-gelenke

NICHT ANGERATEN BEI
• Schulterproblemen
• Handgelenks-verletzungen
• Verletzungen im unteren Rücken

❹ Ziehen Sie die Schultern weg von den Ohren, der Nacken bleibt lang und gerade. Die Beine halten gestreckt und aktiv die Spannung, die Füße stehen parallel, die Fersen weisen zur Decke. 30 Sekunden bis 1 Minute halten, dann in die viergliedrige Stockhaltung gehen.

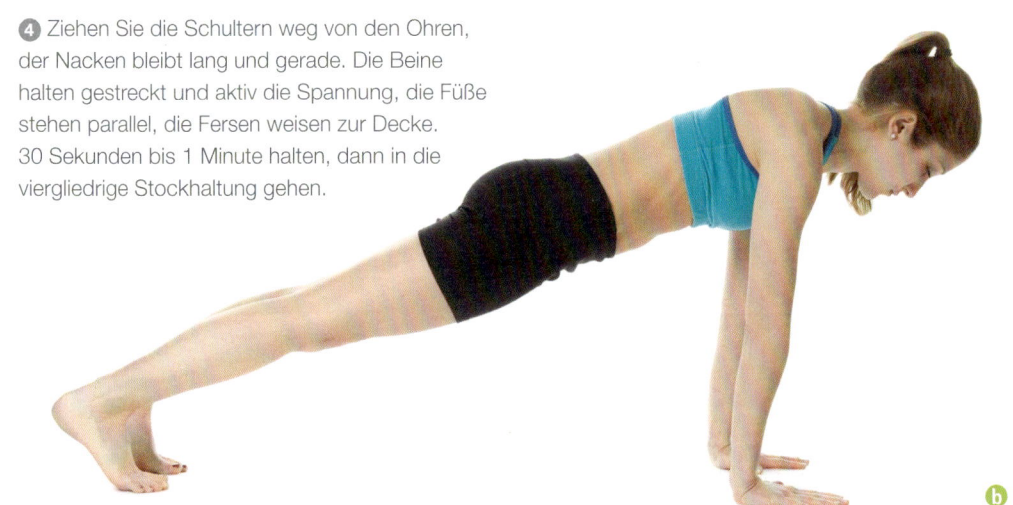

b

❺ Heben Sie das Brustbein an, ziehen Sie die Schulter-blätter zusammen und das Steißbein nach innen.

❻ Senken Sie den Körper ausatmend ab, bis die Ober-arme parallel zur Wirbelsäule stehen. Die Beine sind leicht nach innen gedreht.

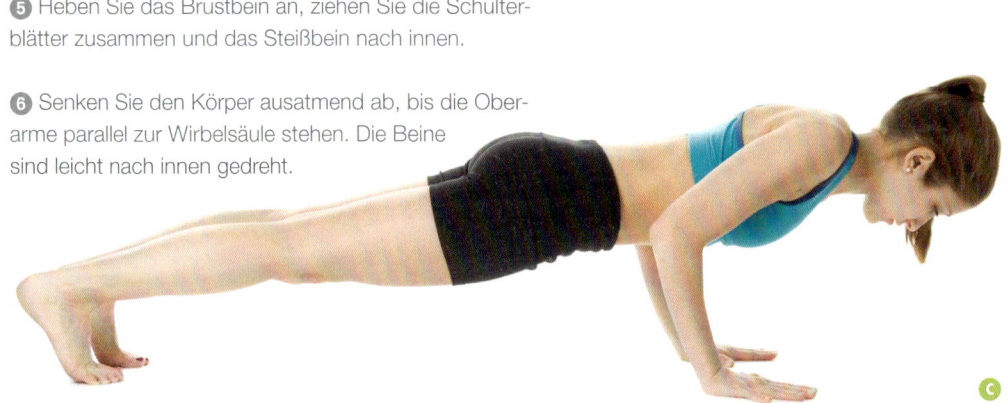

c

IN DIE **VIERGLIEDRIGE STOCKHALTUNG**
(CHATURANGA DANDASANA)

7 Ziehen Sie das Schambein nach oben und die Bauchmuskeln nach innen, um die gerade Linie von den Schultern bis zu den Fersen aufrechtzuerhalten. Die Ellbogen liegen dicht am Körper an. Halten Sie den Kopf neutral oder richten Sie den Blick nach vorne.

8 10 bis 30 Sekunden halten.

TRAINING

- Rectus abdominis
- Triceps brachii
- Subscapularis
- Supraspinatus
- Infraspinatus
- Teres major
- Pectoralis major
- Pectoralis minor

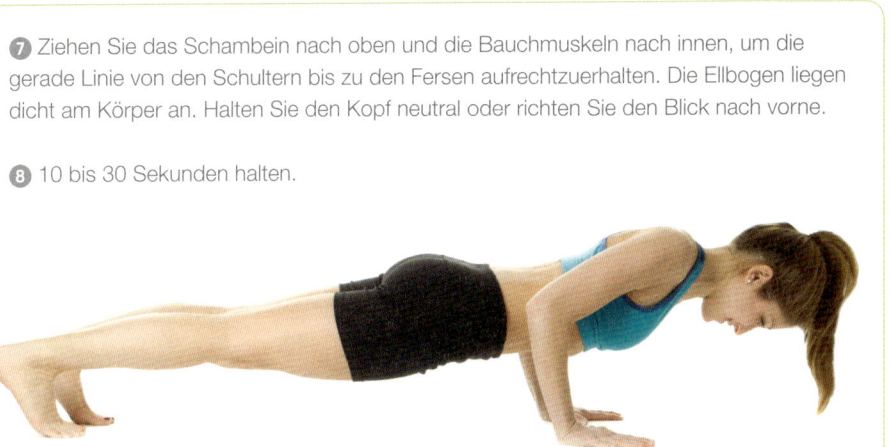

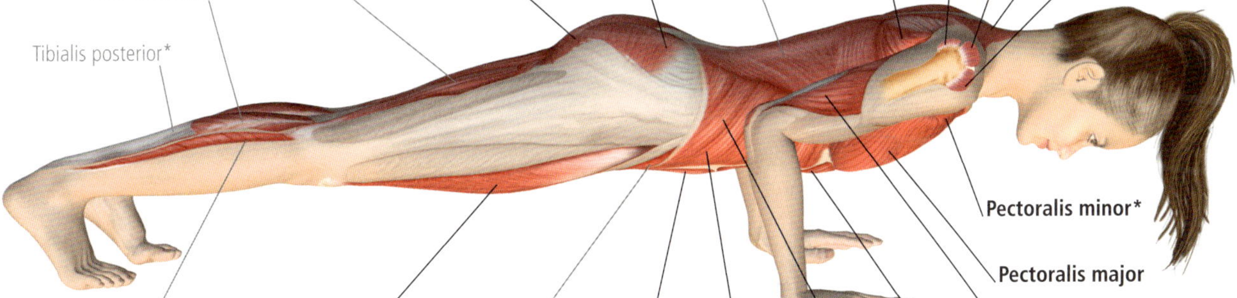

ÜBUNGSTIPP

- Wenn die viergliedrige Stockhaltung zu herausfordernd ist, senken Sie aus der Bretthaltung die Knie zum Boden ab. Atmen Sie aus und bewegen Sie den Oberkörper nach unten, bis der Brustkorb nur noch wenige Zentimeter vom Boden entfernt ist.

Teres major

Infraspinatus*

Latissimus dorsi

Supraspinatus*

Gluteus maximus

Gluteus medius*

Trapezius

Biceps femoris

Subscapularis*

Gastrocnemius

Tibialis posterior*

Pectoralis minor*

Pectoralis major

Triceps brachii*

Soleus

Rectus abdominis

Rectus femoris

Obliquus externus

Iliopsoas*

Obliquus internus*

Transversus abdominis*

ERLÄUTERUNG

Schwarzer Text steht für gekräftigte Muskeln.

Grauer Text steht für gedehnte Muskeln.

* steht für tiefe Muskeln.

135

HALTUNG DES WEISEN ASTAVAKRA
(ASTAVAKRASANA)

❶ Lassen Sie im Langsitz die Füße auseinanderfallen, sodass die Knie Richtung Boden weisen.

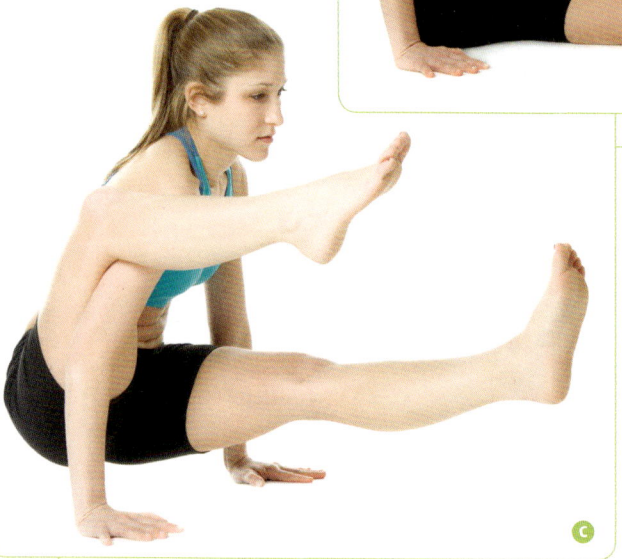

❷ Heben Sie das rechte angewinkelte Bein zum Körper, bis der Oberschenkel senkrecht zum Boden steht. Legen Sie das Bein mit den Händen über die rechte Schulter. Die Kniekehle liegt auf dem Schultergelenk.

❸ Bringen Sie den Oberkörper nach vorne und stützen Sie die Hände etwa schulterbreit auf dem Boden ab. Die rechte Hand befindet sich rechts vom rechten Bein.

❹ Verlagern Sie das Gewicht ganz auf die Hände und drücken Sie den Körper vom Boden weg. Heben Sie das Brustbein an und strecken Sie das linke Bein nach vorne aus.

❺ Atmen Sie aus und senken Sie den Oberkörper ab, bis er parallel über dem Boden schwebt. Bringen Sie das linke Bein nach rechts und verschränken Sie das rechte Sprunggelenk unter das linke.

AUSSPRACHE & BEDEUTUNG
• Astavakrasana (asch-TA-vak-RAAS-anna)
• *ashta* = acht; *vakra* = gebogen, kurvig

SCHWIERIGKEITSGRAD
• Fortgeschrittene

TRAININGSVORTEIL
• kräftigt Handgelenke, Arme und Bauchmuskeln
• verbessert Gleichgewichtssinn und Beweglichkeit

NICHT ANGERATEN BEI
• Schulterproblemen
• Handgelenksverletzungen
• Ellbogenverletzungen

❻ Beugen Sie die Arme und senken Sie den Brustkorb weiter Richtung Boden ab. Pressen Sie die Beine aneinander und strecken Sie sie nach rechts. Die Oberschenkel umklammern den rechten Arm und stehen parallel zum Boden.

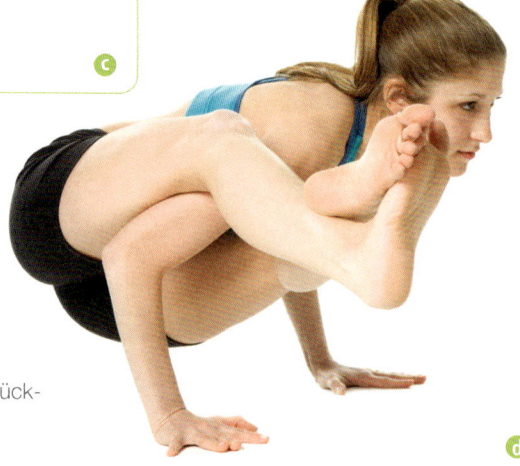

❼ Drehen Sie den Rumpf nach links und halten Sie die Ellbogen dabei eng am Körper. Der Blick ist nach vorne auf den Boden gerichtet.

❽ 30 Sekunden bis 1 Minute halten. Langsam die Arme wieder strecken und den Oberkörper heben. Die Knie beugen, die Füße lösen und in eine Sitzhaltung zurückkehren. Zur anderen Seite wiederholen.

HALTUNG DES WEISEN
ASTAVAKRA • ARMBALANCEN UND UMKEHRHALTUNGEN

[Alternativansicht]

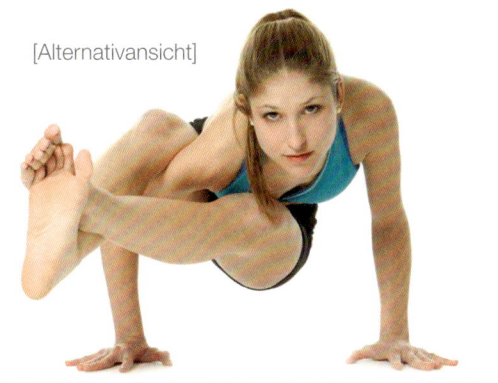

FALSCH
• das Gewicht nach hinten verlagern und die untere Hüfte zu Boden senken

TRAINING

• Adductor magnus	• Triceps brachii
• Adductor longus	• Biceps brachii

ÜBUNGSTIPPS
• Die Drehung erfolgt aus der Wirbelsäule, nicht aus der Hüfte.
• Wenn die Haltung zu herausfordernd ist: Die Hände auf Klötzen abstützen und üben, das Becken nach oben zu drücken, während ein Bein über der Schulter liegt.

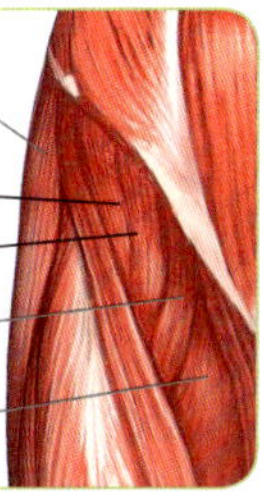

Tensor fasciae latae
Iliopsoas*
Iliacus*
Pectineus*
Adductor longus

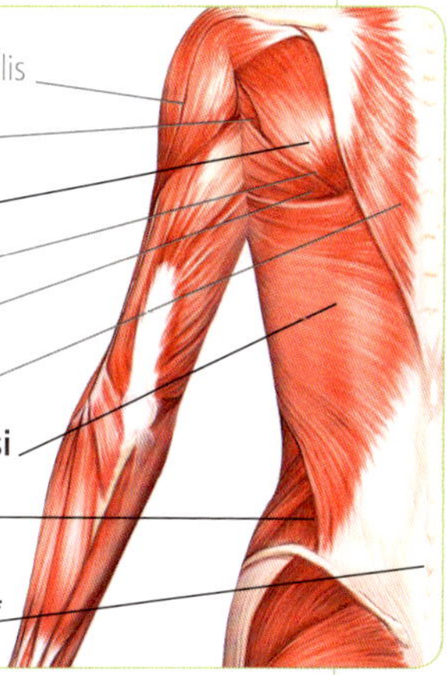

Sternocleidomastoideus

Trapezius

Deltoideus medialis
Teres minor
Infraspinatus*
Subscapularis
Teres major
Rhomboideus
Latissimus dorsi
Quadratus lumborum
Erector spinae*

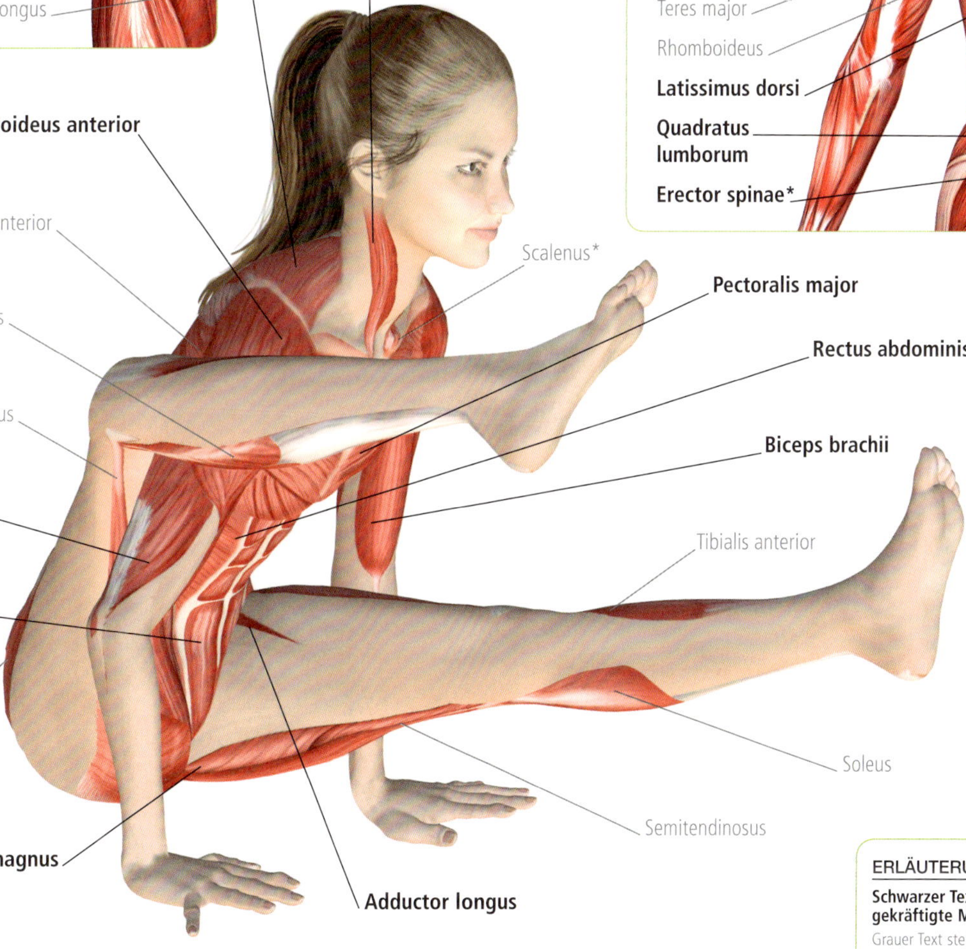

Deltoideus anterior

Serratus anterior

Gastrocnemius

Semimembranosus

Triceps brachii

Transversus abdominis*

Vastus intermedius*

Adductor magnus

Scalenus*

Pectoralis major

Rectus abdominis

Biceps brachii

Tibialis anterior

Soleus

Semitendinosus

Adductor longus

ERLÄUTERUNG

Schwarzer Text steht für gekräftigte Muskeln.
Grauer Text steht für gedehnte Muskeln.
* steht für tiefe Muskeln.

SEITLICHES BRETT
(VASISTHASANA)

❶ Beginnen Sie mit gestreckten Armen in der Brett-haltung (siehe Seite 134). Als Vorbereitung für das seitliche Brett können Sie die Hände etwas weiter vorne platzieren.

❷ Verlagern Sie das Gewicht auf die Außenkante des linken Fußes und den linken Arm. Drehen Sie sich aus der Hüfte nach rechts, die rechte Schulter geht nach hinten. Legen Sie den rechten Fuß auf den linken, die Beine sind gestreckt.

FALSCH
• Becken oder Schultern bewegen oder absenken
• die Hüfte zu hoch heben

AUSSPRACHE & BEDEUTUNG
• Vasisthasana (wa-sisch-TAAS-anna)
• *vasistha* = aus-gezeichnet, am besten, reichhal-tigsten

SCHWIERIGKEITS-GRAD
• Anfänger

TRAININGS-VORTEIL
• kräftigt Hand-gelenke, Arme, Beine und Bauch-muskeln
• verbessert das Gleichgewicht

NICHT ANGERATEN BEI
• Schulterproblemen
• Handgelenks-verletzungen
• Ellbogenverlet-zungen

❸ Atmen Sie aus und heben Sie den rechten Arm Richtung Decke. Strecken Sie den ganzen Körper in einer geraden Linie vom Kopf bis zu den Fersen. Rich-ten Sie den Blick zur oberen Hand und schieben Sie die linke Schulter nach unten, um ein stabiles Gleich-gewicht zu halten.

❹ Atmen und 15 bis 30 Sekunden halten. In die Bretthaltung oder den herabschauenden Hund lösen (Adho Mukha Svanasana, siehe Seite 24) und zur anderen Seite wiederholen.

ÜBUNGSTIPPS
• Strecken Sie die Gliedmaßen so lang wie möglich: Die Beine schieben in den Boden, der obere Arm zieht hoch zur Decke.
• Die Füße liegen auf-einander, die Zehen sind angezogen – als wären sie im Ste-hen nebeneinander platziert.

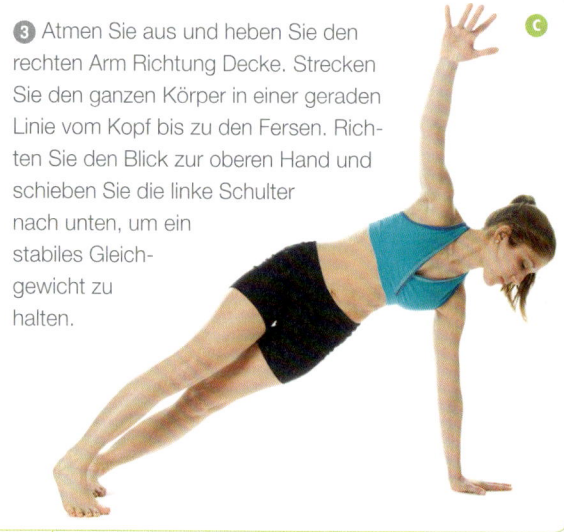

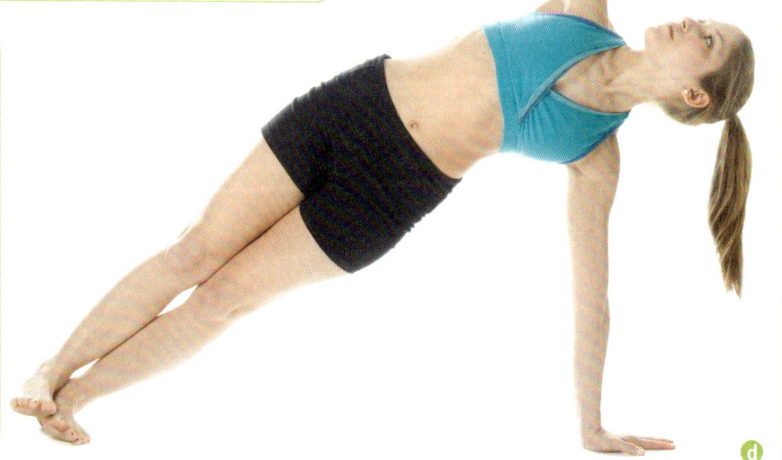

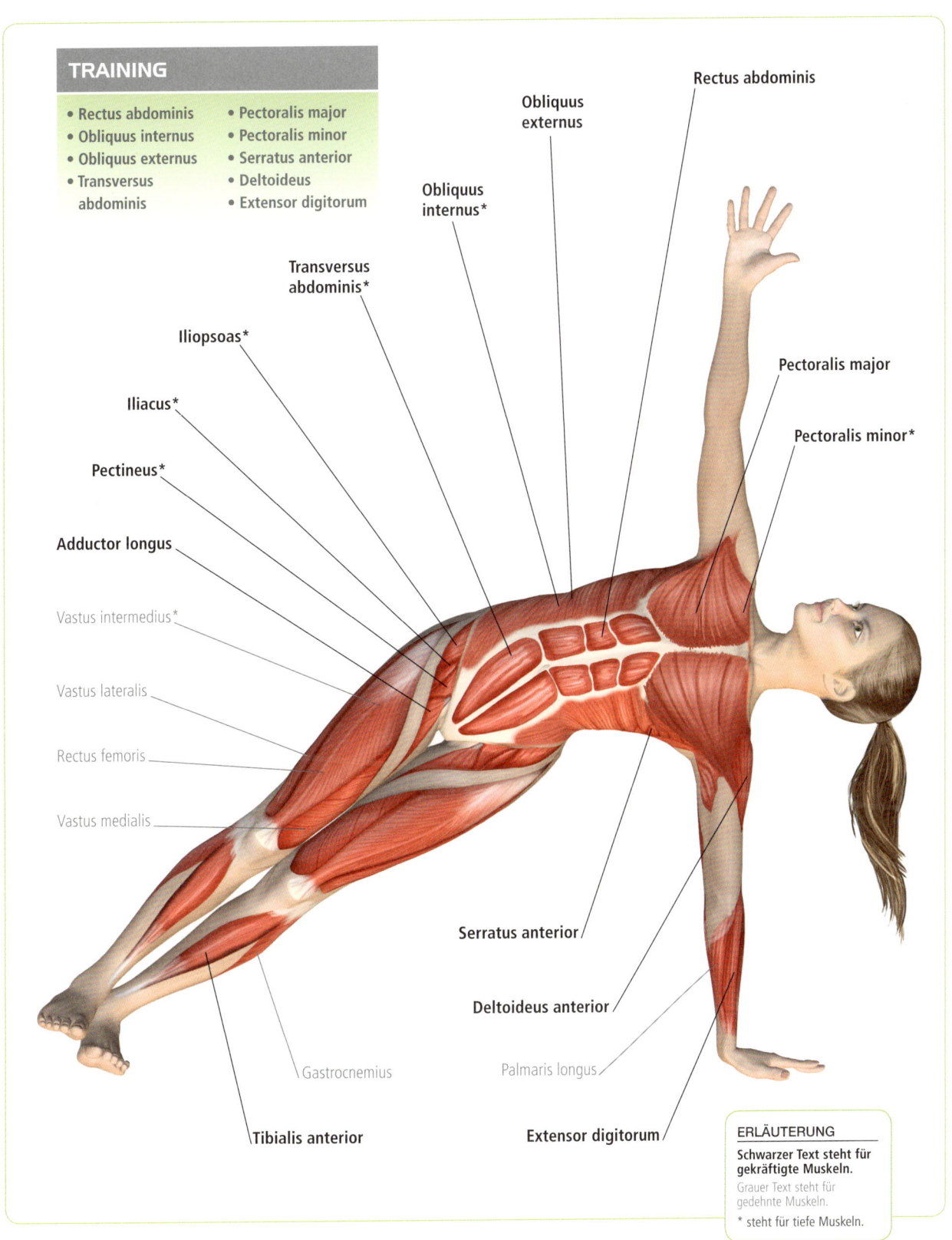

TRAINING

- Rectus abdominis
- Obliquus internus
- Obliquus externus
- Transversus abdominis
- Pectoralis major
- Pectoralis minor
- Serratus anterior
- Deltoideus
- Extensor digitorum

Rectus abdominis

Obliquus externus

Obliquus internus*

Transversus abdominis*

Iliopsoas*

Iliacus*

Pectineus*

Adductor longus

Vastus intermedius*

Vastus lateralis

Rectus femoris

Vastus medialis

Pectoralis major

Pectoralis minor*

Serratus anterior

Deltoideus anterior

Palmaris longus

Gastrocnemius

Tibialis anterior

Extensor digitorum

ERLÄUTERUNG

Schwarzer Text steht für gekräftigte Muskeln.
Grauer Text steht für gedehnte Muskeln.
* steht für tiefe Muskeln.

DER PFLUG
(HALASANA)

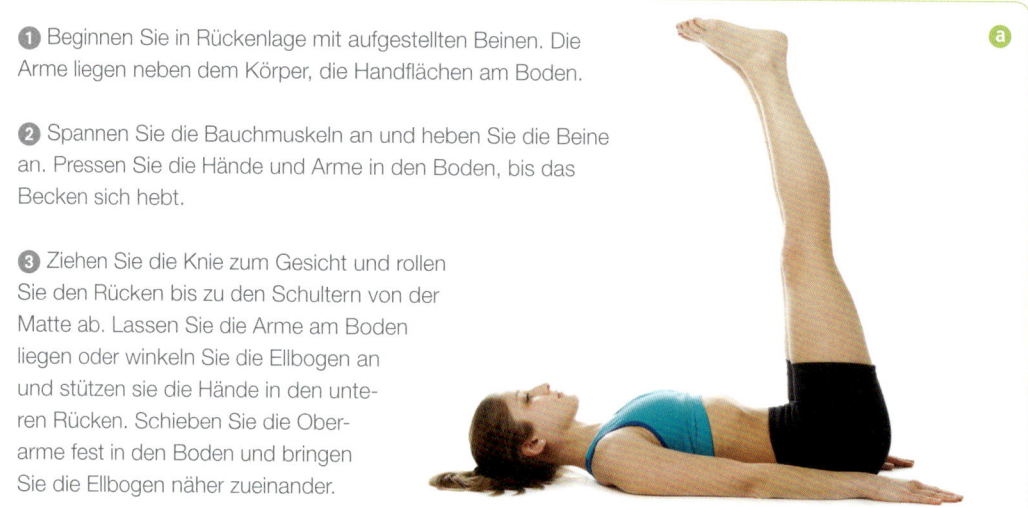

1 Beginnen Sie in Rückenlage mit aufgestellten Beinen. Die Arme liegen neben dem Körper, die Handflächen am Boden.

2 Spannen Sie die Bauchmuskeln an und heben Sie die Beine an. Pressen Sie die Hände und Arme in den Boden, bis das Becken sich hebt.

3 Ziehen Sie die Knie zum Gesicht und rollen Sie den Rücken bis zu den Schultern von der Matte ab. Lassen Sie die Arme am Boden liegen oder winkeln Sie die Ellbogen an und stützen sie die Hände in den unteren Rücken. Schieben Sie die Oberarme fest in den Boden und bringen Sie die Ellbogen näher zueinander.

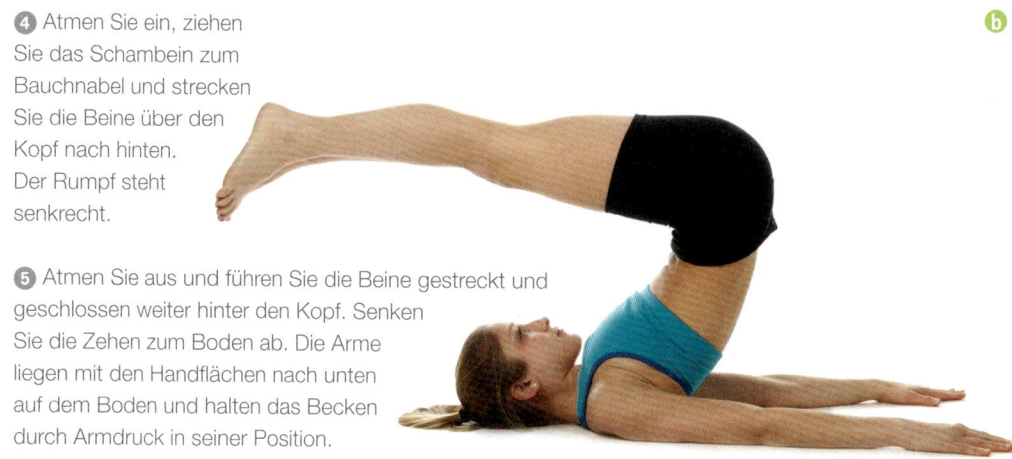

4 Atmen Sie ein, ziehen Sie das Schambein zum Bauchnabel und strecken Sie die Beine über den Kopf nach hinten. Der Rumpf steht senkrecht.

5 Atmen Sie aus und führen Sie die Beine gestreckt und geschlossen weiter hinter den Kopf. Senken Sie die Zehen zum Boden ab. Die Arme liegen mit den Handflächen nach unten auf dem Boden und halten das Becken durch Armdruck in seiner Position.

AUSSPRACHE & BEDEUTUNG
- Halasana (ha-LAAS-anna)
- *hala* = Pflug

SCHWIERIGKEITS-GRAD
- fortgeschrittene Anfänger

TRAININGS-VORTEIL
- baut Stress ab
- wohltuend bei Rücken- und Kopfschmerzen
- regt die Verdauung an

NICHT ANGERATEN BEI
- hohem Blutdruck
- Nackenbeschwerden
- Menstruation oder Schwangerschaft

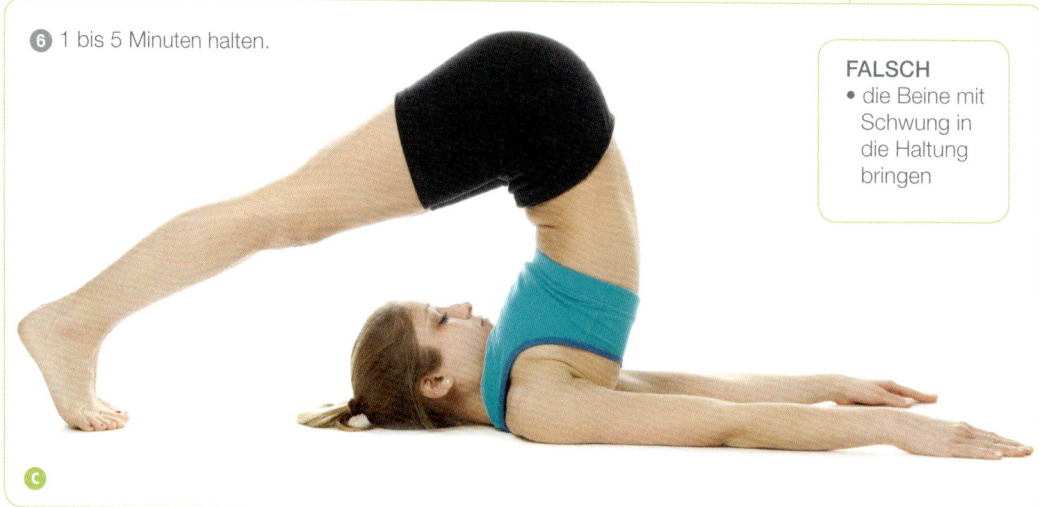

6 1 bis 5 Minuten halten.

FALSCH
- die Beine mit Schwung in die Haltung bringen

TRAINING

- Rectus abdominis
- Latissimus dorsi
- Transversus abdominis
- Triceps brachii
- Infraspinatus
- Supraspinatus
- Subscapularis

ÜBUNGSTIPPS

- Entspannen Sie Hals und Zunge.
- Wenn Sie sich unsicher fühlen oder die Zehen nicht den Boden berühren: Strecken Sie die Arme nicht aus, sondern stützen Sie den unteren Rücken mit den Händen.
- Eine gefaltete Decke unter den Schultern entlastet den Nacken.

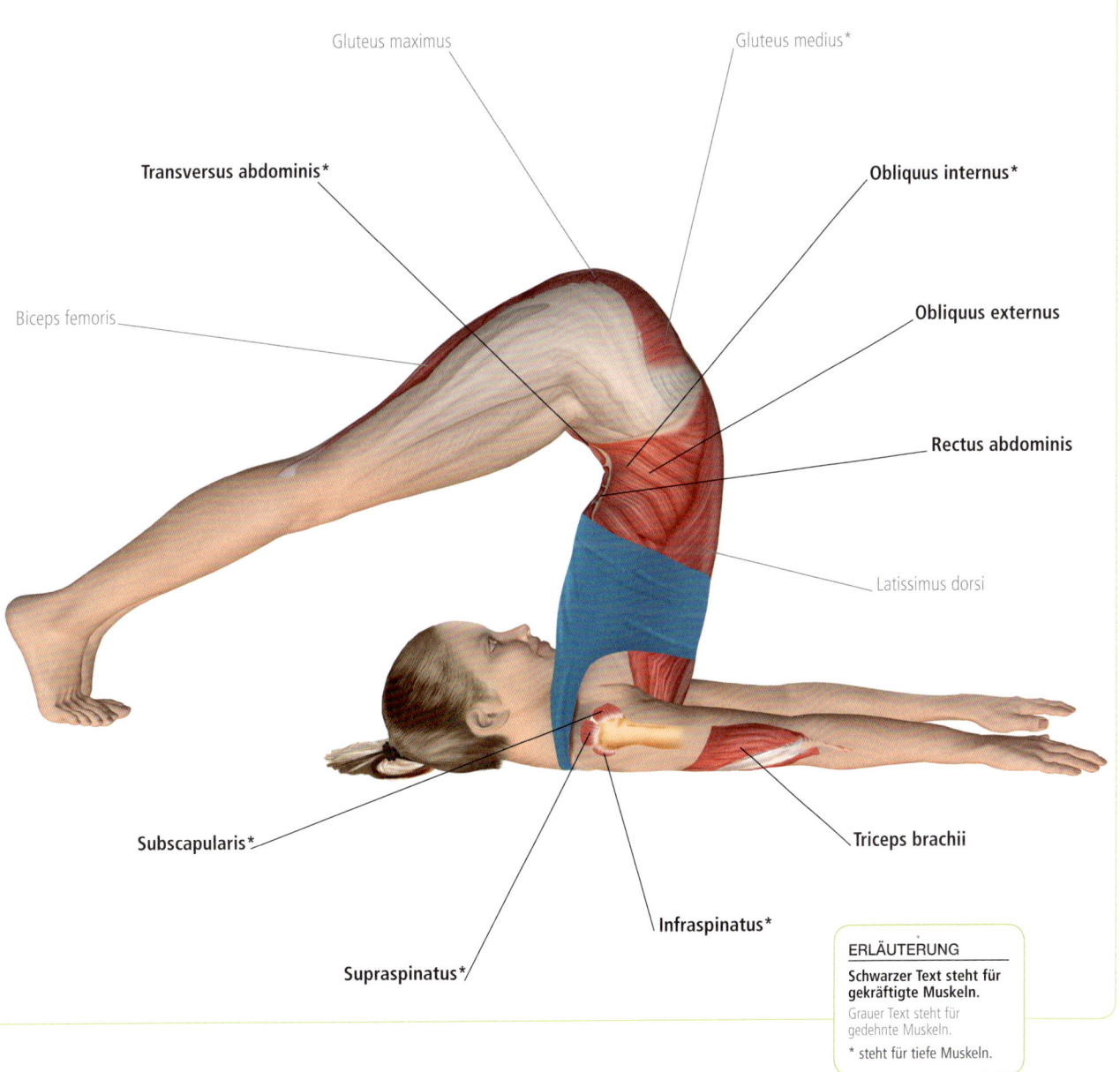

Gluteus maximus

Gluteus medius*

Transversus abdominis*

Obliquus internus*

Obliquus externus

Biceps femoris

Rectus abdominis

Latissimus dorsi

Subscapularis*

Triceps brachii

Infraspinatus*

Supraspinatus*

ERLÄUTERUNG

Schwarzer Text steht für gekräftigte Muskeln.

Grauer Text steht für gedehnte Muskeln.

* steht für tiefe Muskeln.

SCHULTERSTAND
(SALAMBA SARVANGASANA)

❶ Legen Sie sich auf den Rücken und stellen Sie die Beine auf. Die Arme liegen neben dem Körper, die Handflächen am Boden.

❷ Spannen Sie die Bauchmuskeln an und heben Sie die Knie an. Atmen Sie aus und schieben Sie die Arme in den Boden, um das Becken vom Boden zu heben.

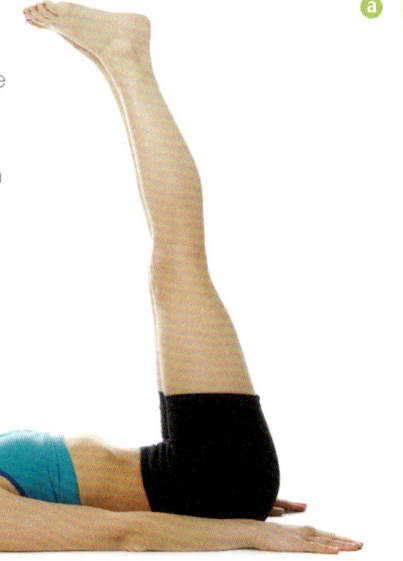

FALSCH
• in der Hüfte abknicken – dies erzeugt zusätzlichen Druck auf Nacken und Wirbelsäule
• die Ellbogen zur Seite spreizen

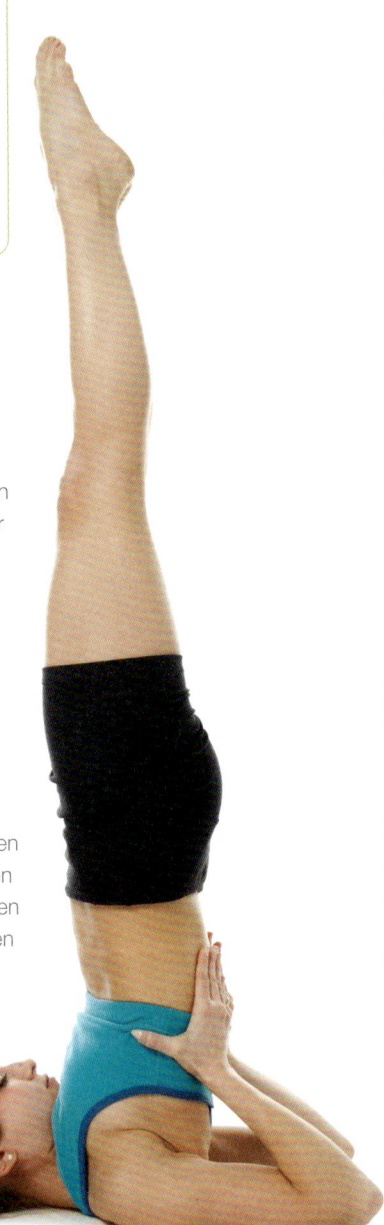

AUSSPRACHE & BEDEUTUNG
• Salamba Sarvangasana (sa-LAM-ba sarwan-GAAS-anna)
• *sa* = mit; alamba = Stütze; *sarva* = alle; *anga* = Gliedmaße

SCHWIERIGKEITS-GRAD
• fortgeschrittene Anfänger

TRAININGS-VORTEIL
• baut Stress ab
• dehnt Schultern, Hals-/Nackenbereich und obere Wirbelsäule
• regt die Verdauung an

NICHT ANGERATEN BEI
• hohem Blutdruck
• Nackenbeschwerden
• Kopfschmerzen oder Ohrinfektion

ÜBUNGSTIPPS
• Entspannen Sie Hals und Zunge.
• Wenn es schwer fällt, das Becken in die Umkehrhaltung zu bringen, übt man vor einer Wand und läuft mit den Füßen daran hoch, bis man die Hände in den Rücken stützen kann.
• Wenn der Nacken schmerzt: Eine gefaltete Decke unter Schultern und Arme legen, der Kopf ruht auf dem Boden.

❸ Ziehen Sie die Knie näher zum Gesicht und rollen Sie den Rücken bis zu den Schultern von der Matte ab. Verwurzeln Sie die Oberarme fest im Boden, winkeln Sie die Ellbogen an und stützen Sie den Rücken mit beiden Händen. Ziehen Sie die Ellbogen näher zueinander.

❹ Atmen Sie ein, ziehen Sie das Schambein zum Bauchnabel und bringen Sie die Beine angewinkelt über den Kopf. Der Rumpf steht senkrecht zum Boden.

❺ Strecken Sie die Beine mit dem nächsten Einatmen zur Decke. Spannen Sie die Gesäßmuskeln an und schieben Sie die Ellbogen in den Boden. Strecken Sie den Körper in einer geraden, langen Linie bis in die Zehen.

❻ 30 Sekunden bis 5 Minuten halten. Die Knie wieder anwinkeln und die Haltung auflösen.

TRAINING

- Rectus abdominis
- Transversus abdominis
- Biceps femoris
- Sartorius
- Supraspinatus
- Infraspinatus
- Subscapularis
- Triceps brachii
- Latissimus dorsi
- Gluteus maximus
- Gluteus medius

ERLÄUTERUNG

Schwarzer Text steht für gekräftigte Muskeln.

Grauer Text steht für gedehnte Muskeln.

* steht für tiefe Muskeln.

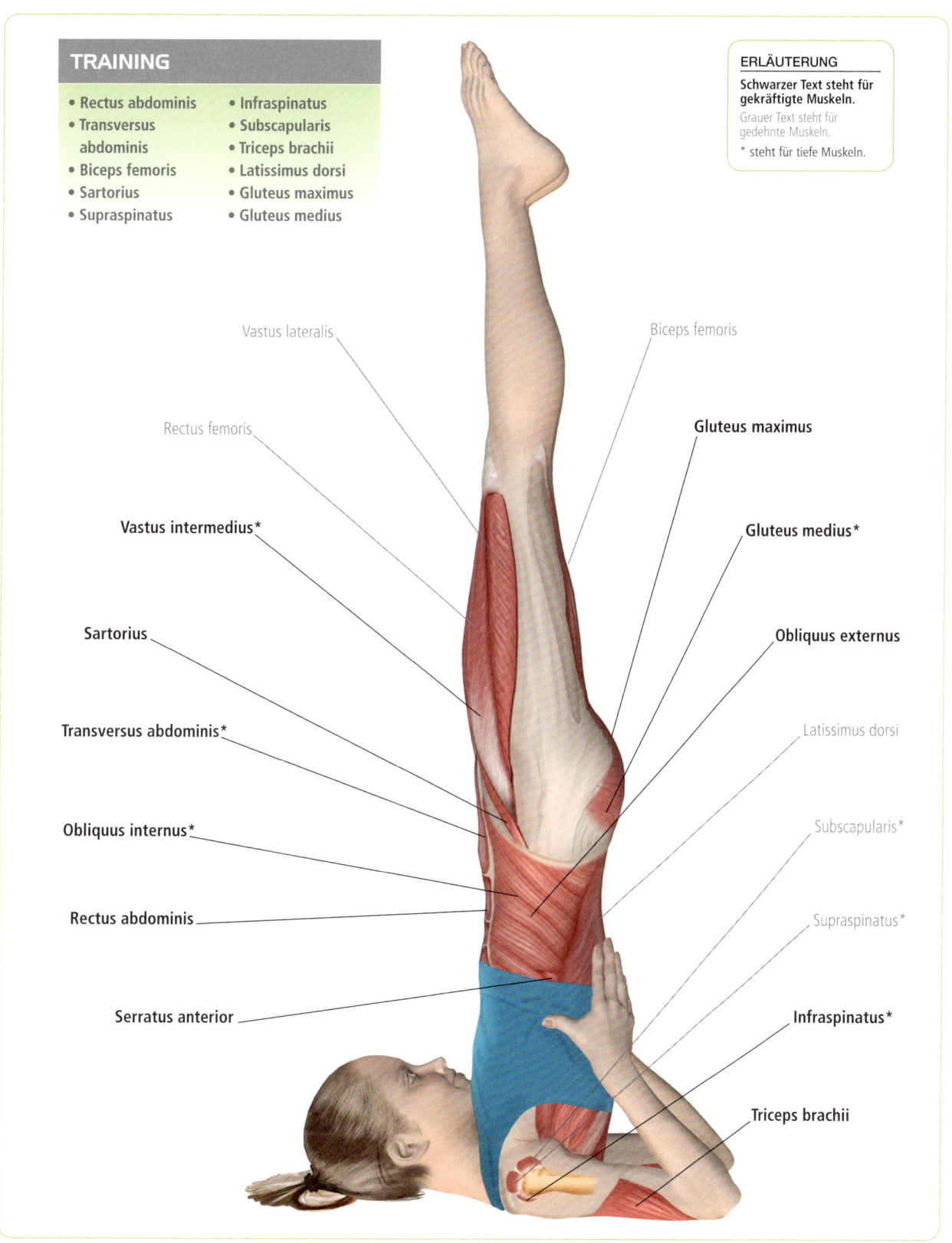

Vastus lateralis

Biceps femoris

Rectus femoris

Gluteus maximus

Vastus intermedius*

Gluteus medius*

Sartorius

Obliquus externus

Transversus abdominis*

Latissimus dorsi

Obliquus internus*

Subscapularis*

Rectus abdominis

Supraspinatus*

Serratus anterior

Infraspinatus*

Triceps brachii

VOM DELFIN

ARMBALANCEN UND UMKEHRHALTUNGEN

① Beginnen Sie im Kniestand.

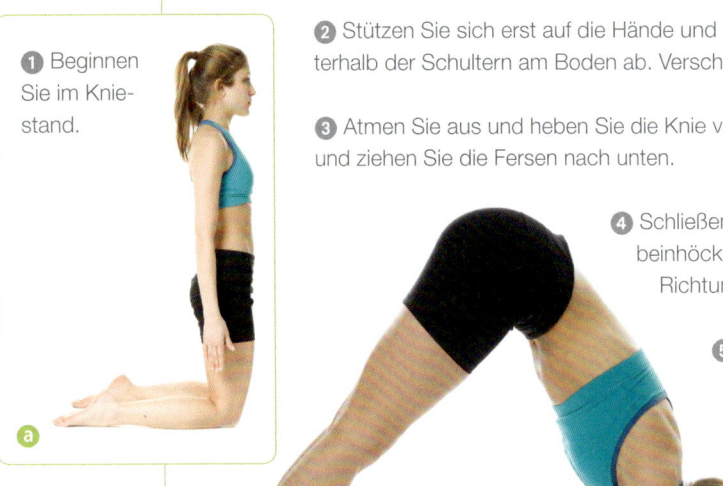

a

② Stützen Sie sich erst auf die Hände und legen Sie dann die Ellbogen genau unterhalb der Schultern am Boden ab. Verschränken Sie die Hände zu einer Schale.

③ Atmen Sie aus und heben Sie die Knie vom Boden. Stellen Sie die Füße flach auf und ziehen Sie die Fersen nach unten.

④ Schließen und strecken Sie die Beine. Die Sitzbeinhöcker streben zur Decke, das Steißbein zieht Richtung Schambein.

⑤ Schieben Sie die Unterarme in den Boden, die Schultern weg von den Ohren. Der Kopf berührt den Boden nicht.

⑥ 30 Sekunden bis 1 Minute halten. In den Kopfstand übergehen.

b

AUSSPRACHE & BEDEUTUNG
• für den Delfin gibt es keinen eindeutigen Sanskritnamen
• Salamba Sirsasana (sa-LAM-ba schir-SCHAAS-anna)
• *sa* = mit; *alamba* = Stütze; *sirsa* = Kopf

SCHWIERIGKEITS- GRAD
• Fortgeschrittene

TRAININGS- VORTEIL
• kräftigt und strafft die Bauchmuskeln
• kräftigt Arme, Beine und Wirbelsäule
• verbessert das Gleichgewicht

NICHT ANGERATEN BEI
• Rückenverletzungen
• Verletzungen im Hals-/Nackenbereich
• Kopfschmerzen
• hohem Blutdruck

⑦ Den Scheitelpunkt auf den Boden bringen. Einatmend auf den Fußballen langsam Richtung Kopf laufen. Das Becken hebt sich zur Decke.

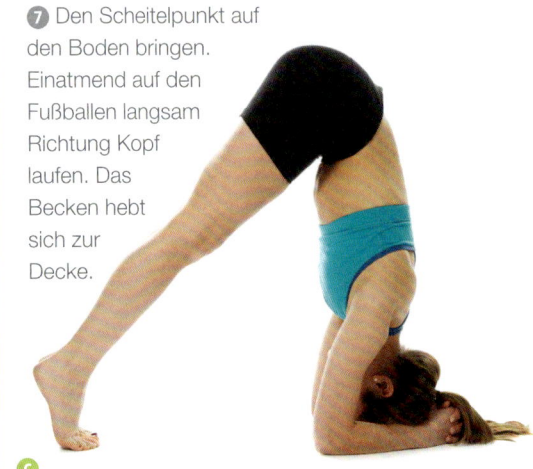

c

ÜBUNGSTIPPS
• Im Delfin den Rücken gerade halten: Wenn es schwer fällt, bei geradem Rücken die Beine zu strecken, lässt man die Knie etwas gebeugt.
• Im Kopfstand ist das Gewicht gleichmäßig auf die Unterarme verteilt.
• Um die Balance zu finden, kann der Kopfstand zunächst mit den Schultern an einer Wand geübt werden.

⑧ Verlagern Sie das Gewicht auf die Unterarme, die Sitzbeinhöcker zeigen gerade nach oben. Atmen Sie aus, spannen Sie die Bauchmuskeln an und lösen Sie die Zehen beider Füße gleichzeitig vom Boden.

⑨ Machen sie die Wirbelsäule lang, die Schultern bleiben aufgerichtet. Beugen Sie die Knie und ziehen Sie die Oberschenkel an den Bauch. Der Rumpf steht weiterhin senkrecht. Verweilen- Sie einige Atemzüge lang in dieser Position und finden Sie die Balance.

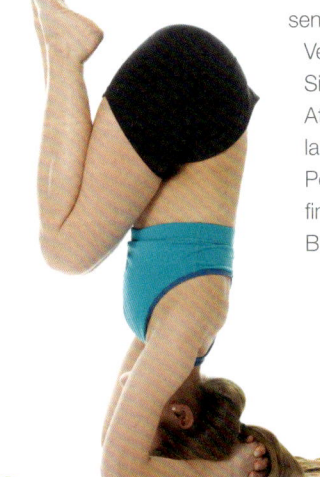

d

IN DEN **KOPFSTAND**
(SALAMBA SIRSASANA)

10 Atmen Sie aus und strecken Sie die Zehen langsam zur Decke. Ziehen Sie das Steißbein nach vorne und die Bauchmuskeln nach innen. Strecken Sie den ganzen Körper vom Hals bis zu den Zehen in einer Linie.

11 10 Sekunden bis 3 Minuten halten. Beim Lösen der Haltung ausatmen und beide Füße gleichzeitig wieder am Boden absetzen.

FALSCH
- zu viel Gewicht auf Nacken oder Kopf bringen
- mit Schwung in die Haltung gehen oder für den Kopfstand die Füße nacheinander nach oben stoßen

ERLÄUTERUNG
Schwarzer Text steht für gekräftigte Muskeln.
Grauer Text steht für gedehnte Muskeln.
* steht für tiefe Muskeln.

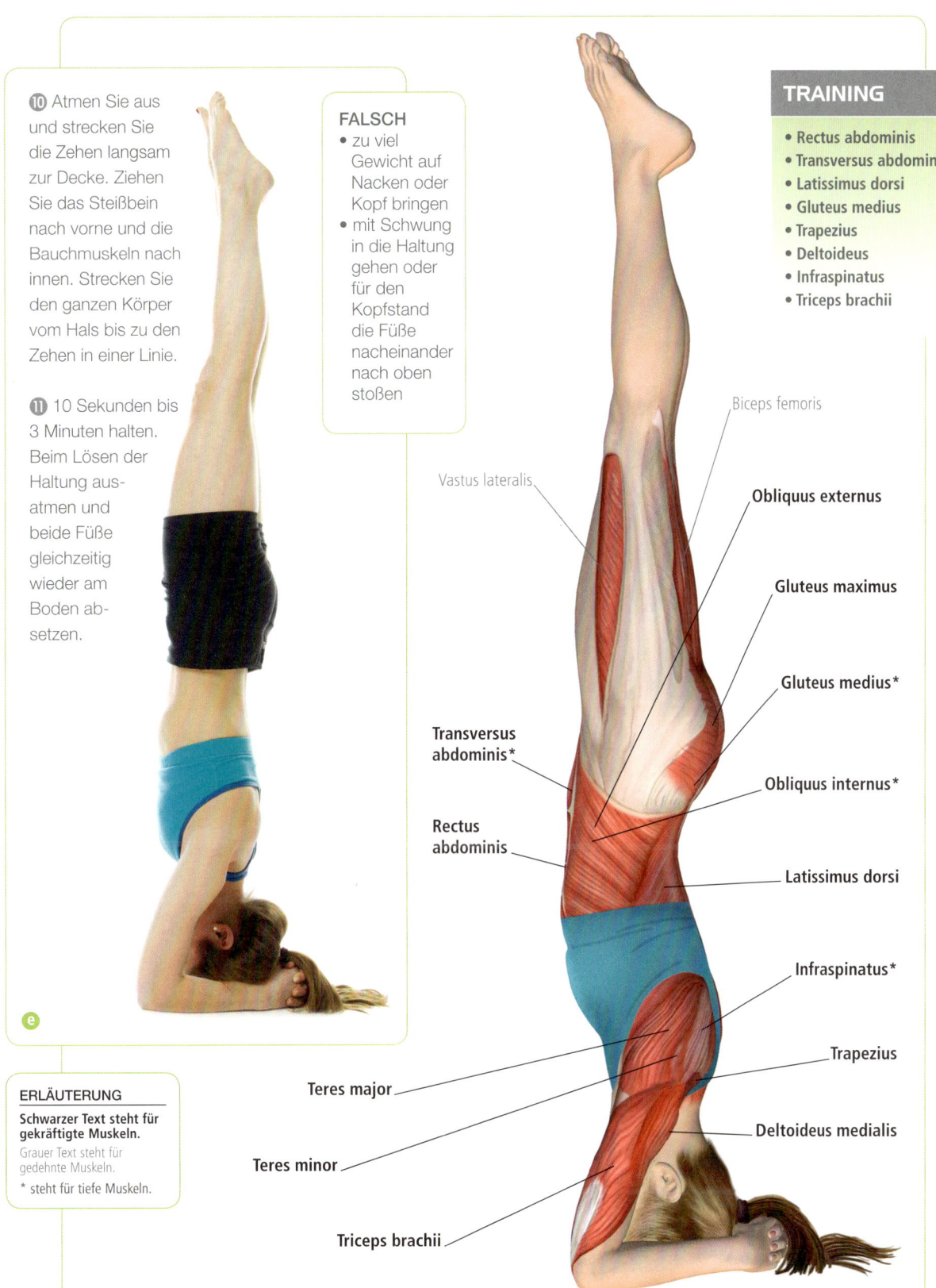

TRAINING
- Rectus abdominis
- Transversus abdominis
- Latissimus dorsi
- Gluteus medius
- Trapezius
- Deltoideus
- Infraspinatus
- Triceps brachii

Biceps femoris

Vastus lateralis

Obliquus externus

Gluteus maximus

Gluteus medius*

Transversus abdominis*

Obliquus internus*

Rectus abdominis

Latissimus dorsi

Infraspinatus*

Trapezius

Teres major

Deltoideus medialis

Teres minor

Triceps brachii

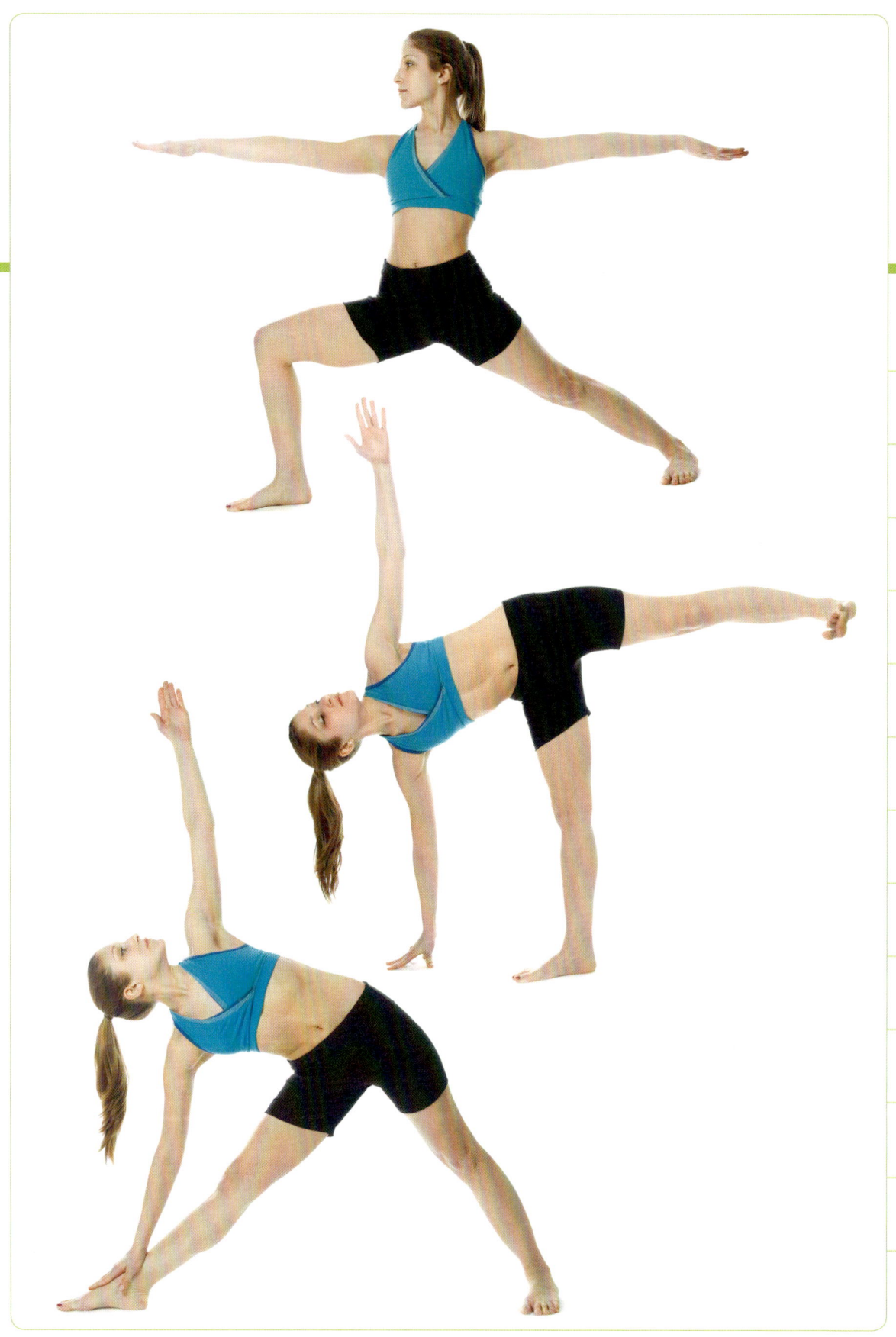

YOGA-ÜBUNGSREIHEN

Wenn Sie mit den verschiedenen Haltungen vertraut sind, können

Sie diese in Übungsreihen kombinieren, mit fließenden Übergängen

zwischen den Asanas. Dadurch wird es möglich, den ganzen Körper

optimal zu kräftigen und beweglich zu machen. Yoga-Übungsreihen

beginnen meist mit sanfteren Haltungen, werden dann herausfordern-

der und enden mit einer Entspannungsphase. Ideal ist eine tägliche

Yogapraxis, die mit einigen Zyklen des Sonnengrußes beginnt. Die

folgenden Übungsreihen sollen als Orientierung und Anregung dienen.

In jeder Haltung sollten Sie erst die korrekte Körperausrichtung

erreichen, bevor Sie zur nächsten übergehen. Integrieren Sie andere

Asanas, um Abwechslung in Ihre persönliche Yogapraxis zu bringen, und

stimmen Sie die Übungsreihen auf die Bedürfnisse Ihres Körpers ab.

SONNENGRUSS A

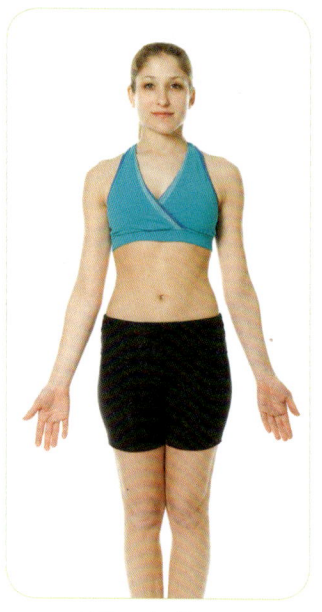

❶ Berghaltung
(Tadasana) Seite 32

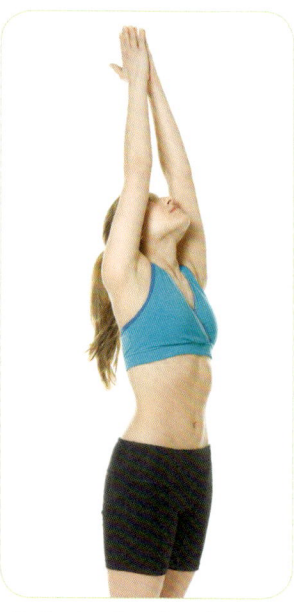

❷ Gestreckte Berghaltung
(Urdhva Hastasana) Seite 36

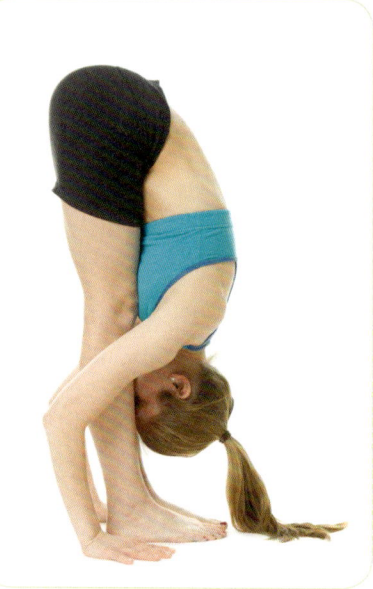

❸ Tiefe Vorwärtsbeuge
(Uttanasana) Seite 66

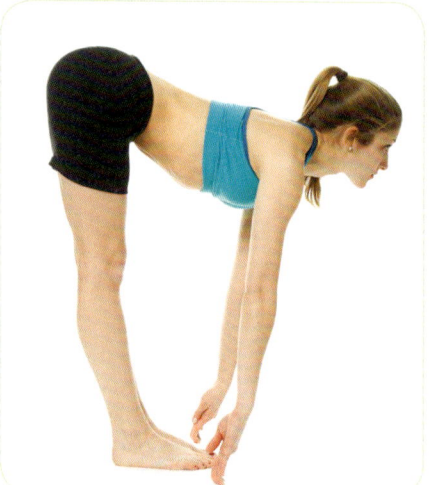

❹ Halbe Vorwärtsbeuge
(Ardha Uttanasana) Seite 67

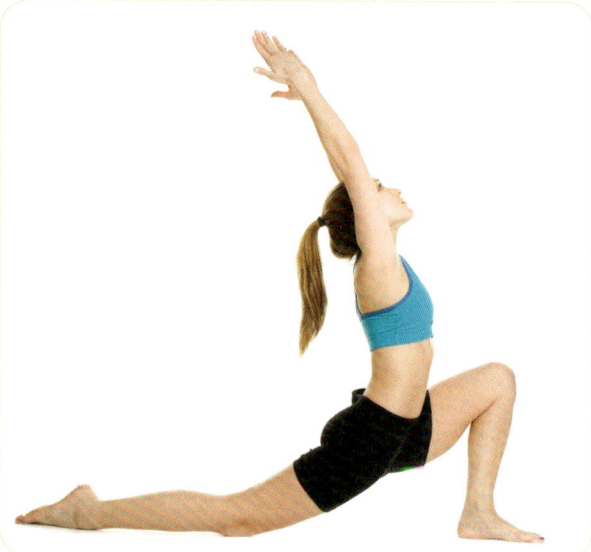

❺ Tiefer Ausfallschritt (Anjeneyasana) Seite 50

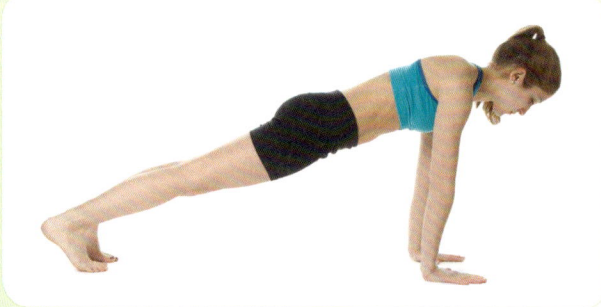

❻ Bretthaltung (Dandasana) Seite 134

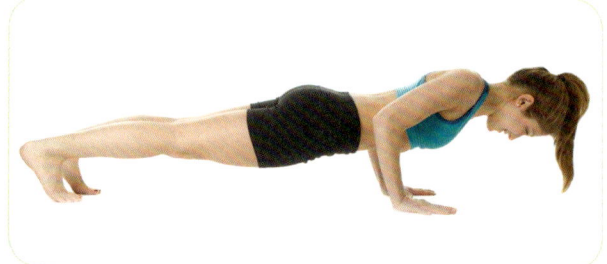

❼ Viergliedrige Stockhaltung
(Chaturanga Dandasana) Seite 135

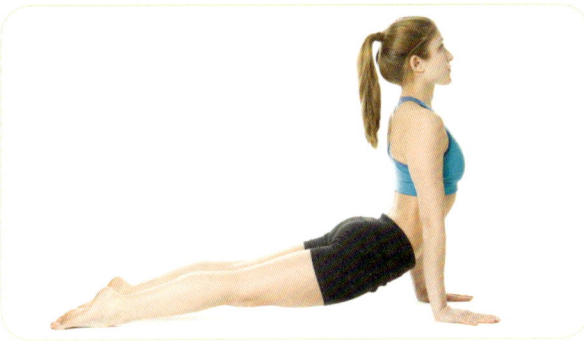

⑧ Aufschauender Hund
(Urdhva Mukha Svanasana) Seite 78

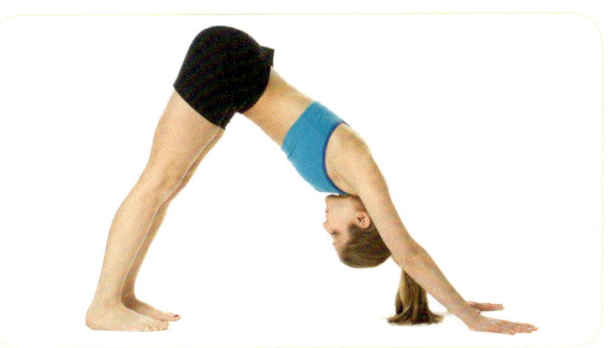

⑨ Herabschauender Hund
(Adho Mukha Svanasana) Seite 24

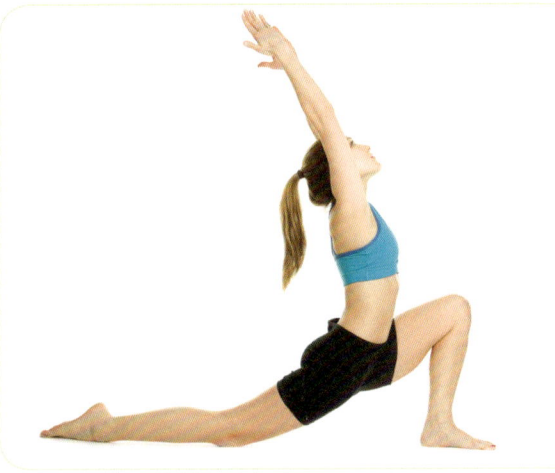

⑩ Tiefer Ausfallschritt, anderes Bein
(Anjeneyasana) Seite 50

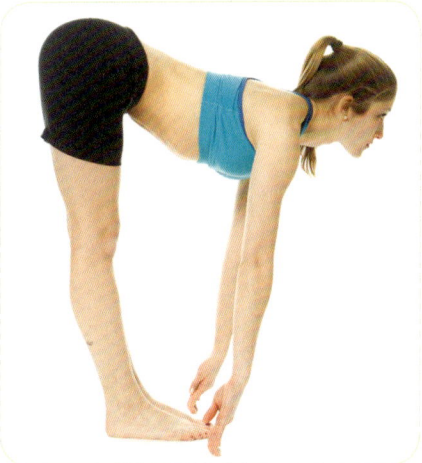

⑪ Halbe Vorwärtsbeuge
(Ardha Uttanasana) Seite 67

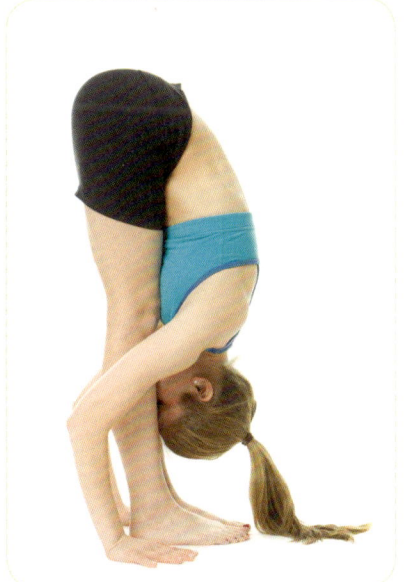

⑫ Tiefe Vorwärtsbeuge
(Uttanasana) Seite 66

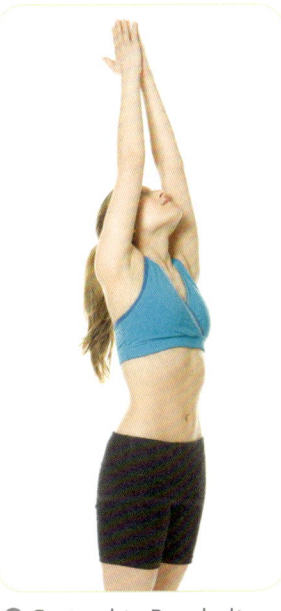

⑬ Gestreckte Berghaltung
(Urdhva Hastasana) Seite 36

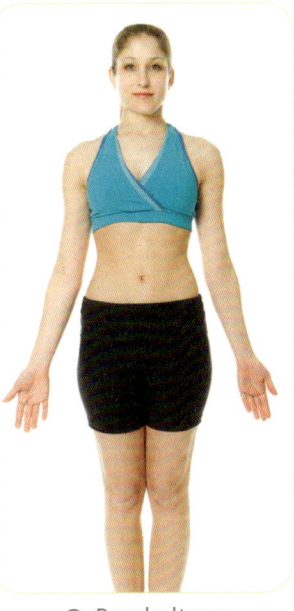

⑭ Berghaltung
(Tadasana) Seite 32

SONNENGRUSS B

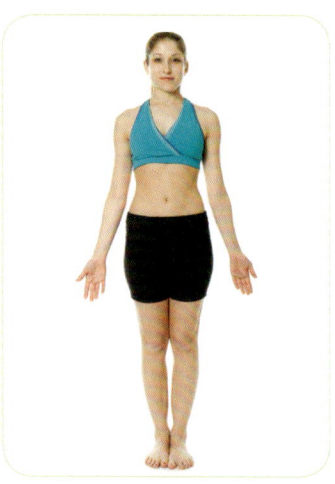

❶ Berghaltung
(Tadasana) Seite 32

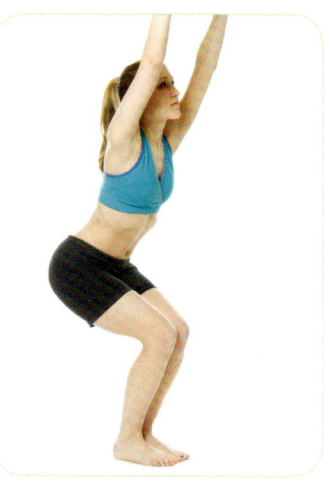

❷ Stuhlhaltung
(Utkatasana) Seite 37

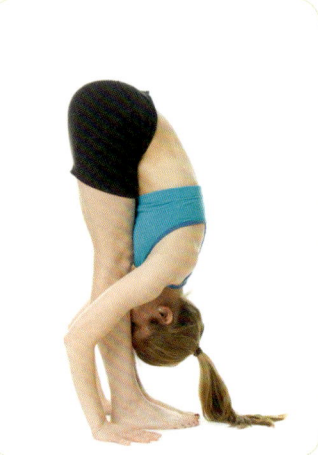

❸ Tiefe Vorwärtsbeuge
(Uttanasana) Seite 66

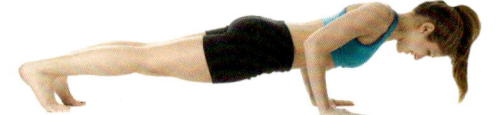

❹ Viergliedrige Stockhaltung
(Chaturanga Dandasana) Seite 135

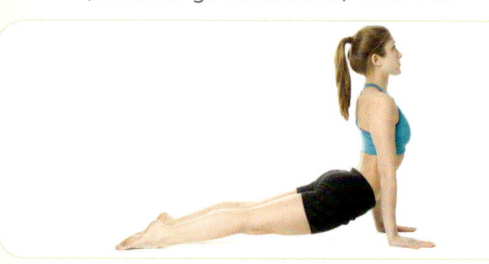

❺ Aufschauender Hund
(Urdhva Mukha Svanasana) Seite 78

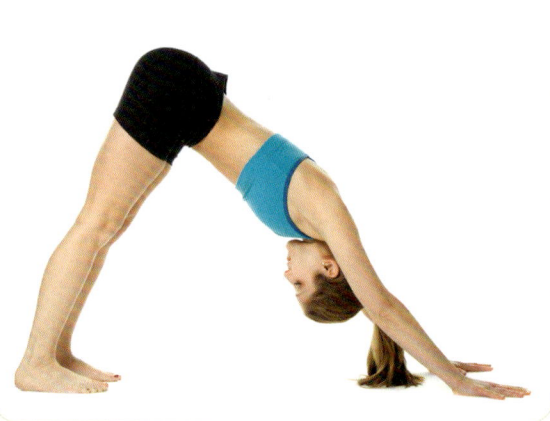

❻ Herabschauender Hund
(Adho Mukha Svanasana) Seite 24

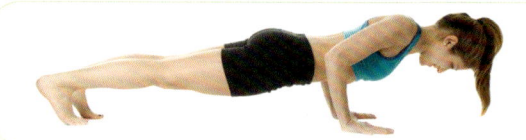

❽ Viergliedrige Stockhaltung
(Chaturanga Dandasana) Seite 135

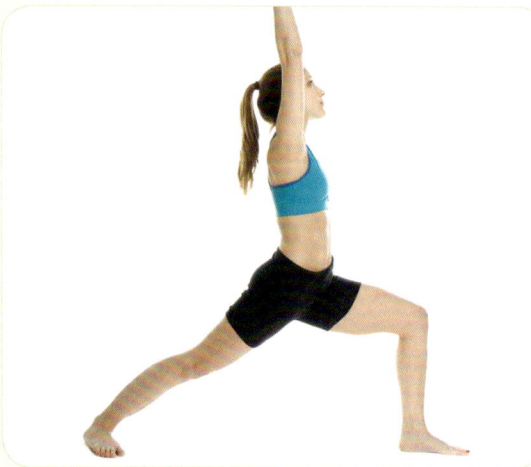

❼ Der Krieger I
(Virabhadrasana I) Seite 54

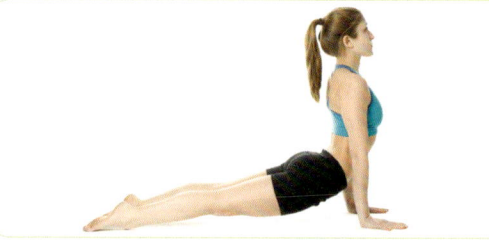

❾ Aufschauender Hund
(Urdhva Mukha Svanasana) Seite 78

SONNENGRUSS B • YOGA-ÜBUNGSREIHEN

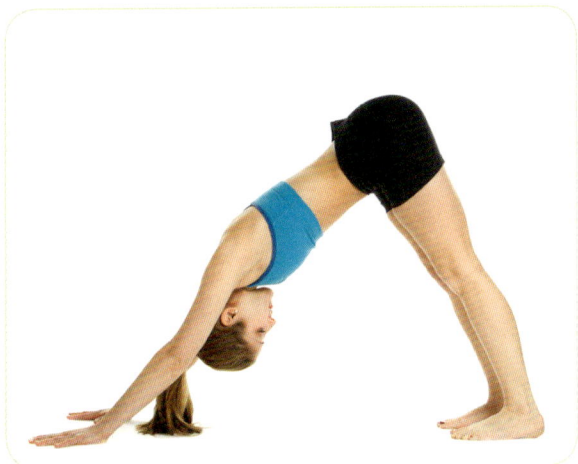

⑩ Herabschauender Hund
(Adho Mukha Svanasana) Seite 24

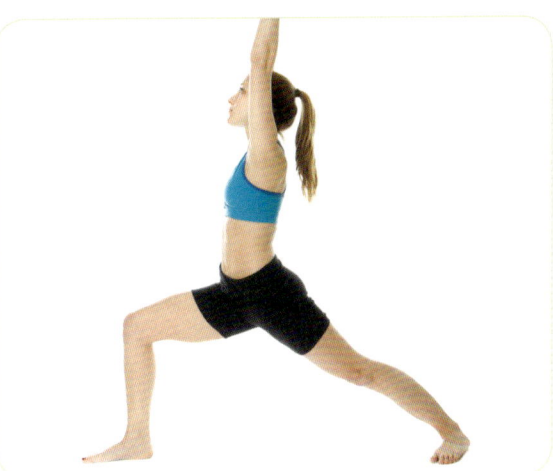

⑪ Der Krieger I, anderes Bein
(Virabhadrasana I) Seite 54

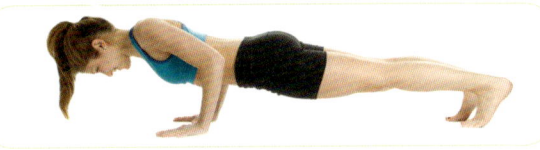

⑫ Viergliedrige Stockhaltung
(Chaturanga Dandasana) Seite 135

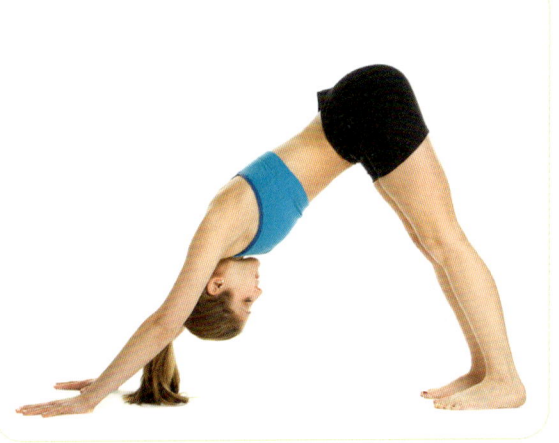

⑭ Herabschauender Hund
(Adho Mukha Svanasana) Seite 24

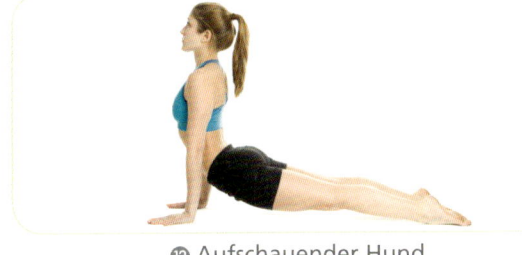

⑬ Aufschauender Hund
(Urdhva Mukha Svanasana) Seite 78

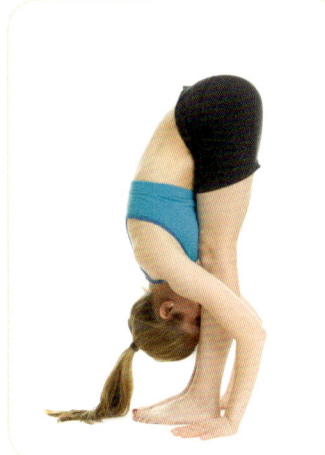

⑮ Tiefe Vorwärtsbeuge
(Uttanasana) Seite 66

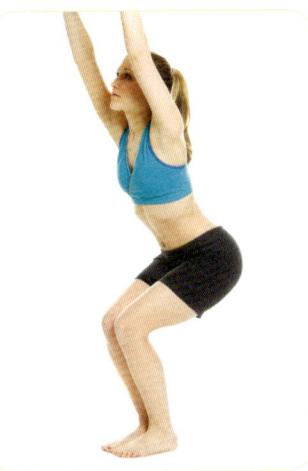

⑯ Stuhlhaltung
(Utkatasana) Seite 37

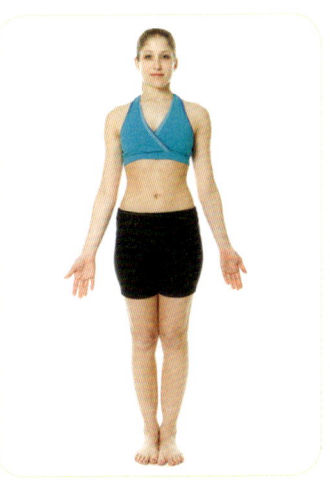

⑰ Berghaltung
(Tadasana) Seite 32

YOGA-ÜBUNGSREIHEN

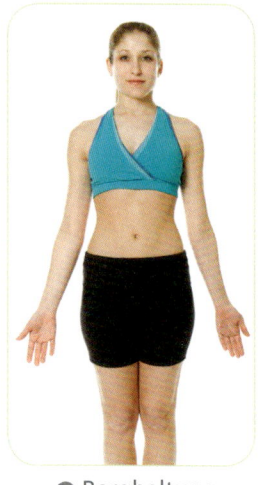

❶ Berghaltung
(Tadasana) Seite 32

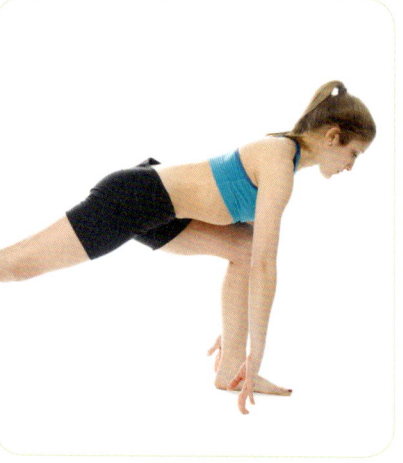

❷ Hoher Ausfallschritt
Seite 52

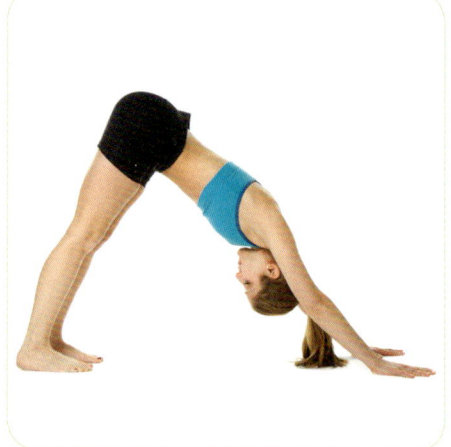

❸ Herabschauender Hund
(Adho Mukha Svanasana) Seite 24

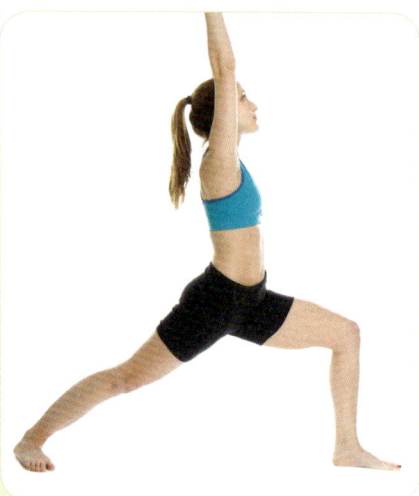

❹ Der Krieger I
(Virabhadrasana I) Seite 54

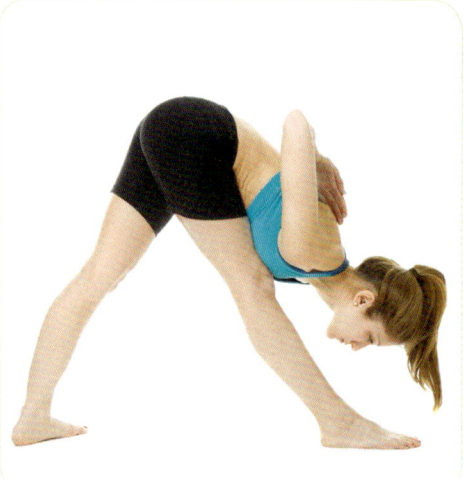

❺ Intensive Flankendehnung
(Parsvottanasana) Seite 64

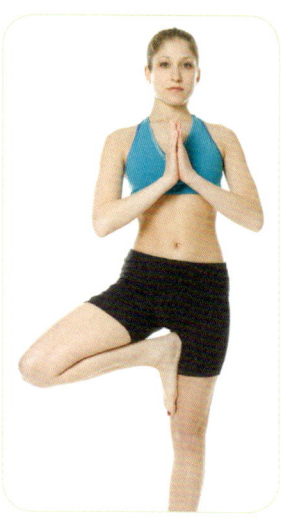

❻ Der Baum
(Vrksasana) Seite 38

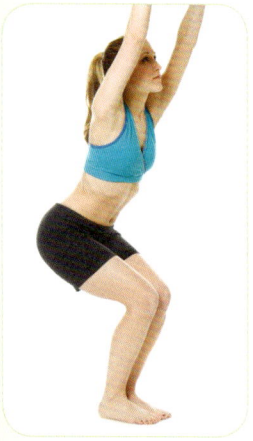

❼ Stuhlhaltung
(Utkatasana) Seite 37

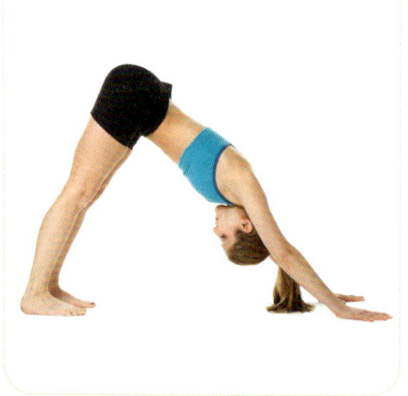

❽ Herabschauender Hund
(Adho Mukha Svanasana) Seite 24

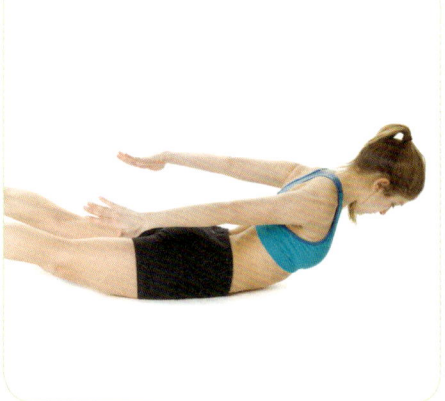

❾ Die Heuschrecke
(Salabhasana) Seite 94

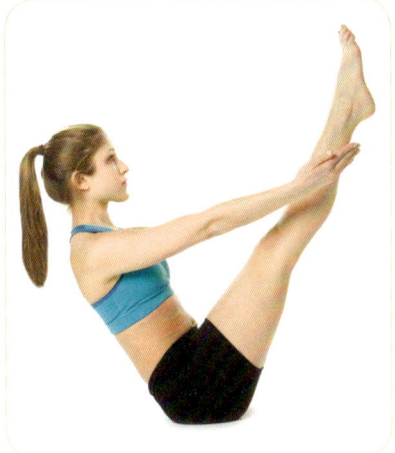

⑩ Vollständige Boothaltung
(Paripurna Navasana) Seite 110

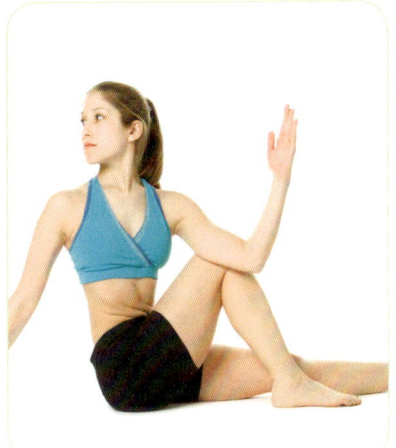

⑪ Marichi-Drehsitz
(Marichyasana) Seite 120

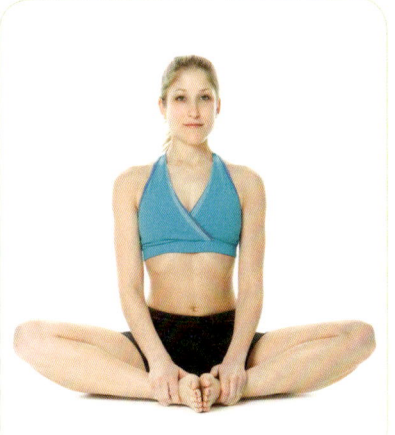

⑫ Der Schmetterling
(Baddha Konasana) Seite 104

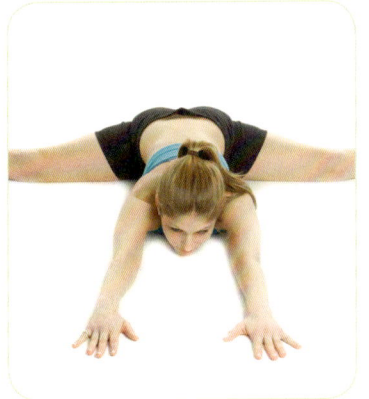

⑬ Gehobene Winkelhaltung
(Upavishta Konasana) Seite 72

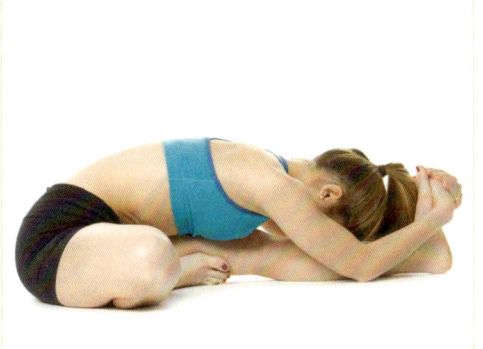

⑭ Kopf-an-Knie-Haltung
(Janu Sirsasana) Seite 68

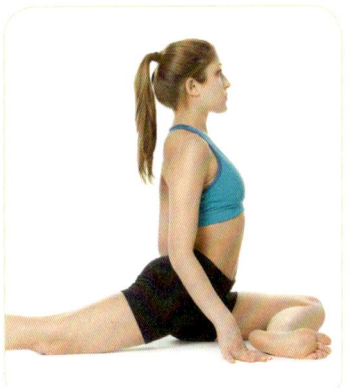

⑮ Die Taube, einfache Variante
(Eka Pada Rajakapotasana)
Seite 96

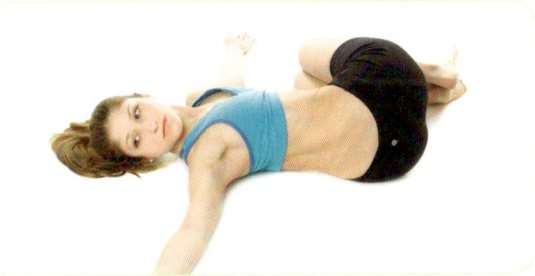

⑰ Liegende Drehung, Seite 116

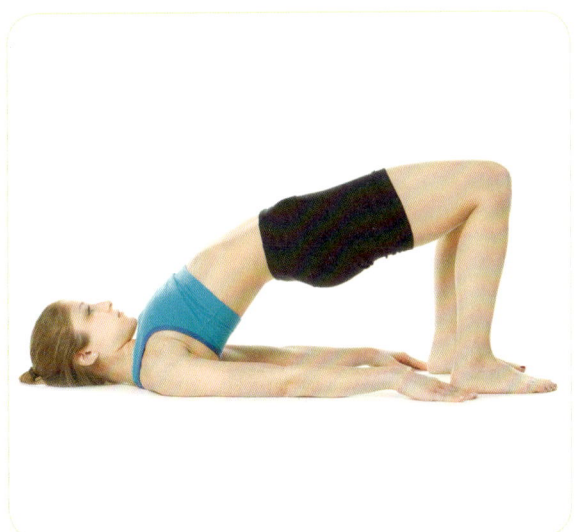

⑯ Die Brücke (Setu Bandhasana) Seite 86

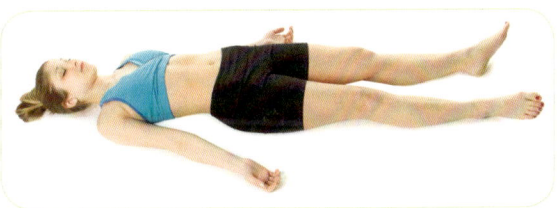

⑱ Totenhaltung (Savasana) Seite 29

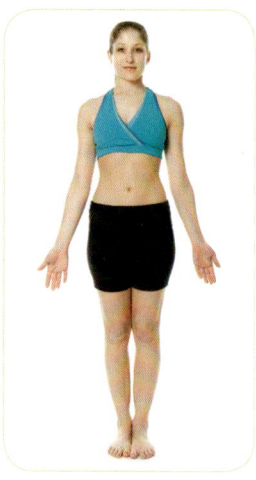

❶ Berghaltung
(Tadasana) Seite 32

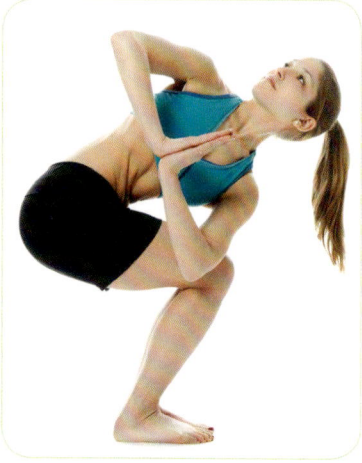

❷ Gedrehte Stuhlhaltung
(Parivrtta Utkatasana) Seite 124

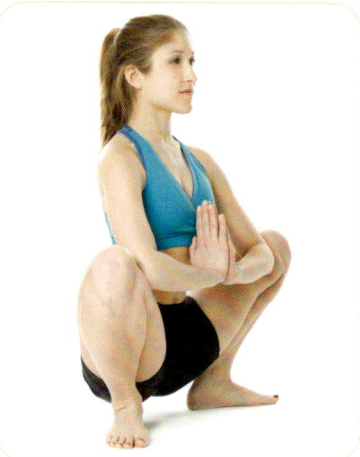

❸ Tiefe Hocke
(Malasana) Seite 34

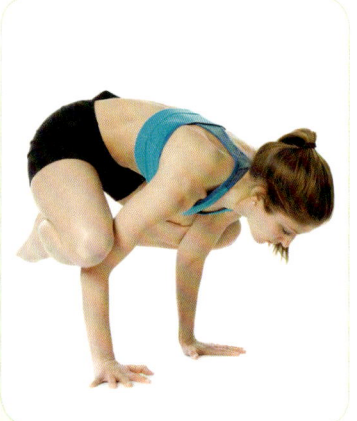

❹ Die Krähe
(Bakasana) Seite 130

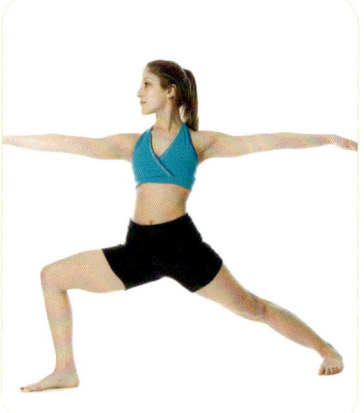

❺ Der Krieger II
(Virabhadrasana II) Seite 56

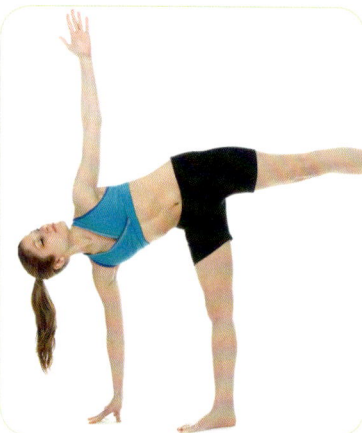

❻ Halbmondstellung
(Ardha Chandrasana) Seite 46

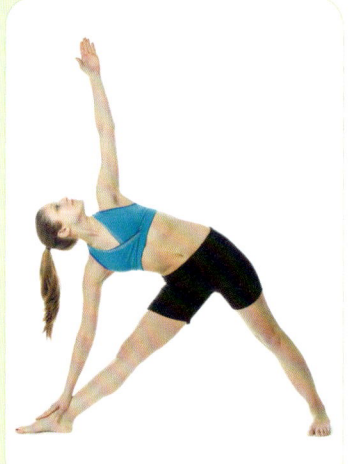

❼ Das Dreieck
(Trikonasana) Seite 42

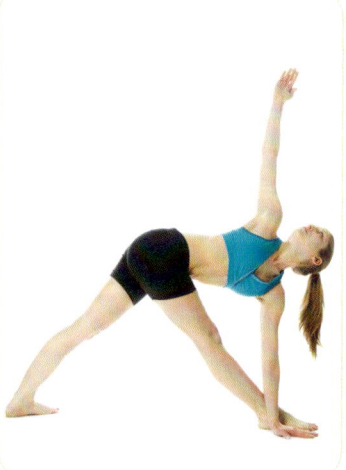

❺ Gedrehtes Dreieck
(Parivrtta Trikonasana)
Seite 44

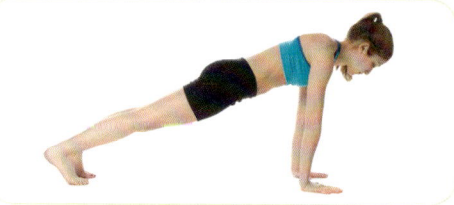

❾ Bretthaltung (Dandasana) Seite 134

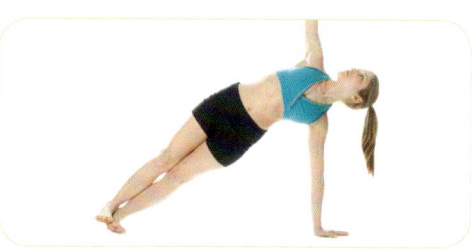

❿ Seitliches Brett
(Vasisthasana) Seite 138

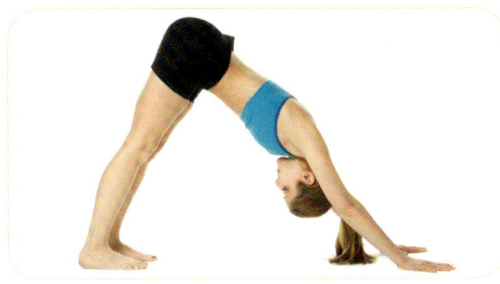

⓫ Herabschauender Hund
(Adho Ukha Svanasana) Seite 24

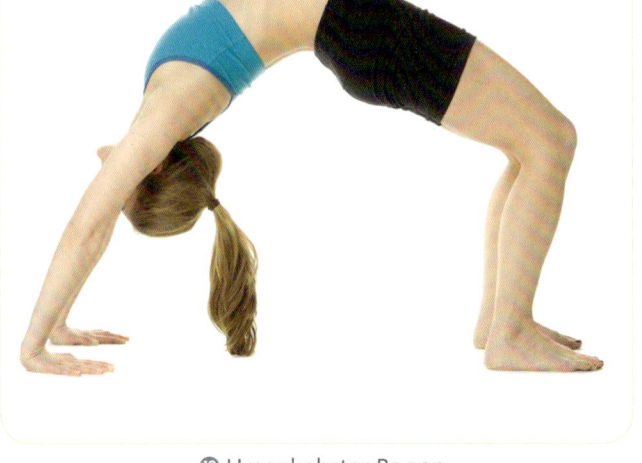

⓭ Umgekehrter Bogen
(Urdhva Dhanurasana) Seite 88

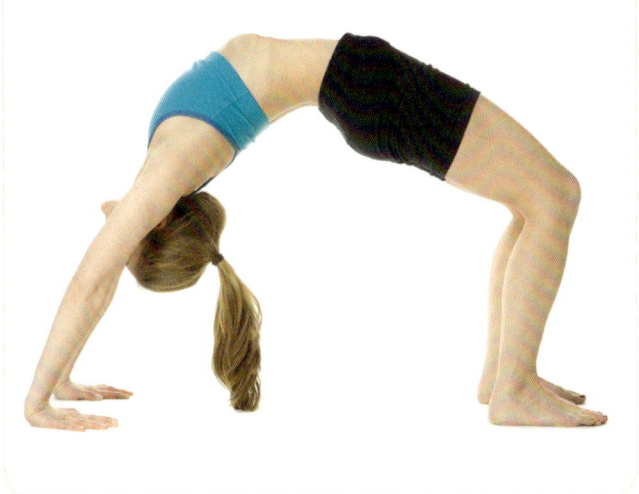

⓬ Bretthaltung
(Dandasana) Seite 134

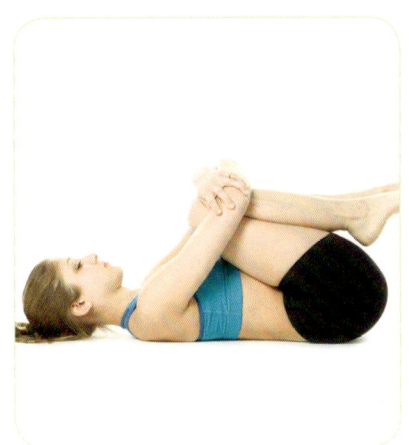

⓮ Apana-Haltung
(Apanasana) Seite 28

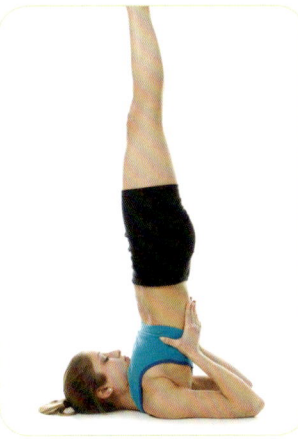

⓯ Schulterstand
(Salamba Sarvangasana)
Seite 142

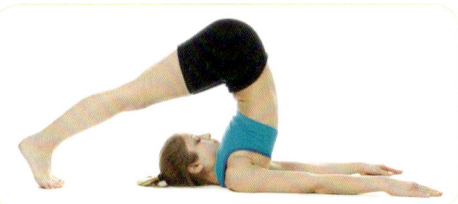

⓰ Der Pflug (Halasana) Seite 140

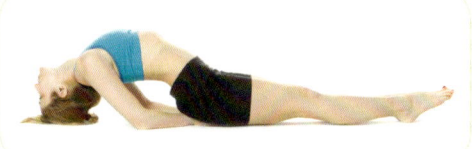

⓱ Der Fisch
(Matsyasana) Seite 92

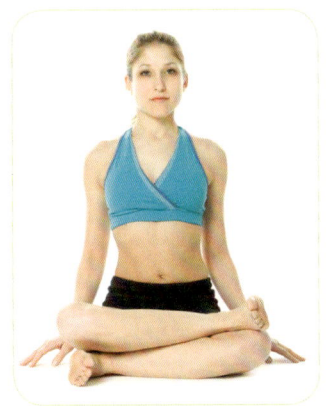

⓲ Doppelte Taube
(Agnistambhasana) Seite 105

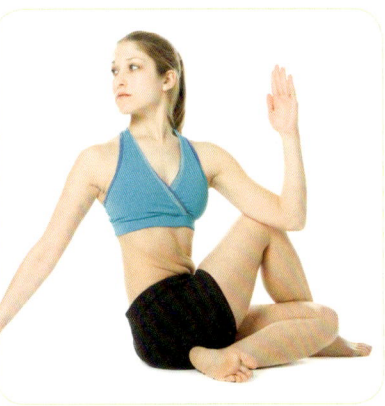

⓳ Halber Drehsitz
(Ardha Matsyendrasana)
Seite 122

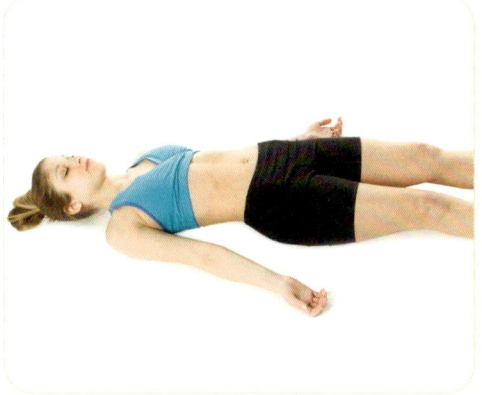

⓴ Totenhaltung
(Savasana) Seite 29

ÜBUNGSREIHE FÜR FORTGESCHRITTENE

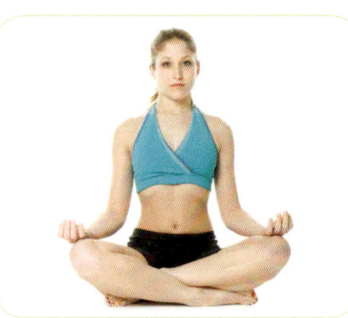

❶ Schneidersitz
(Sukhasana) Seite 22

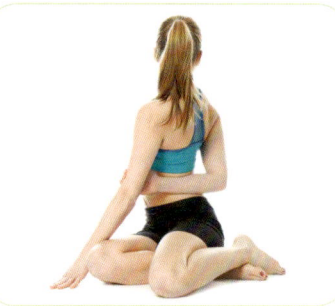

❷ Bharadvaja-Drehsitz
(Bharadvajasana) Seite 114

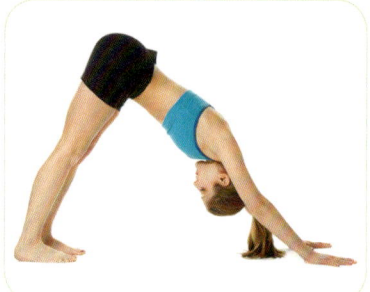

❸ Herabschauender Hund
(Adho Mukha Svanasana) Seite 24

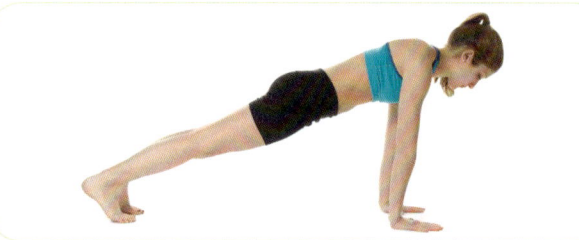

❹ Bretthaltung (Dandasana) Seite 134

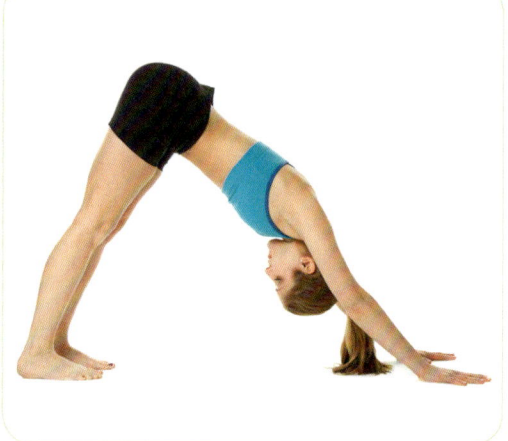

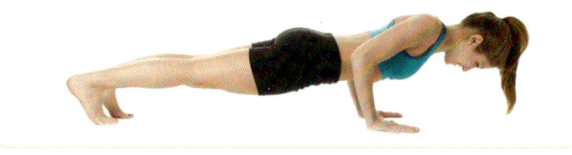

❺ Viergliedrige Stockhaltung
(Chaturanga Dandasana) Seite 135

❻ Herabschauender Hund
(Adho Mukha Svanasana) Seite 24

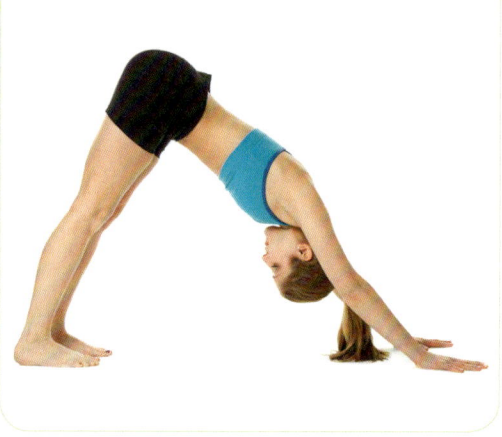

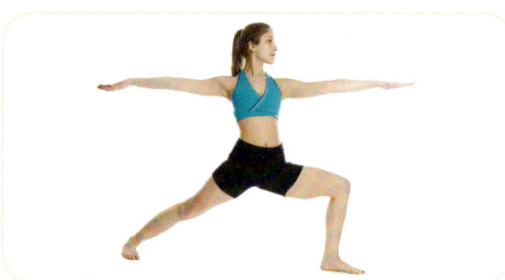

❼ Der Krieger II
(Virabhadrasana II) Seite 56

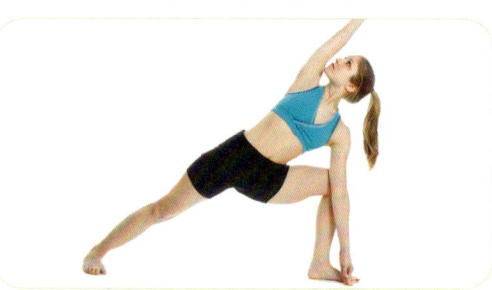

❽ Gestreckte seitliche Winkelhaltung
(Utthita Parsvakonasana) Seite 60

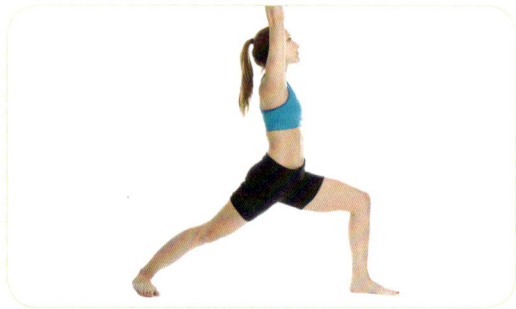

❾ Der Krieger I
(Virabhadrasana I) Seite 54

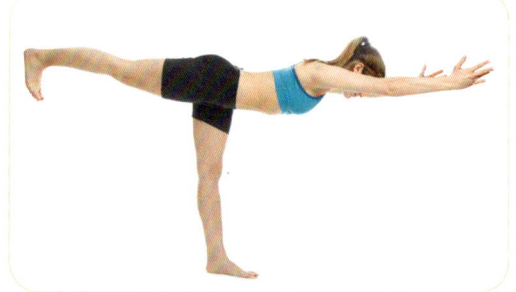

❿ Der Krieger III
(Virabhadrasana III) Seite 58

FORTGESCHRITTENE • YOGA-ÜBUNGSREIHEN

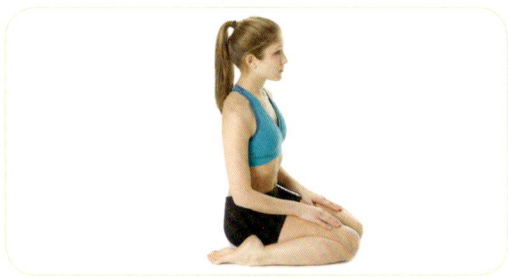

⓫ Heldensitz (Virasana) Seite 102

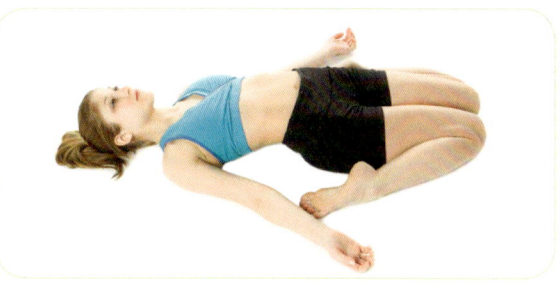

⓬ Liegender Held (Supta Virasana) Seite 103

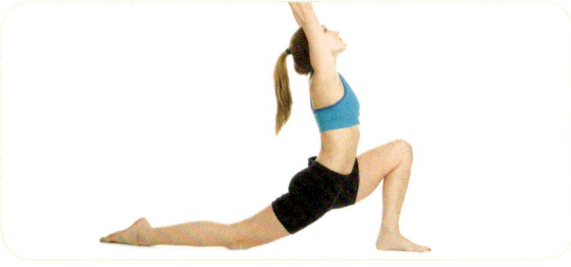

⓭ Tiefer Ausfallschritt (Anjaneyasana) Seite 50

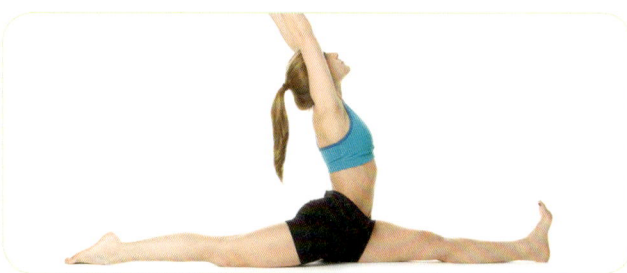

⓮ Spagat (Hanumanasana) Seite 112

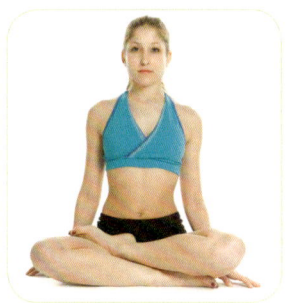

⓯ Halber Lotussitz
(Ardha Padmasana)
Seite 108

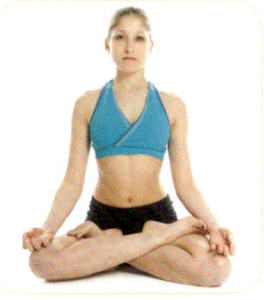

⓰ Lotussitz
(Padmasana) Seite 109

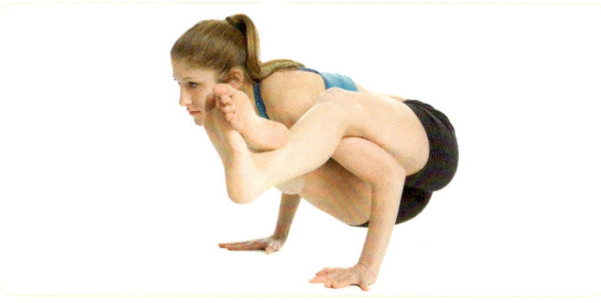

⓱ Haltung des Weisen Astavakra
(Astavakrasana) Seite 136

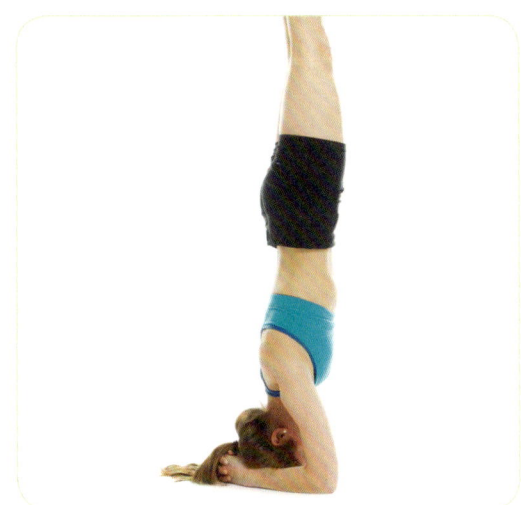

⓲ Kopfstand
(Salamba Sirsasana) Seite 145

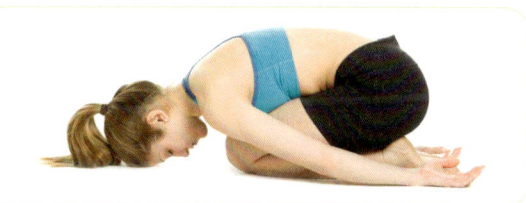

⓳ Stellung des Kindes (Balasana) Seite 27

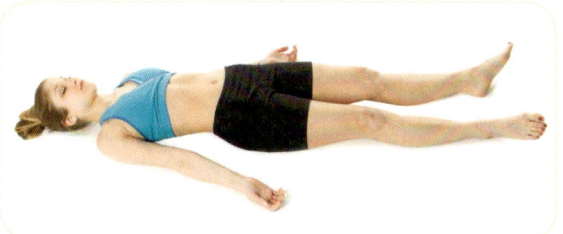

⓴ Totenhaltung
(Savasana) Seite 29

MUSKELÜBERSICHT

Das nachfolgende Verzeichnis übersetzt und erklärt die lateinischen Muskelbezeichnungen. Begriffe, die sich aus dem Griechischen ableiten, sind entsprechend gekennzeichnet.

Hals-/Nackenbereich

Levator scapulae (Schulterblattheber): *levare* »heben« und *scapulae* »Schulterblätter«

Scalenes (Treppenmuskeln): griechisch *skalénós* »ungleich«

Splenius (Riemenmuskel): griechisch *spléníon* »Pflaster, Flicken«

Sternocleidomastoideus (Großer Kopfwender): griechisch *stérnon* »Brust«, griechisch *kleís* »Schlüssel« und griechisch *mastoeidés* »brustartig«

Rücken

Erector spinae (Rückenstrecker): *erectus* »gerade« und *spina* »Dorn«

Latissimus dorsi (Großer Rückenmuskel): *latus* »breit« und *dorsum* »Rücken«

Multifidus spinae (Multifidi-Muskeln): *multus* »viel«, *findere* »spalten« und *spina* »Dorn«

Quadratus lumborum (Viereckiger Lendenmuskel): *quadratus* »viereckig« oder »quadratisch« und *lumbus* »Lende«

Rhomboideus (Rautenmuskel): griechisch *rhembesthai* »drehen, schleudern«

Trapezius (Kapuzenmuskel): griechisch *trapezion* »kleiner Tisch«

Brust

Coracobrachialis (Hakenarmmuskel): griechisch *korakoeidés* »rabenartig« und *brachium* »Arm«

Pectoralis [major und minor] (Großer und Kleiner Brustmuskel): *pectus* »Brust«

Schultern

Deltoideus [anterior, medialis und posterior] (Vorderer, Mittlerer und Hinterer Deltamuskel): griechisch *deltoeidés* »deltaförmig«

Infraspinatus (Untergrätenmuskel): *infra* »unter« und *spina* »Dorn«

Subscapularis (Unterschulterblattmuskel): *sub* »unter« und *scapulae* »Schulterblätter«

Supraspinatus (Obergrätenmuskel): *supra* »über« und *spina* »Dorn«

Teres [major und minor] (Großer und Kleiner Rundmuskel): *teres* »gerundet«

Körpermitte

Obliquus externus (Äußerer schräger Bauchmuskel): *obliquus* »schräg« und *externus* »außen«

Obliquus internus (Innerer schräger Bauchmuskel): *obliquus* »schräg« und *internus* »innen«

Rectus abdominis (Gerader Bauchmuskel): *rectus* »gerade, aufrecht« und *abdomen* »Bauch«

Serratus anterior (Vorderer Sägemuskel): *serra* »Säge« und *ante* »vor«

Transversus abdominis (Querer Bauchmuskel): *transversus* »quer« und *abdomen* »Bauch«

Hüfte/Becken

Gemellus inferior (Unterer Zwillingsmuskel): *geminus* »Zwilling« und *inferus* »unter«

Gemellus superior (Oberer Zwillingsmuskel): *geminus* »Zwilling« und *super* »über«

Gluteus maximus (Großer Gesäßmuskel): griechisch *gloutós* »Hinterteil« und *maximus* »größter«

Gluteus medius (Mittlerer Gesäßmuskel): griechisch *gloutós* »Hinterteil« und *medialis* »mittlerer«

Iliacus (Darmbeinmuskel): *ilia* »Leiste«

Iliopsoas (Lenden-Darmbein-Muskel): *ilia* »Leiste« und griechisch *psoa* »Leistenmuskel«

Iliotibialis (Iliotibialband): *ilia* »Leiste« und *tibia* »Rohrflöte«

Obturator externus (Äußerer Hüftlochmuskel): *obturare* »blockieren« und *externus* »außen liegend«

Obturator internus (Innerer Hüftlochmuskel): *obturare* »blockieren« und *internus* »innen liegend«

Pectineus (Kammmuskel): *pecten* »Kamm«

Piriformis (Birnenförmiger Muskel): *pirum* »Birne« und *forma* »Form«

Quadratus femoris (Quadratischer Lendenmuskel) : *quadratus* »viereckig, quadratisch« und *femur* »Oberschenkel«

Oberarm

Biceps brachii (Bizeps): *biceps* »zweiköpfig« und *brachium* »Arm«

Brachialis (Innerer Armmuskel): *brachium* »Arm«

Triceps brachii (Trizeps): *triceps* »dreiköpfig« und *brachium* »Arm«

Unterarm

Brachioradialis (Oberarmspeichenmuskel): *brachium* »Arm« und *radius* »Speiche«

Extensor carpi radialis (Radialer Handstrecker): *extendere* »strecken«, griechisch *karpós* »Handgelenk« und *radius* »Speiche«

Extensor digitorum (Fingerstrecker): *extendere* »strecken« und *digitus* »Finger« oder »Zehe«

Flexor carpi radialis (Radialer Handbeuger): *flectere* »beugen«, griechisch *karpós* »Handgelenk« und *radius* »Speiche«

Flexor digitorum (Fingerbeuger): *flectere* »beugen« und *digitus* »Finger« oder »Zehe«

Oberschenkel

Adductor longus (Langer Anzieher): *adducere* »zusammenziehen« und *longus* »lang«

Adductor magnus (Großer Anzieher): *adducere* »zusammenziehen« und *magnus* »groß«

Biceps femoris (Zweiköpfiger Schenkelmuskel): *biceps* »zweiköpfig« und *femur* »Oberschenkel«

Gracilis (Schlanker Muskel): *gracilis* »schlank, dünn«

Rectus femoris (Gerader Schenkelmuskel): *rectus* »gerade« oder »aufrecht« und *femur* »Oberschenkel«

Sartorius (Schneidermuskel): *sarcire* »flicken« oder »reparieren«

Semimembranosus (Plattsehnenmuskel): *semi* »halb« und *membrum* »Gliedmaße«

Semitendinosus (Halbsehnenmuskel): *semi* »halb« und *tendo* »Sehne«

Tensor fasciae latae (Oberflächenbindenspanner): *tenere* »dehnen«, *fascia* »Band« und *latae* »niedergelegt«

Vastus intermedius (Mittlerer Schenkelmuskel): *vastus* »immens, riesig« und *intermedius* »dazwischen«

Vastus lateralis (Äußerer Schenkelmuskel): *vastus* »immens, riesig« und *lateralis* »seitlich«

Vastus medialis (Innerer Schenkelmuskel): *vastus* »immens, riesig« und *medialis* »mittig«

Unterschenkel

Extensor hallucis (Großzehenstrecker): *extendere* »strecken« und *hallex* »großer Zeh«

Flexor hallucis (Großzehenbeuger): *flectere* »beugen« und *hallex* »großer Zeh«

Gastrocnemius (Zwillingswadenmuskel): griechisch *gastroknémía* »Wade«

Peroneus (Wadenbeinmuskel): *peronei* »zur Wade gehörig«

Soleus (Schollenmuskel): *solea* »Sandale«

Tibialis anterior (Vorderer Schienbeinmuskel): *tibia* »Rohrflöte« und *ante* »vor«

Tibialis posterior (Hinterer Schienbeinmuskel): *tibia* »Rohrflöte« und *posterus* »dahinter kommend«

Alle Fotos von: Conklin/Jonathan, Conklin Photography, Inc.

Model: Zahava »Goldie« Karpel

Alle Illustrationen von Hector Aiza/3D Labz Animation India, mit Ausnahme der Illustrationen auf den Seiten 16, 17, 18, 19 sowie der Detailzeichnungen auf den Seiten 35, 36, 39, 41, 43, 45, 47, 49, 51, 57, 59, 61, 65, 69, 71, 73, 79, 81, 83, 87, 89, 91, 93, 95, 102, 104, 105, 107, 108, 113, 119, 121, 123, 125, 129, 131, 133, 137: Sie stammen von Linda Bucklin/Shutterstock.

Danksagung

Autorin und Verlag danken allen Personen, die an der Entstehung dieses Buches mitgewirkt haben: dem Präsidenten von Moseley Road, Sean Moore; der Redakteurin und Grafikerin Amy Pierce; dem Art Director Brian MacMullen; der leitenden Redakteurin und Grafikerin Lisa Purcell sowie dem Redaktionsassistenten Jon Derengowski.